理论针灸：
穴脉之术与观念之道

赵京生 ◎ 主编

北京科学技术出版社

图书在版编目（CIP）数据

理论针灸：穴脉之术与观念之道／赵京生主编. --
北京：北京科学技术出版社，2024. 10
ISBN 978 - 7 - 5714 - 2808 - 2

Ⅰ．①理… Ⅱ．①赵… Ⅲ．①针灸学 – 研究 Ⅳ.
①R245

中国国家版本馆 CIP 数据核字（2023）第 008031 号

策划编辑：侍　伟　吴　丹
责任编辑：吴　丹　王治华
文字编辑：严　丹　李小丽　王明超
责任校对：贾　荣
责任印制：李　茗
出 版 人：曾庆宇
出版发行：北京科学技术出版社
社　　址：北京西直门南大街 16 号
邮政编码：100035
电　　话：0086 - 10 - 66135495（总编室）　0086 - 10 - 66113227（发行部）
网　　址：www. bkydw. cn
印　　刷：北京顶佳世纪印刷有限公司
开　　本：710 mm × 1 000 mm　1/16
字　　数：309 千字
印　　张：19
版　　次：2024 年 10 月第 1 版
印　　次：2024 年 10 月第 1 次印刷
ISBN 978 - 7 - 5714 - 2808 - 2

定　　价：98. 00 元

编写委员会

主　编：赵京生

副主编：刘　兵　张树剑

编　委：（按姓氏笔画排序）

王宝华　白洁净　朱　玲　朱　璐

刘　兵　孙　征　李青青　李素云

杨　峰　邹洋洋　张立剑　张建兰

张建斌　张树剑　陆梦江　武九龙

赵京生　胡光勇　姜　姗　霍蕊莉

前　　言

20 世纪 50 年代至今，现代针灸理论研究的范畴基本确立。针灸理论的研究离不开对古今存疑问题的解决。针灸理论研究成果往往体现一脉相承的内在逻辑性，推动针灸理论体系自身的发展。理解传统针灸理论和认识针灸理论体系的逻辑，需要多角度的视野及系统、持续而理性的研究。在现代认知背景下，只有不断进行针灸理论的研究，才能使针灸理论有所发展和创新，并使其发挥应有的作用。

近年来，在国家重点基础研究发展计划（973 计划）项目课题"针灸理论框架结构研究"的资助下，针灸基础理论研究得以展开和推进。本书收录了该课题的部分研究成果，以针灸理论框架的有关古今论述为始，继而从穴脉身形、"术"与"道"的辩证关系等方面呈现各位研究者的深度研究成果。本书还收录了与针灸学相关古代思想观念的研究成果，并通过近现代针灸演变背景的分析，呈现针灸理论的古今发展过程。下面对本书各章的主旨内容进行简要介绍。

第一章"针灸知识与理论的框架"。本章着眼于针灸理论体系自身，主要探讨其形成与演变过程。有关针灸知识与理论框架的研究一直较为薄弱甚至缺乏，这在深层次上影响着人们对于针灸特点和规律的认识以及针灸理论的发展与完善。

第二章"穴、脉、身形"。本章是关于身体认知概念的讨论。根据课题研究成果，本书从气血、身形、经络、腧穴、刺灸、诊治几大针灸理论范畴中，提炼出"穴""脉""身形"3 个方面的内容，因"穴""脉""身形"与身体直接关联，故而将三者合并讨论。

第三章"关于'术'的理论"。这是一个新提法，是对有关技术的、操作实践层面内容的理论化论述。

第四章"理论中的'术'"。本章主要介绍古代文献对于针灸操作经验的论述，从中我们能了解古人的针灸之术。

第五章"观念与思想"。本章介绍了古代医籍中记载的与针灸疗法相关的思想层面的内容（针灸理论的上层建筑）。深刻理解这些观念、思想，对明了针灸理论内涵具有重要的意义。

第六章"交融与转型"。本章介绍了民国时期针灸学随着文化交融与范式转型而进行的一系列革新，这些革新影响至今。

第七章"现代气象"。本章通过记述中华人民共和国成立以来 3 位针灸学者为推动针灸学发展所做出的贡献，反映了不同历史阶段针灸学的发展趋向。今人所熟悉的针灸学现代形态的形成，以 20 世纪 60 年代初、高等中医院校统编的教材《针灸学》的问世为标志。考察统编教材《针灸学》问世之前的针灸学发展情形，笔者认为针灸科学化仍在继续。

本书凝聚了课题研究团队成员的心血，是大家协力共进的结晶。本书在出版过程中得到了北京科学技术出版社的大力支持，在此表示衷心的感谢。望本书在一定程度上对读者研究针灸理论有所助益。

2022 年 9 月 12 日

目　　录

第一章　针灸知识与理论的框架

第一节　针灸理论体系构建的早期过程与方法

　　针灸理论体系的构建，直接反映针灸学术的水平和发展，是针灸学科建设中极为重要的工作之一。作为历史悠久的传统医学典籍，《黄帝内经》（简称《内经》）奠定了针灸的理论基础。后人逐渐构建了针灸理论体系，构建过程主要反映在后世医籍对针灸知识的系统整理和加工上。这个过程及其呈现面貌有古今两个历史阶段，《针灸甲乙经》（简称《甲乙经》）与现代统编教材分别代表了这一历史过程的两端。古代针灸理论体系的建设，主要是使积累的丰富知识初步条理化，使基本范畴和概念间的简单关系变得明确，使针灸理论知识整体上具有一定的系统性。有关针灸理论体系建设的专著极少，仅有《十四经发挥》《奇经八脉考》等。涵盖较全面针灸知识范围的著作，则主要是对针灸知识文本的编撰，即卷篇划分、篇章标题，内容的分类、取舍、主次先后及层次关系等，间接反映编著者对针灸理论知识的理解认识和框架勾勒，并对他人产生影响[1]。因此，分析古医籍的编次结构与内蕴，是认识和研究古代针灸理论知识系统化过程的重要方面之一。以下主要在此范围内进行初步分析。

一、体系构建之《内经》及注

　　《内经》是中医经典之作，书中有关针灸的内容占全书内容大半以上。《内经》富有理论深度和启迪性、系统性。《灵枢》开篇记载："欲以微针通其经脉，调其血气……令可传于后世，必明为之法……为之经纪。异其章，别其表里，为之终始。令各有形，先立《针经》。"在《黄帝内经太素①·真邪补泻》中杨上善也指出："八十一篇者，此经之类。"虽然《内经》是对针灸理论知识的第一次汇总、整理，但其篇章设置都以数字"八十一"为框，就不能完全按照书中内容的性质来划分章节，这说明《内经》本身并未直接提供现成的针灸理论体系结构（形式），针灸理论体系结构（形式）是后人

---

　　① 本书原为繁体竖排字，为便于阅读，编者引用时将文字改为简体横排字。下同。

逐渐完善的，现在人们对这一点的认识也越来越明确[2-3]。

针灸理论知识的系统化、结构化由皇甫谧初步完成[1]。在《甲乙经》中皇甫谧首次将《素问》、《九卷》（《灵枢》）及腧穴经典专著《明堂孔穴针灸治要》的内容按类别重新整理编排，以卷篇划分、章节标题和先后顺序的方式，使针灸理论知识系统化和结构化。《甲乙经》包括基础理论（阴阳、脏腑、气血、津液等）、经络、腧穴、诊察、刺法、发病、证治（外感、内伤、妇科、儿科）等内容。皇甫谧在处理针灸理论经典内容与后出内容的关系上也较为成功，类似的融合后世罕见。《甲乙经》对在针灸理论体系的现代建设中如何吸收新发展内容有一定借鉴价值。《甲乙经》创立的针灸理论知识的范畴与结构关系的体系，具有广泛而深远的学术影响。但同时也应指出，《甲乙经》编次《内经》的内容偏于针灸，所整理的针灸内容系"最出远古"的 3 部黄帝书（林亿新校正序）。《甲乙经》主要反映了经典针灸理论范围的基本框架，对理论内容的划分是以分卷形式和二级概念范畴使人意会，尚未将其直接表达为最高层级的概念范畴，故该书创立的针灸理论体系处于理论体系构建的初始阶段。

隋唐时期杨上善将《灵枢》《素问》分类编注，撰成《黄帝内经太素》（简称《太素》）一书，该书为最早的《内经》全文类编著作。徐春波等经本草考证，对《内经》的理论知识做了类概念区分，认为《内经》现存类目加缺卷所缺类目，共分为 21 大类，现存类目包括摄生、阴阳、四时、人合、藏府、经脉、输穴、营卫气、身度、诊候、证候、设方、九针、补泻、伤寒、寒热、邪论、风论、气论、杂病 20 大类，缺卷所缺类目 1 类。[2]其分类尽管有的不在同一层次（如病证治疗），但不难看出，其划分内容的共性明显，概念范畴的层次分明，使《内经》理论内容得以系统地组织起来，形成了以两级结构为主的中医理论体系框架，在整体上反映了当时的生命理念和医学认识的主要方面。就针灸内容而言，该书首次明确针灸内容的最高层级范畴，确定了不同层级范畴的主要概念，并创造了不少新概念。该书所确定的针灸范畴，有的已经是 3 个层次，只是第二层次还未能概念化。如"经脉"范畴，分为"经脉之一""经脉之二""经脉之三"等第二层范畴，"经脉之一"又分为"经脉连环""经脉病解""阳明脉解"等第三层范畴，其中的第二层范畴未形成概念表达而以序号区分（实际未完成范畴生成）。就分类编次的整体而言，其概念范畴的层次结构具有较强逻辑性，体现了基础理论与应用理论的关系和由抽象到具体的抽象思维过程，理论性强，是杨上善对《内经》理论内容认知的反映，也表达出针灸理论在中医理论体系中的结构位置。杨氏相关分类如下。

经脉之一：经脉连环、经脉病解、阳明脉解；

经脉之二：经脉正别、脉行同异、经络别异、十五络脉、经脉皮部；

经脉之三：督脉、带脉、阴阳乔脉、任脉、冲脉、阴阳维脉、经脉标本、经脉根结；

输穴：本输、变输、府病合输、气穴、气府、骨空；

营卫气：营卫气别、营卫气行、营五十周、卫五十周；

身度：经筋、骨度、肠度、脉度；

九针之一：九针要道、九针要解、诸原所生、九针所象；

九针之二：刺法、九针所主、三刺、三变刺、五刺、五藏刺、五节刺、五邪刺、九刺、十二刺；

九针之三：量缪刺、量气刺、量顺刺、疽痈逆顺刺、量络刺、杂刺；

补泻。

杨上善的类编具有创造性质，在中医的理论化进程中迈出了决定性的一步，所达到的理性程度较皇甫谧要高出许多，在整体上几无超越者，其后的《内经》类编多仿照之，故《太素》对现今完善针灸理论体系建设仍具有基础作用和重要参考价值。

元代滑伯仁《读素问钞》将《素问》内容分作 12 类：藏象、经度、脉候、病能、摄生、论治、色诊、针刺、阴阳、标本、运气、汇萃。滑氏的分类有《太素》影响痕迹而更为精当，有的概念范畴如"论治""针刺"等较之《太素》的"设方""九针"具有更强的概括性和抽象性。

明代张介宾《类经》将《素问》《灵枢》的全文分为摄生、阴阳、藏象、脉色、经络、标本、气味、论治、疾病、针刺、运气、会通 12 大类，又将其进一步分作 390 细目，这是其特点之一。其中，针灸内容集中在"经络类"（35 目）、"针刺类"（64 目），部分在"疾病类""会通类"[3]。《类经》的分类基本同《读素问钞》一致，突出特点是细目的条分缕析，使具体内容得以条理清晰地展现。但这些细目皆简单并列，类目之名多数缺乏提炼，失于进一步归纳和区别概念范畴的层次。《类经》中有关针灸的理论性内容只分为"经络类"和"针刺类"两大范畴，腧穴内容包含在"经络类"中而未被单独分类，故该书的范畴划分过于笼统。

明清时期李中梓在《内经知要》中将《内经》的重要内容加以选录并分为8类：道生、阴阳、色诊、脉诊、藏象、经络、治则、病能。该书内容虽然简要，但涵盖了中医理论体系的基本范畴。书中"治则"术语应属首见。

清代汪昂《素问灵枢类纂约注》将《内经》内容分为9类：藏象、经络、病机、脉要、诊候、运气、审治、生死、杂论。该书条理清楚，突出藏象、经络等内容。该书"凡例"说："本集除针灸之法不录，余者分为九篇，以类相从，用便观览。"

各文献对《内经》分类的比较见表1-1。

表1-1　各文献对《内经》分类的比较

书名	分类	类数
《太素》	摄生、阴阳、四时、人合、藏府、经脉、输穴、营卫气、身度、诊候、证候、设方、九针、补泻、伤寒、寒热、邪论、风论、气论、杂病	20
《读素问钞》	摄生、阴阳、藏象、经度、色诊、脉候、病能、标本、论治、针刺、运气、汇萃	12
《类经》	摄生、阴阳、藏象、经络、脉色、气味、标本、论治、疾病、针刺、运气、会通	12
《内经知要》	道生、阴阳、藏象、经络、色诊、脉诊、治则、病能	8
《素问灵枢类纂约注》	藏象、经络、病机、脉要、诊候、审治、生死、运气、杂论	9

注：类别的顺序参考《太素》重排。

上述对《内经》理论内容的具有代表性的诸种分类虽各有不同，但若参考《太素》分类顺序重新排列后，可以看出各种分类大同小异，划分的方法及表述等的先后关联也显而易见。《太素》的分类显然具有奠基作用。《读素问钞》虽然仅限《素问》内容，但在分类上并无明显偏颇，有的概念范畴较《太素》更为恰当，如"论治"较"设方"恰当，"针刺"较"九针"恰当，故为后人称道、效仿，成为大体固定的基本分类。《类经》基本同《读素问钞》一致，其后则愈发精简。类编《内经》著作中都含有"经络"范畴，如《太素》《读素问钞》《类经》等都设"针刺"范畴，尤其是在《太素》中，一级范畴还包括"输穴""九针",而"营卫气""身度""补泻"等范畴的涵盖内容也与针灸密切相关。而"针刺"类在《内经知要》和《素问灵枢类纂约注》中已经去掉。这说明经络理论的意义不仅限于针灸学,经络理论被公认为是中医理论体系的重要组成部分。

此外,诸书的分类编排体现了医家对针灸理论的不同理解与认识。例如,诸书对经筋有着不同的编排分类。

《甲乙经》卷二共七篇,第一至五篇分别为"十二经脉络脉支别""奇经八脉""脉度""十二经标本""经脉根结",第六篇为"经筋",第七篇为"骨度肠度肠胃所受"。

《太素》卷十三为"身度"类,共四篇,分别是"经筋""骨度""肠度""脉度"。而卷八、九、十为"经脉"类,卷十一为"输穴"类,卷十二为"营卫气"。

《类经》卷七、八、九为"经络"类,卷七共十二篇,"经筋"在第四篇,紧排在十二经脉、十二经别内容之后。

在上述三部书中,对经筋与经脉在《太素》中的关联度最低。杨上善认为经筋与经脉属不同组织,二者性质有别,"但十二经脉主于血气,内营五藏六府,外营头身四支。十二经筋内行胸腹郭中,不入五藏六府。脉有经脉、络脉,筋有大筋、小筋、膜筋""以筋为阴阳气之所资,中无有空,不得通于阴阳之气上下往来",这印证了他对经筋内容分类和编排的认识基础。《甲乙经》中,经筋虽然和经脉在同一卷,却位于"脉度"之后,与骨、肠胃等内容紧邻。经筋与经脉在《类经》中的关联度最高,也反映于"手足十二经之筋"(《类经·七卷·四、十二经筋结支别》)的称谓上,经筋与经脉内容紧邻。

二、体系构建之针灸专论

部分针灸著作也专设卷篇辑录《内经》及《难经》针灸原文,且有不同程度的分类梳理,其中所辑内容范围较宽的主要是明代的几部书。一是高武的《针灸节要》。该书卷一"难经"、卷二"灵素"及卷三,将《难经》及部分注家注文、《灵枢》、《素问》有关针灸的部分论述立题分类,使之具有一定的条理性[4]。在同类书中,该书所取《内经》《难经》针灸之文较全,但未完全按类编排,而是先《难经》后《内经》,卷三还有部分取自《甲乙经》

等。内容顺序是先针刺、次穴、后经脉，认识的层面仍偏于经验，知识（加工）的理论化不够。在分类方面，该书所做的归纳提升不够，如将《灵枢》的不同针刺内容分作五类并列，"黑白肥瘦刺、刺常人、刺王公大人布衣、刺壮士、刺婴儿"，而没有更高层次的类概念。二是杨继洲的《针灸大成》。该书卷一"针灸直指"辑录了《素问》《灵枢》《难经》的针灸论述，以《素问》和《难经》内容为主，而《难经》中的针灸论述部分只是把《难经本义》的内容按顺序摘录，故整体上有失全面和条理。三是吴崑的《针方六集》。该书卷三"尊经集"梳理《内经》《难经》的部分针灸内容，较有条理，所做归纳分类也有较强逻辑性。如将针刺与气的关系细分作"候气、见气、取气置气、不得气、定气、受气、调气、邪气谷气"，将有关确定刺法的依据分作"刺因于形、刺因于病、刺因于脉、刺因于时"等。但所辑内容主要集中在刺灸方面，这与该书内容的整体安排有关，其实上两部书也存在类似问题，只是所侧重的方面或程度不一。总体来说，以上诸书中多数归类的概念范畴层级较低，关系也简单。

古医籍中的针灸专著不多，其中较全面涵盖针灸学内容的专著更少。《灵枢》在早期曾被称作《针经》，应该是目前见到的最早的针灸专著。此后的针灸专著是皇甫谧撰写的《甲乙经》。明代高武《针灸聚英》、杨继洲《针灸大成》、吴崑《针方六集》都属集大成性专著，辑入的文献资料、医家经验较多，着眼点主要在临床实用，虽然内容较全，但系统性差，结构亦散，清代李学川《针灸逢源》也属此类。

一些综合性医著的针灸卷不仅内容丰富、全面，而且条理性、系统性甚至胜过不少针灸专著。如《圣济总录》"针灸门"（卷一百九十一至一百九十四），在内容分类编排上，首列骨度统论、骨空穴法，次为经脉统论、十二经脉各论、奇经八脉、奇经八脉各论、九针统论、刺节统论、灸刺统论、病证灸刺法、灸刺禁忌论，最后为误伤禁穴救针法。张介宾的《类经图翼》为《类经》附著，全书十一卷中除前两卷外皆为针灸内容，针灸内容集中于经络、腧穴和病证选穴处方，这些都是更关涉联系、原理、规律等理论性的内容。该书条理清楚，系统性强，而刺灸等技术方法类内容多散在腧穴内容中，很少专论。这是张介宾的治学特点，其特点在《类经》《景岳全书》等著作中也有体现。若以针灸学内容整体衡量，则诊查内容亦缺，病证治疗内容较简单，概念范畴划分笼统，仅有"经络""针灸要览"两大类（与《类经》

中针灸经文主要分为"经络类"和"针刺类"是一致的）。清代官修医书
《医宗金鉴》之"刺灸心法要诀"专论针灸，该书深受《类经图翼》的影响，
内容全面而简要，其编撰纲目分明，但正文为歌赋形式，内容类别及结构关
系全赖卷目划分和歌赋名，有失概念范畴的明确表达。

三、体系构建过程的特点

纵观针灸理论知识系统化的简要历史过程，可以发现以下几点。

一是《内经》类编著作的分类范畴，为针灸理论体系构建打下了基础并
确立了针灸理论在中医理论体系框架中的位置。《甲乙经》的性质较为特殊，
该书既是首次类编《内经》之作，也是首部针灸专著，是对晋代以前针灸主
要理论知识的总结。《太素》对《内经》针灸内容的分类，勾画出经典针灸
理论体系的框架。这两部书所建立的针灸理论体系，在系统性和整体结构上
尚未被后世超越，对今天完善针灸理论体系建设仍具有非常重要的现实意义。
同时，由于《内经》《难经》经典理论的地位，后人不断注解经典，使得人
们对经典理论结构的认识也在不断变化和细化。《甲乙经》开创的分类重编而
使理论系统化的方式，又持续而深刻地影响着后来的相应工作。《内经》《难
经》经典理论的时代性、复杂性，以及载述文献的唯一性等因素，使得部分
内容的本义究竟为何几成谜题，对其理解与阐释难有实质性突破，在理论体
系中的结构位置、结构关系基本呈固化状态，相应的理论建设也就极其缓慢
甚至停滞，相应的理论系统如经络理论，显得面貌依旧。

二是不同类型医著和医家所达到的系统化、理论化程度有所差别，《内
经》注家及其类注偏于理论，针灸医家及其专著偏于知识汇总。相对而言，
前者在概念范畴确立、内容涵盖、结构关系等方面总体上胜于后者，这既与
其内容限于《内经》、为理论知识的二次整理归纳有关，也与作者如皇甫谧、
杨上善、滑伯仁、张介宾等自身具有的深厚文化素养和较高理性思维能力有
关。我们应该重视和考察经典文献注家对针灸理论建设的作用与意义。针灸
专著则为归纳、确定针灸理论概念范畴，提供了初步整理的专业基础知识。

三是理论知识体系的结构化较弱，概念之间的关系模糊或简单，概念在
体系中的位置不明确。其原因除了与概念本身的内涵及外延多模糊不清有一
定关系外，还可能与中医思维方式有关。一般认为中医思维主要是直觉或顿

悟式的，以这种思维方式形成的理论概念（思维语言）之间的分界有的不是明晰、严格或绝对的，并且容易发生演变，在关系结构上也就显得不严密，这或许是针灸理论体系在早期构建阶段的一种先天特性。

四是在整体上，针灸理论知识系统化过程所呈现的体系还是一个结构简单的基本框架，理论化程度较低，尤其是刺灸方法范畴、理论共识、理论提升、概念范畴划分等都较为薄弱。针灸疗法的技术性较强，临床操作看似具有一定的程式化，而实际上施术者操作感悟（对施术的部位、术式，受术者的反应，过程重点的把握等）及经验的个体差异很大。因此，对针灸理论概念的理解认识和意义判断的影响因素，就不仅有研习者的理性思维能力，还有对针灸实践感悟的下意识参照。

总之，古人为针灸理论知识的系统化奠定了重要基础，但古人的认识仍是初步的，还需要针对存在的问题做大量而深入的研究探讨，并综合分析近现代形成的针灸理论体系结构，充分借鉴二者之长，立足学科特点，不断完善现代针灸理论体系。

参考文献

［1］赵京生.《甲乙经》的组织结构与针灸学术意义［J］. 中医文献杂志，2009，27（1）：18－22.

［2］徐春波，臧守虎.《黄帝内经太素》类目研究［J］. 中医文献杂志，1999（4）：7－8.

［3］赵含森，刘红旭.《类经》分类初探［J］. 中医文献杂志，2005（1）：17－19.

［4］张建斌，董勤.《针灸素难要旨》对针灸学术体系的界定［J］. 中国针灸，2012，32（12）：1139－1142.

（赵京生，原文刊载于《中国中医基础医学杂志》2014 年第 20 卷第 6 期）

第二节 皇甫谧《甲乙经》
学术框架的解构

现代针灸学术框架体系包括经络、腧穴、刺灸、治疗四大核心内涵，该体系是 1957 年由江苏中医学校针灸学科教研组梅健寒和李鸿奎老师提出的[1-2]，之后被各版《针灸学》沿袭。追本溯源，作为第一部针灸专著，皇甫谧编撰的《甲乙经》对针灸学术框架体系有着独特的见解，为针灸学术框架体系的构建奠定了基础。

《甲乙经》是皇甫谧在整理《灵枢》《素问》《明堂孔穴针灸治要》3 部著作的基础上重新编次而成的。该书不仅保留了晋代以前的主要医学文献，而且体现了皇甫谧对针灸学术框架的设计和构思。《甲乙经》所确定的学术范式，对后世产生了深远的影响，至今无出其右。因此，系统研究和解析皇甫谧对针灸学术框架的构建，对解构传统针灸理论体系、阐明针灸各部分知识及其逻辑关系，具有正本清源的价值，对重构现代针灸学科体系有着借鉴意义。

一、《甲乙经》的成书及对后世的影响

皇甫谧（215—282），西晋安定郡朝那（今甘肃省灵台县）人，经历汉、魏与晋三朝。曹魏甘露年间（甘露是三国魏高贵乡公曹髦年号，即 256—260 年），皇甫谧因患风痹而潜心医学，撰成《甲乙经》十二卷。此外，皇甫谧还编撰《论寒食散方》二卷，以及《帝王世纪》《高士传》《逸士传》《列女传》《玄晏春秋》等，可惜大多已亡佚。

《甲乙经》成书后，遂成为历代习医者之必读书目。《魏书·崔彧传》记载："彧少尝诣青州，逢隐逸沙门，教以《素问》《九卷》及《甲乙》，遂善医术。"《北齐书·马嗣明传》记载："马嗣明，河内人，少明医术，博综经方，《甲乙》《素问》《明堂》《本草》，莫不咸诵，为人诊候，一年前知其生死。"以上记载说明在南北朝时期，习医者都读《甲乙经》。隋唐以后，《甲乙经》更是太医院必读医书和必考课程。在南北朝至隋唐时期，《甲乙经》传到了日本和朝鲜，该书也一直是日本和朝鲜习医者学习中医的主要医著之一。

晋代以后直至宋代，许多中医学著作如唐代《备急千金要方》《千金翼方》《外台秘要》等的针灸部分大多取材于该书，宋代针灸著作如《新铸铜人腧穴针灸图经》《针灸资生经》等，以及明清针灸著作如《针灸聚英》《针灸大成》《勉学堂针灸集成》《刺灸心法要诀》等，都是在该书的基础上撰写而成的。宋代校正医书局也将《甲乙经》列为重点校正书目之一。清代官修的《四库全书》不仅收录了《甲乙经》，且给予其较高评价。《甲乙经》具有承前启后的作用，其形成的学术范式，至今仍被大家所遵循。

《甲乙经》书成之后，历代被多次翻刻。北宋校正医书局曾校勘并雕版刊印（1069 年），该版本为后世各版之祖本。但元代以前的刻本，今已无存，现今所能见到的只有明代以后的刻本。其中医统本（即明代吴勉学校勘所刊的《古今医统正脉全书》本）是现存最早的刊本，也是所有通行本的祖本[3]4。

二、《甲乙经》编撰的主要方式——事类相从

基于实际的需要，皇甫谧编撰了《甲乙经》。第一，"甘露中，吾病风加苦聋百日，方治要皆浅近"，皇甫谧急需一个较为浅近、实用的方法，以治疗其风疾和耳聋。第二，皇甫谧发现《内经》有"称述多而切事少，有不编次"的不足，同时《灵枢》《素问》《明堂孔穴针灸治要》3 部著作"文多重复，错互非一"（《甲乙经》序文），因此，皇甫谧就有了重新整理编撰《甲乙经》的想法。第三，皇甫谧采用了"事类相从，删其浮辞，除其重复，论其精要"的方法，在一定学术框架结构下撰成了《甲乙经》。

事类相从，即按照一定的体例格式、逻辑顺序，编撰相关内容。皇甫谧系统分析、整理《灵枢》《素问》《明堂孔穴针灸治要》3 部著作，将相同的内容编著在一起，将相近的内容按照一定顺序编著，将不同的内容按照一定逻辑顺序编排，这样就形成了《甲乙经》关于针灸理论知识和框架的全景图像。因此，李志道等认为《甲乙经》"不仅是现存最早的针灸专著，也是一部最早分类研究《内经》的不朽之作"[4]。具体来说，皇甫谧汇编三书之文字，也并非一句不漏、一字不改，而是有所删节、合编和改编。具体编撰方式有以下 4 种。

第一，归类按主题。皇甫谧是按照一定的理论主题和知识结构编撰《甲

乙经》的。其内容选择和学术主张体现在各章节的名称上，如第一卷前五节主要讨论五脏的内容，其各节名称依次为"精神五藏论第一""五脏变腧第二""五脏六腑阴阳表里第三""五脏六腑官第四""五脏大小六腑应候第五"。由此可知，皇甫谧在编撰《甲乙经》时，类编的主题是鲜明而突出的。在同一主题名称下，皇甫谧将《内经》不同篇章的文字进行归类汇编。如《甲乙经》第一卷第一节"精神五藏论第一"，就包括《灵枢·本神第八》《素问·举痛论篇第三十九》《素问·五脏生成篇第十》《素问·阴阳应象大论篇第五》《灵枢·九针论第七十八》等关于五脏的内容，这样分散在《灵枢》或《素问》中不同篇章而主题相同或相近的内容可以集中表述，并互相补充。

第二，归类有主次。在同一主题下，皇甫谧摘录《内经》文字有一定的规律。一般先是以"黄帝问曰"摘录《灵枢》的文字，然后以"《素问》曰"进行补充或陈列不同观点，如《甲乙经》第一卷第一节"精神五藏论第一"，首先引用《灵枢·本神第八》中"黄帝问曰：凡刺之法，必先本于神。血、脉、营、气、精神，此五脏之所藏也。何谓德、气、生、精、神、魂、魄、心、意、志、思、智、虑？请问其故。岐伯对曰：……"之语，然后引用《素问·举痛论篇第三十九》"《素问》曰：怒则气逆，甚则呕血及食而气逆，故气上……"之语进行补充和解释。将同一主题的不同论述也汇集一处，并加以比较说明，如《甲乙经》第七卷第一节中有"所谓五十九刺者，两手内外侧各三……《素问》曰：五十九者，头上五行，行五者……"的记载，两种不同的"五十九刺"，分别见于《灵枢·热病第二十三》和《素问·水热穴论篇第六十一》。皇甫谧还是以《灵枢》文先述，后以《素问》文补充，最后又有"二经虽不同，皆泻热之要穴也"的释文。

第三，合编、改编。针对《内经》"文多重复"的问题，皇甫谧还进行了必要的合编、改编。如关于"脏象"的内容，在《内经》中共涉及29篇，而《甲乙经》只引用了其中的24篇，舍去了重复的5篇[4]。再如关于"九针"的记载，《灵枢》主要有《九针十二原第一》《官针第七》和《九针论第七十八》3篇，但各篇阐述内容和重点详略不同。《甲乙经》以论述较为详细的《九针论第七十八》为主，补入了《官针第七》中九针的使用方法。通过合编、改编，有关"九针"的全部内容，都得到完整保留而无重复。

第四，删繁就简。针对《内经》中存在的"浮辞"，皇甫谧采取了删繁就简的方法，即"删其浮辞，论其精要"。如《甲乙经》在引用《素问·上古天真论篇第一》时，就删去了"昔在黄帝，生而神灵，弱而能言，幼而徇齐，长而敦敏，成而登天"这段与医学毫无关系的文字。而针对《灵枢·禁服第四十八》篇首的"雷公问于黄帝曰：细子得受业，通于九针六十篇，旦暮勤服之，近者编绝，久者简垢，然尚讯诵弗置，未尽解于意矣，外揣言浑束为一，未知所谓也，夫大则无外，小则无内……黄帝曰：未满而知约之以为工，不可以为天下师"这一段议论，皇甫谧删去了其中大部分文字，将其精要成"雷公问曰：外揣言浑束为一，未知其所谓，敢问约之奈何"22字。

由此可见，通过借鉴"事类相从"的类书编纂方法，皇甫谧不仅按照一定主题、有主次地对3部著作进行了归类，还进行了合编、改编；不仅引用和保存了3部著作的主要文献，还补充了释文[5]。编撰《甲乙经》的过程，是一个再认识、再创作的过程。探析皇甫谧编撰《甲乙经》的形式和内容，不仅可以帮助我们清晰地看到皇甫谧对针灸理论框架的构图和设计，而且可以帮助我们更加了解《内经》时代人们对针灸理论的思考和探索[6]。

三、《甲乙经》的学术体系——针灸学术框架

皇甫谧对于针灸理论知识的逻辑分类和针灸学术框架的界定，凝固在《甲乙经》一书中。分析《甲乙经》的编排体例，不仅可以理清《甲乙经》的结构，挖掘皇甫谧当年编纂《甲乙经》的思路，还可以帮助我们探知皇甫谧对针灸理论框架的学术界定。

（一）《甲乙经》编排体例解析

我们可以根据《甲乙经》的目录和各卷论述主题，解析其编排体例和结构。

概括地说，《甲乙经》第一至五卷是针灸学基本理论与基本知识部分，第六卷是基础知识与临床应用的过渡部分，第七至十二卷为临床病证和针灸治疗部分。黄龙祥老师详细分析了传世本《甲乙经》卷一（脏象）、卷二（经络）、卷三（腧穴）、卷四（诊法）、卷五（针法）、卷六（辨证）、卷七（伤寒热病）、卷八（积聚肿胀）、卷九（躯体各部病证）、卷十（风、痹、痿）、卷十一（杂病）、卷十二（五官与妇儿病证）的结构，认为《甲乙经》"简直

就是现代《针灸学》教材的框架"[7]。由此可见，皇甫谧系统整理了针灸学理论和临床应用知识，并建立了针灸学术体系。

（二）《甲乙经》各卷内容详析

第一卷共 16 节，主要阐述了脏腑、气血的基本理论知识。

第 1~6 节，以五脏为视角，汇集了《内经》中关于脏腑的内容，具体包括五脏藏神、五脏五输、五脏五官、五脏大小与五体和五色变化、五脏原穴等。由此可知，皇甫谧将五脏六腑（尤其是五脏）作为针灸学的基础知识和核心理论。第 7~16 节，以气血为视角，阐述了从水谷入胃、化生气血精髓的生理过程，具体包括十二经水、四海有余不足、营气及其营气周流、营卫之气与三焦、气之清浊及六气病候、津液五别与水液代谢、奇邪入血脉、五色主病、气血多少与五人体质。

值得关注和重视的是，在《甲乙经》中"五输穴"被称为"五脏变腧"（在《灵枢》归属于"本输"），而"四海"的内容则归属于气血理论部分（现在主要归属于经络理论）。这些概念和术语，与我们目前的认识存在差异。

第二卷共 7 节，主要阐述了经络理论的相关内容。

第 1 节以"十二经脉络脉支别（上）、（下）"为题，阐述了十二经脉循行与病候、十二经之败、脉动、经脉与络脉的差异、十五络脉、十二皮部、十二经别等内容。第 2~7 节分别阐述了奇经八脉、脉度、十二经标本、四气街、经脉根结、经筋等的循环路线和发病情况，以及骨度、肠度与肠胃所受等。

系统分析本卷内容后可知，通过皇甫谧的分类编排，原本散见的经络理论及相关知识得以系统化呈现[8]。本卷重点阐述了十二经脉的内容，并将十二皮部、十二经别内容作为十二经脉络脉理论体系的一部分；而值得注意的是，经筋的内容被列于标本、根结之后，与骨度、肠度等身形结构内容同置卷末，这提示了经筋理论与经脉理论的差异性。皇甫谧的认识，有助于引导我们正确理解十二经脉及其相关理论。

第三卷共 35 节，集中记述了腧穴的定位、取法、与经脉的关系以及刺灸方法等。

该卷内容取自《明堂孔穴针灸治要》，总体以头、躯干、四肢三部身形结构为序，记述了 348 个（其中单穴 49 个，双穴 299 个）腧穴。具体为头（第1~6 节），背（第 7~9 节），面、耳（第 10、11 节），颈（第 12 节），肩

（第 13 节），胸（第 14～17 节），腋（第 18 节），腹（第 19～23 节），上肢（第 24～29 节），下肢（第 30～35 节）。腧穴的介绍总体上体现了自上而下、由中而旁的顺序特点。在《甲乙经》第七至十二卷中，腧穴出现的顺序与之相同[3]18。这表明皇甫谧在"撰集三部"时，对全书内容安排有周密的计划。

此外，在腧穴与经脉的关系方面，《甲乙经》仅就四肢部肘、膝关节以下的腧穴按照十二经脉归属来表述；对于头身部的腧穴，多按"某脉气所发""某脉之会"的方式表述。《甲乙经》对腧穴的记述形式，体现了其存在着大量不需要或者不能归经的学术特点，引导我们进一步深入思考和理解腧穴的特性和诊治规律。

第四卷共 6 节，主要论述了望、闻、问、切四诊的具体内容，重点论述了四时平脉与脏腑病脉、死脉，以及三部九候等诊断方法。

前 3 节都以"经脉"为题，分上、中、下节分别阐述了人迎气口脉、平人脉、五脏脉、四时脉、三阴三阳有余不足病候，以及三阴三阳生理功能和病理变化、五脏与四时的关系、五虚五实等内容。"病形脉诊第二"分上、下 2 节，分别阐述了病邪入侵的高下阴阳、色脉、尺肤三者之间的关系，6 种脉象主病及针刺治疗，荥输治外脏、经合治内腑的原理和方法等内容。该卷最后以"三部九候"为题，论述了三部九候的部位、诊察方法、脏腑分属、主病等内容。

值得注意的是，本卷前 3 节都以"经脉"为题，却大量论述了脉诊的内容，这提示脉诊可能是认识和构建经脉理论的主要实践基础和基本视角。

第五卷共 8 节，以针灸操作为视角，论述了针刺前后的注意事项、施针方法、针下感应、补泻手法、针灸禁忌，以及误刺致变等一系列方法、原则及规律问题。

前 2 节以"针灸禁忌"为题，分上、下节分别阐述了四时取穴、针刺禁忌、针刺深浅、误刺、禁灸腧穴等内容。此后 2 节分别阐述了九针的源流、形制、适应证、操作方法等，以及各种刺法理论、适应证、操作等内容。最后 4 节以"针道"为主题，阐述了针刺与治神、虚实补泻操作、三阴三阳脉与脉口人迎脉盛衰的关系、远近取穴与深浅刺宜、不同体质气血差异与针刺治疗、外揣测内、纵舍操作等内容。

皇甫谧首先阐述"针灸禁忌"，突出强调了针灸的安全性，然后记述针灸操作和针灸工具，最后阐明操作技术的原理等。《甲乙经》没有与《灵枢》一样以"九针"为针灸学术的起点，而是将"九针"工具与操作技术方法、原理一起论述，这体现了针术、针具、针道的一体化和系统化认识，对于我们重构针灸操作理论有很好的启发。

第六卷共 12 节，以临床病证为视角，用 12 篇 "大论" 论述了人的生理特点与病理变化等。

第 1、2 节阐述了八风、地理环境、形志等致病因素和致病特点；第 3 节阐述了五脏六腑及其虚实变化等；第 4 节阐述了人体阴阳清浊之气的生理病理；第 5 节阐述了四时贼风的危害；第 6 节阐述了脏腑体表的阴阳属性、皮肉气血筋骨病的诊治、老壮少小的差异、肥瘦体型特点及旦昼夕夜的变化规律等；第 7 节阐述了阴阳的相互关系、阴阳失调的病理变化等；第 8 节阐述了梦境与脏腑、邪客的关系等；第 9、10 节阐述了五行理论对五脏功能和病变的指导意义等；第 11、12 节阐述了人的体质特点、生长壮老死的生命过程及男女各阶段的生理特点等。

应该说，皇甫谧对人体生理病理的归类和汇编，为临床疾病诊治（第七至十二卷）提供了铺垫，可以认为前面 6 卷是后面 6 卷的总述。当然，皇甫谧只是遵循大类原则转录《内经》文字，在系统性和完整性方面还是有所欠缺的，我们有必要从病因病理、病证演变、相关因素等方面进行重新构架。

第七至十二卷为临床治疗部分，包括内、外、妇、儿等各科病证的针灸治疗，尤以内科为重点。全书共列有腧穴主治 800 余条，其内容主要来自《明堂孔穴针灸治要》。

据霍升平统计，内科共有 43 篇（外感病 6 篇、内伤杂病 32 篇、五官病 5 篇），主要论述了因六淫、七情及其他致病因素所造成的五脏病、六腑病、经脉病、五官病等上百种病证；外科共有 3 篇近 30 种病证，特别对痈疽（包括内痈）论述详尽；妇科 1 篇近 20 种病证，主要论述 "妇人重身九月而喑"、产后热病等；儿科 1 篇近 10 种病证，主要论述小儿惊痫、瘛疭、飧泄、脐风等病证[9]。

从《甲乙经》的编排体例和框架结构可以知道，解析《灵枢》《素问》《明堂孔穴针灸治要》三书内容后，皇甫谧以基本理论知识、临床疾病与治疗为框架，重新组合针灸各部分基础理论和基本知识，系统构建了从基础到临床的针灸学术体系。这既体现了皇甫谧对针灸理论知识的认识，又体现了皇甫谧对这些理论知识之间逻辑关系的认识和界定。其中部分理论的归属和框架定位与现代《针灸学》存在一定差异。

四、小结

皇甫谧编撰的《甲乙经》，从基础理论到临床应用系统构建了针灸学术的框架。基础理论部分包括脏腑、气血、经络、腧穴、脉诊、针灸操作、病因病机等，临床应用部分包括临床各类疾病及其针灸治疗。纵观历代针灸医籍，就针灸学术框架而言，《甲乙经》是最系统和最完整的。现代《针灸学》包含的经络、腧穴、刺灸、治疗四部分内容，只是在现代中医学科框架下与针灸密切相关的4个组件，而非针灸学的全部内容，这是当下重构针灸学科知识体系和学术框架时必须关注和重视的问题。

参考文献

［1］江苏中医学校针灸学科教研组. 针灸学［M］. 南京：江苏人民出版社，1957：序.

［2］张建斌，夏有兵，王欣君，等. 现代针灸学科体系构建轨迹的探析——兼评承淡安《针灸学》三部曲［J］. 针刺研究，2013，38（3）：249－252.

［3］黄龙祥. 黄帝针灸甲乙经（新校本）［M］. 北京：中国医药科技出版社，1990.

［4］李志道，宫宝喜. 试论《甲乙经》对于类编《内经》的重要贡献［J］. 天津中医学院学报，1995（3）：39－41.

［5］李云. 皇甫谧《甲乙经》释文考略［J］. 中医药文化，2013，8（1）：51－56.

［6］张宝文.《针灸甲乙经》的成因及对后世的影响［J］. 医古文知识，2004（1）：22－24.

［7］黄龙祥.《针灸甲乙经》的章法［J］. 中医药文化，2008（5）：28－32.

［8］赵京生.《甲乙经》的组织结构与针灸学术意义［J］. 中医文献杂志，2009，27（1）：18－22.

［9］霍升平. 皇甫谧与《针灸甲乙经》［J］. 宁夏大学学报（社会科学版），1987（4）：100－102.

（张建斌，原文刊载于《中国针灸》2015年第35卷第1期）

第三节　杨上善经络理论框架解析
与相关概念诠释

　　杨上善撰注的《太素》，是现存最早的研究《内经》的著作，其注解更有独到之处，其价值也远非其他的研究《内经》的著作所能望其项背[1]。全书共30卷，在"脏腑"理论（卷六、卷七）之后，又有"经脉"理论3卷（卷八、卷九、卷十），然后是"输穴"（卷十一）、"营卫气"（卷十二）、"身度"（卷十三）等理论阐述。由此可以发现，《太素》有着与《甲乙经》类似的理论框架和学术逻辑——"脏腑－经脉－腧穴"的理论体系[2-3]。但是，在经络理论的结构框架和具体内涵上，杨上善有着自己的理解、思考和诠释。

一、对经络理论框架的结构解析

　　在《太素》第8、9、10卷，杨上善分别以"经脉之一""经脉之二""经脉之三"为题，阐述了经脉理论[4]，具体内容如下。

　　第8卷分为"经脉连环""经脉病解""阳明脉解"3节，此3节分别阐述十二经脉循环流注（原文也见于《灵枢·经脉第十》）、六经病候阐释（原文也见于《素问·脉解篇第四十九》）、阳明脉病候阐释（原文也见于《素问·阳明脉解篇第三十》）。

　　第9卷分为"经脉正别""脉行同异""经络别异""十五络脉""经脉皮部"5节，此5节分别阐述十二经别（原文也见于《灵枢·经别第十一》）、脉行屈折（原文也见于《灵枢·邪客第七十一》）和脉动不休（原文也见于《灵枢·动输第六十二》）、经脉与络脉的差异（原文也见于《灵枢·经脉第十》）、十五络脉（原文也见于《灵枢·经脉第十》）和十二皮部（原文也见于《素问·皮部论篇第五十六》和《素问·经络论篇第五十七》）。

　　第10卷分为"督脉""带脉""阴阳跷脉""任脉""冲脉""阴阳维脉""经脉标本""经脉根结"8节，前6节阐述了奇经八脉［原文分别见于《素问·骨空论篇第六十》（督脉）、《灵枢·经别第十一》和《素问·痿论篇第四十四》（带脉）、《灵枢·脉度第十七》《灵枢·寒热病第二十一》和《素问·繆刺论篇第六十三》（阴阳跷脉）、《灵枢·五音五味第五十六》（任脉）、《灵枢·逆顺肥瘦第三十八》和《素问·举痛论篇第三十九》（冲脉）、《素问·刺腰痛篇第四十一》（阴阳维脉）]，后 2 节阐述了经脉标本（原文也见于《灵枢·卫气第五十二》）和经脉根结（原文也见于《灵枢·根结第五》）。

由此可见，杨上善以经脉理论为核心，从十二经脉、十二经别、奇经八脉、十五络脉、经脉皮部、经脉标本和经脉根结等 7 个方面构建了经脉系统的理论框架，其中有 4 点值得关注。

（1）突出以经脉为主体。杨上善认为，经脉包括十二正经和奇经八脉，合二十脉，正如《太素·十五络脉》所言"十二正经，有八奇经，合二十脉，名为之经"，而经络则是经脉和络脉的合称，正如《太素·经筋》所言"脉有经脉、络脉"，《太素·人迎脉口诊》亦记载："人之十二经脉、奇经八脉、十五络脉经络于身。"依据络脉为经脉的从属概念——"大络小络，总以十二大脉，以为皮部经纪"（《太素·经脉皮部》），经脉和经络在内涵上是一致的。另外，杨上善还以经脉命名标本和根结，将标本和根结理论作为经脉内涵的组成部分进行阐述。

（2）十二经脉的主要内容除了包括十二经脉流注循行和病候外（即"经脉连环""病候解"），还包括十二经别（即"十二正别"）、脉行屈折和脉动不休、经脉和络脉差异、十五络脉和十二皮部（即"经脉皮部"）。在这里，皮部被界定为络脉显现的部位。

（3）奇经八脉的内容依次为督脉、带脉、阴阳跷脉、任脉、冲脉、阴阳维脉，这与《难经》第二十七难的列举顺序（依次为阳维、阴维、阳跷、阴跷、冲脉、任脉、督脉、带脉）不同。

（4）经筋并不归属于经脉或经络系统。目前，作为经络系统组成部分的经筋，在宋代《圣济总录》针灸门"经脉统论"中归属于十二经脉体系[5]，在高等中医院校统编的第 1 版《针灸学》教材中该归类方法得到进一步强化[6]。但是，杨上善并没有将经筋归于经脉中，而是将其归于"身度"中，对此，杨上善有"十二经筋与十二经脉，俱禀三阴三阳行于手足，故分为十二。但十二经脉主于血气，内营五脏六腑，外营头身四肢。十二经筋内行胸腹郭中，不入五脏六腑。脉有经脉、络脉，筋有大筋、小筋、膜筋。十二经筋起处与十二经脉流注并起于四末，然所起处有同有别"（《太素·经筋》）

的解释。因经脉和经筋在脏腑络属、气血流注等方面都存在巨大差异，故杨上善认为经脉和经筋并非属于一个体系，这一观点与《甲乙经》保持一致[3]。

二、经脉相关术语辨析

基于对经脉的独特理解和认识，杨上善构建了一些与经脉理论相关的术语，这些术语表达了经脉理论框架下的特定概念及其内涵。

（一）经脉连环

"经脉连环"是《太素》第8卷第1节的题名，此节完整记述了十二经脉的内容。按照《太素》文例，杨上善应当在第8卷开始有对"经脉连环"的完整解释。可惜，目前各版本《太素》的这一部分原文已缺，但从《太素》其他文字中可以推测杨上善对"经脉连环"的界定和注解："手之六阴，从手至胸，属藏络府，各长三尺五寸。手之六阳，从手至头，属府络藏，各长五尺。足之六阴，从足至胸，属藏络府，各长六尺五寸。足之六阳，从足至头，属府络藏，各长八尺。此手足十二之脉当经血气上下环流也。"（《太素·十二水》）

"经脉连环"，即"当经血气上下环流"，突出了十二经脉相互连接、环流相扣的学术范式，概括了十二经脉首尾相连的结构特点和运行营血的功能特点，是对《内经》"营气流注"的进一步诠释。尽管当今医家提出不同的见解[7]，但是杨上善的概念和诠释与《内经》思想是一脉相承的。

（二）经脉正别

"经脉正别"是《太素》第9卷第1节的题名，该题名下记述了十二经别的内容。其中，六阳经别以"正"名，六阴经别以"别"名，故以"经脉正别"作篇名。杨上善不仅有"十二大经，复有正别。正，谓六阳大经别行，还合府经。别，谓六阴大经别行，合于府经，不还本经，故名为别"（《太素·经脉正别》）的注解，而且还注意到"足少阴、足厥阴虽称为正，生别经不还本经也，唯此二阴为正，余阴皆别。或以诸阴为正者，黄帝以后撰集之人，以二本莫定，故前后时有称或，有言一曰，皆是不定之说"（《太素·经脉正别》）。古文本文献的传承和变异，可能是导致多重解释的原因，"不定"

"存疑"成为严谨学者的选择。

十二经别是十二经脉的特殊部分，表达了十二经脉"离""合""出""入"及其所处的规律，而十二经别是否入还本经，则是区分"阴别"和"阳正"的依据。"经脉正别"，是对《灵枢·经别第十一》中十二经脉"六合"关系的诠释，后世张介宾也有"十二经之表里谓之六合"（《类经·卷三·四时阴阳外内之应》）的阐述[8]。因此，"经脉正别"应当是与"十二经脉"同级别的概念术语，是对十二经脉理论的补充和完善。

（三）经络别异

"经络别异"是《太素》第9卷"经脉第二"第3节的题名[4]，在此题名下杨上善摘录了《灵枢·经脉第十》的部分文字，详细阐述了经脉和络脉的差异。尽管经脉和络脉存在差异，但是络脉是经脉的分支，经脉和络脉在本质上当属同一概念。杨上善有"十五络脉从经脉生，谓之子也"（《太素·气穴》）的阐述，故络脉当又从属于经脉。

对于两者的差异，杨上善云"经脉不见，若候其虚实，当诊寸口可知之也。络脉横居，五色可见，即目观之，以知虚实也"（《太素·经络别异》），两者从不同侧面反映了人体的生理病理变化。络脉的变化可以帮助我们分析和判断十二经脉的病变。

（四）经脉皮部

在"经脉皮部"题名下，杨上善摘录了《素问·皮部论篇第五十六》和《素问·经络论篇第五十七》的文字，阐述了经脉、络脉和皮部的关系，云"次说皮部十二络之以十二经上之，以皮分十二部，以取其病，故曰皮有部也"（《太素·经脉皮部》）、"大络小络，总以十二大脉，以为皮部经纪"（《太素·经脉皮部》）。

"皮""肉""筋""骨""脉"是古代解剖学中5种组织的分类，即"五体"，"五体"反映了人体由浅入深的5个层次[9]。皮肤作为其中一类，分布于体表，皮肤的变化是肉眼最容易发现的，其中又以血络变化为多，故在《内经》"欲知皮部，以经脉为纪"的学术基础上，杨上善有"十二经皮部络，皆以此为例也"（《太素·经脉皮部》）的进一步阐述。

（五） 经脉标本与经脉根结

在经脉系统的最后部分，杨上善摘录了《灵枢·卫气第五十二》和《灵枢·根结第五》的内容，分别阐述了经脉标本和经脉根结的内容。

首先，在"经脉标本"部分，杨上善指出"夫阴阳之气在于身也，即有标有本，有虚有实，有所历之处也"（《太素·经脉标本》）。在经脉理论中，标和本是上下相隔的两个不同部位，但同时两者又存在密切的关系，尤其是在病理状态下，两个远隔部位之间的病候存在联动性和相关性，或者在一处针灸治疗而影响另一处时，经脉标本的临床意义和价值就凸显出来，故杨上善有"十二经脉有阴有阳，能知十二经脉标本所在，则知邪入病生所由也"（《太素·经脉标本》）的进一步诠释。杨上善基于标本理论的部位特点、上下两个部位之间在病理生理上的相关性而进行阐释，这展现了该理论的临床应用价值。

其次，在"经脉根结"部分，杨上善指出"根结是藏府之要"（《太素·经脉根结》）。杨上善比较了"根结"与"经脉标本"中本和标之部位异同，云"太阳根结与标本同，唯从至阴上跟上五寸为本有异耳"、阳明"与标本终始同也"、少阳"亦与标本同也"、太阴"与标本不同"、少阴"先出涌泉为根，行至踝下二寸中为本，上行至结喉上廉泉为结，上至舌本及肾输为标，有此不同也"、厥阴"先出大敦为根，行至行间上五寸所为本，行至玉英膻中为结，后至肝输为标，有此不同也"，强调掌握了根结理论就是守住了阴阳之纲纪、病证之扼要。在"根流注入"部分，杨上善将"根流注入"理论与五输穴等理论进行比较，发现"根流注入"理论与《灵枢·本输第二》《明堂流注》等五输穴理论存在一定的相似性和差异性。

（六） 自生脉与自出经

在论述"心手少阴之脉"的时候，杨上善首次提出了自生脉和自出经的术语，《太素·经脉之一》记载："十二经脉之中，余十一经脉及手太阳经，皆起于别处，来入藏府。此少阴经起自心中，何以然者？以其心神是五神之主，能自生脉，不因余处生脉来入，故自出经也。"基于解剖结构上的特殊性，杨上善在《太素·经脉之一》中指出："肺下悬心之系，名曰心系。余经起于余处，来属藏府。此经起自心中，还属心系，由是心神最为长也。"

显然，自生脉、自出经的术语与心主血脉、心之包络等术语一样，应该也有形态结构基础作为支撑[10]。

三、学术观点

（一）十二经脉受血各营

《太素》"经脉连环"部分引述了《灵枢·经脉第十》的文字，突出了十二经脉环流的功能。"受血各营"（《太素·十二水》）是十二经脉最主要的功能。营气从中焦化生，入肺而朝百脉，行于十二经脉，以奉生身。因此，从营气的角度来看，受血各营是"营行十二经脉"（《太素·营卫气》），而从十二经脉的角度来看，是"十二经受血各营"（《太素·十二水》），故《太素·四海合》有"十二经脉，皆归胃海，水谷胃气环流，遂为气血髓骨之海故也"的记载，受血各营突出了脾胃中焦为十二经脉之源、气血生成之流、经脉环流之始。

基于"十二经受血各营"的学术认识，杨上善指出"行营血气，营于三阴三阳，濡润筋骨，利关节也"（《太素·五脏命分》）、"行诸血气，营于阴阳，濡于筋骨，利诸关节，理身者谓经脉"（《太素·经脉正别》）。

杨上善进一步指出，通过寸口脉可以诊察十二经脉之气，即"于寸关尺三部之中，循十二经之脉"（《太素·四时脉诊》）、"气口独主五藏六府十二经脉等气也"（《太素·人迎脉口诊》）、"按寸口得五藏六府十二经脉之气，以知善恶"（《太素·阴阳》）。相对于独取寸口，杨上善同样重视更加古老的人迎寸口比较脉法，例如，《太素·人迎脉口诊》记载："欲知经脉为终始者，可持脉口人迎动脉，则知十二经脉终始阴阳之气有余不足也。"

（二）经脉行处求其病

十二经脉理论最主要的作用是"处百病"。以临床病候为视角，杨上善诠释了经络理论的临床价值，即"风寒暑湿，百端奇异，侵经络为病，万类千殊，故不可胜数也"（《太素·经脉根结》）。换而言之，万绪之病状，都可以归于一定之经络。基于这一思想，杨上善提出"循其行处以求其病"（《太素·经脉皮部》）的观点，即依据经脉循行所到之处，而探索病状、病象、病理。

首先，经脉受邪而发病。"十二经脉阴阳六种不同，生病固亦多也"（《太素·脏腑气液》），杨上善将病证的原因分成内因、外因两类，"人之生病，莫不内因怒喜思忧恐等五志，外因阴阳寒暑，以发于气而生百病"（《太素·九气》）。尽管因病因不同，病证林林总总，但总可以凭借经脉理论，把握万类千殊之病证，正如杨上善所说"风寒暑湿虚邪外入腠理，则六阳之脉受之。饮食男女不节，则六阴受之……六阳受于外邪，传入六府；六阴受于内邪，传入五藏也"（《太素·脏腑气液》）。

其次，据候察病定经脉。《太素·诊候之一》记载："欲依九候察病，定须先知十二经脉及诸络脉行所在，然后取于九候，候诸病脉。"应区分是"正经自病"还是"他经为病"，如果"阴阳虚实，相移相倾"则"他经为病"，如果"不中他邪"则"当经自受邪气为病，不因他经作盛虚"（《太素·经脉连环》）。

再次，依病所在而施治。诊察病证所在部位是进行施治的前提，即"候病所在，以行疗法"（《太素·顺养》），杨上善强调对病证部位的确定。"以诊候知病源已，然后命诸针艾汤药等法疗诸病"（《太素·阴阳》），该句提示无论使用针灸还是汤药，都要对包括病证部位在内的各种病源进行判断和界定。

杨峰认为，经络理论，特别是循行原文，绝大多数情况下应用于对病候的解释上。不仅如此，杨上善还从病理、诊断和治疗等方面，全面阐述了经脉循行与病候的关系[11]。

（三） 冲脉管十二经脉

在阐述"四海"理论时，杨上善指出"冲脉管十二经脉"（《灵枢·四海合》），并认为"脐下肾间动气……是十二经脉根本"（《太素·冲脉》）。整个经脉系统皆以"任冲脉血气"为大、为海，正如杨上善所说"冲脉起于胞中，为经脉海。当知冲脉从动气生，上下行者为冲脉也"（《太素·冲脉》）、"十二经脉、奇经八脉、十五络脉、皮部诸络，皆以任冲二脉血气为大，故为海"（《太素·任脉》）。

在诊治临床病候时，杨上善也重视"冲脉为经脉之海"的理论。如关于痿证，杨上善有"阳明胃脉，胃主水谷，流出血气，以资五藏六府，如海之资，故阳明称海。从于藏府流出，行二十八脉，皆归冲脉，故称冲脉为经脉之海"（《太素·五藏痿》）的诠释；关于毫毛须发，杨上善则有"任冲之血独盛，则澹聚渗入皮肤，生豪及毛。毛，即须发及身毛也"（《太素·任脉》）、"妇人气多血少，任冲少血，故不得营口以生豪毛也"（《太素·任脉》）等阐述。

由此可见，杨上善对于"冲脉管十二经脉"的认识，是对《内经》"十二经之海"（《灵枢·动输第六十二》）和"经络之海"（《灵枢·五音五味第六十五》）的进一步发挥和诠释。基于《难经》中脐下肾间动气的说法，杨上善强调冲脉入里走五脏六腑，出表走肌肤腠理，具有动的特征，故当代有学者认为冲脉即主动脉[12]。

（四）经脉行处与脉气所发

杨上善在《太素·经脉连环》中云："十二经脉行处及穴名，备在《明堂经》具释之也。"《明堂经》，即《黄帝内经明堂》，在该书中杨上善对《黄帝明堂经》重新进行了注解，该书现仅存卷一及肺经部分（有缺文）[13]。

"十二经脉行处"为十二经脉脉气所发之处，即"三百六十五穴，十二经脉之气发会之处，故曰气穴也"（《太素·气穴》）。由于腧穴归经不是一次完成的，故杨上善有"刺手足十二经者，为是经脉所发三百六十五穴？为是四支流注五藏三十输及六府三十六输穴也"（《太素·十二水》）的设问，并有"其正取，四支三十输及三十六输。余之间穴，有言其脉发会其穴，即属彼脉。故取其脉者，即是其脉所发之穴也"（《太素·十二水》）的自答。

杨上善注意到《明堂流注》中的"五输穴"是从四肢远端向心性分布，即阴经"三十输"，阳经"三十六输"，其他腧穴则从"脉气所发"立言。由此提示，《明堂流注》与《十二经脉》在腧穴排列顺序、所主病证等方面，都是存在差异的，不能混为一谈。

四、小结

综上所述，杨上善撰注的《太素》，将《素问》《灵枢》经文分类编次并予以注释，构建了中医理论体系的雏形，其所具有的原创性思维对中医理论体系框架的形成做出了杰出贡献[14]。对于经络理论体系结构，杨上善有着自己的认识和界定，他认为经络理论主要以十二经脉为核心，以十二经别、十五络脉、皮部、根结、标本等为归属，以奇经八脉为附翼，以上部分共同构成了十二经脉系统。十二经筋与十二经脉有着本质的区别，故杨上善将十二经筋归属于身度部分。杨上善对经络理论体系结构和部分概念的诠释，与现今经络理论存在明显差异，这为我们研究经络理论的本质内涵和学术源流提供了早期的范式。

参考文献

［1］李鸿逵.《黄帝内经太素》撰注考略［J］. 江苏中医，1963（8）：30-32.

［2］赵京生.《甲乙经》的组织结构与针灸学术意义［J］. 中医文献杂志，2009，27（1）：18-22.

［3］张建斌. 皇甫谧《针灸甲乙经》学术框架的解构［J］. 中国针灸，2015，35（1）：87-90.

［4］杨上善. 黄帝内经太素［M］. 北京：人民卫生出版社，1965：95-164.

［5］赵佶. 圣济总录［M］. 北京：人民卫生出版社，1962：3127-3174.

［6］南京中医学院针灸教研组. 针灸学讲义［M］. 北京：人民卫生出版社，1961：3-4.

［7］王鸿谟. 营气流注分析评价［J］. 中国针灸，2005，25（1）：49-52.

［8］张国华.《内经》"六合"释义［J］. 现代医院，2010，10（3）：71.

［9］仝小林.《内经》五体痹证探讨［J］. 安徽中医学院学报，1986，5（1）：1-5.

［10］张建斌，王玲玲. "心包经"质疑［J］. 中国针灸，2001，21（3）：165-166.

［11］杨峰. 从《素问》杨王注看针灸理论解释的思路［J］. 辽宁中医杂志，2010，37（7）：1229-1231.

［12］牛文民，李忠仁. 经络冲脉奥秘之端倪［J］. 中国针灸，2004，24（12）：843-845.

［13］黄龙祥.《黄帝内经明堂》佚文考略［J］. 中国医药学报，1987，2（5）：35-36.

［14］钱会南.《黄帝内经太素》在中医理论体系框架形成中的作用［J］. 安徽中医药大学学报，2014，33（1）：1-3.

（张建斌，原文刊载于《中国针灸》2016年第36卷第2期）

第二章　穴、脉、身形

第一节 "阿是"本义与阿是穴由来

现今医家将阿是穴与经穴、奇穴并置于针灸腧穴体系。阿是穴一般指在病患局部及其压痛处而取的一类穴位。然若单究"阿是"一语为何意,便难有令人信服的说法。由于"阿是"一词于古文献中仅零星可见,很难从有限的材料语境中把握其准确含义。在针灸古籍中,"阿是"一词主要见于阿是穴、阿是之法等处。而现有的对阿是穴概念的解释和探讨多囿于医学文献范畴,故人们对于阿是穴的认识难免偏狭。本文全面梳理了古今文献,综合对比、分析了"阿是"之含义,以期从更理想的视角重观阿是穴。

一、与"阿是(阿氏)"相关的文献

在古代,"阿是"与"阿氏"通用,对此吴自东[1]与班梅[2]等都曾撰文分析,本文在此不作赘述,而将包含"阿氏"一词在内的古代文献一并纳入考察范围。

首先,于现存古医籍中,"阿是"一词最早见于南朝梁时陶弘景所著《本草经集注》,该书云:"所谓出于阿是,或田舍试验之法,殊域异识之术。如藕皮散血,起自庖人;牵牛逐水,近出野老。"[3]其后,唐代孙思邈《备急千金要方·卷二十九·灸例第六》载:"凡人吴蜀地游官,体上常须三两处灸之,勿令疮暂差,则瘴疠温疟毒气不能著人也。故吴蜀多行灸法。有阿是之法,言人有病痛,即令捏其上,若里当其处,不问孔穴,即得便快成痛处,即云阿是,灸刺皆验,故曰阿是穴也。"[4]此为阿是穴首见于文献。此外,日本丹波康赖《医心方·卷五·治紧唇生疮方第卅八》云:"《小品方》治紧唇方。俗谚言:良方善技,出于阿氏。是余少时,触风乘马行猎,数苦紧唇。人教缠白布作大灯炷,著空斧中,烧布,斧刃有汗出,以指沥取涂唇,即瘥。今按:《千金方》烧青布云云。"[5]《医心方》成书于北宋太平兴国七年,其所引《小品方》为东晋时期陈延之撰,据此可知,"良方善技,出于阿氏"一语在东晋时期就已存在。

其次,值得重视的是,在现存古代非医文献中,也有"阿是(阿氏)"

的相关记载。在现存古代非医文献中，"阿是"一词最早见于三国时期魏国钟繇所书小楷法帖《宣示表》中，该书云："尚书宣示孙权所求、诏令所报，所以博示，逮于卿佐，必冀良方出于阿是，昔尧之言可择廊庙，况繇始以疏贱，得为前恩。"[2]此外，东晋《宋书·卷六十一·武三王传》云："何尝不愿闻善于舆隶，药石阿氏哉？"[6]在以上两种文献中，"阿是（阿氏）"所处的语境与《医心方》高度相似，这为后文的对比分析提供了线索与依据。

二、现有 3 种认识

现今人们对"阿是"的认识主要有 3 种，造成不同认识的原因是所引"阿是"的文献依据相异，以下逐一展开讨论。

第 1 种认识，认为"阿是"为吴语，是吴方言的一种口头用语。在《经穴纂要》中，日本小阪元祐根据师古所注《汉书·东方朔传》中的"今人痛甚，则称阿云云"一句，将原注误注为"师古唐人，盖当时有此声阿是，乃按而痛甚之处，为是之意也"。[7]据此，《针灸学辞典》将阿是穴定义为："阿是穴……意指按捏其病痛部位，病人感到舒适（快）或疼痛处，就可以作为针灸的穴位。'阿'，原是对痛感的惊叫声。"[8]在此基础上，李锄又进一步解释"阿是"为医者在寻觅灸刺部位时的问语，即"是不是"之意，提出"此乃吴方言而已"，并对比吴方言中其他以"阿"为构词成分的表达以论证之[9]。这种认识，一方面以《备急千金要方》中"即得便快成痛处，即云阿是"之说为据，将其中"云"作"说"义解；另一方面，据上文"凡人吴蜀地游官"而推"阿是"一词亦为吴方言。目前此说广泛见于教材及辞典中。

第 2 种认识，将"阿是"作名词解，认为"阿是"是对朝中重臣、大臣的一种别称。这种认识主要从文字学角度展开分析，如班梅认为，"阿是"并非一种问答的口语，其命名理据可能源自上古汉语人名或官名"阿氏"（"阿衡"别称），是一种专名的泛化引申用法[2]，即指那些能建言建策、为国家"疗疾治病"的大臣。遗憾的是，这一针对"阿是"一词相对全面的文献研究，尚未引起针灸学界关注。

第 3 种认识，认为"阿是"泛指乡野百姓。此观点以吴自东的研究为代表，肯定了"阿是"为名词。吴自东主要依据《小品方》中记载的"良方善技，出于阿氏"，并参考陶弘景对"阿是"的注解，从而将"阿是（阿氏）"

理解为对疱人、野老等乡野百姓之泛称[1]。与之相似的还有高文铸在校注《医心方》时对"阿氏"的注释："阿氏，犹言'某氏'。'阿'在氏前，表示不定之人。"[5]对于此类观点的研究极少，尽管这种说法已存在 30 余年，但不论在语言学界抑或针灸学界，都还未引起应有的重视。

三、"阿是"本义分析

基于上述文献材料与相关研究，结合"阿是"一词所处上下文，笔者试从词性与词义两方面进一步探讨。

（一）"阿是"的词性

通过对古文献的梳理，笔者发现"阿是"主要见于两种句式：一是"出于阿是（阿氏）"或"于阿氏"；二是"即云阿是"。"出于"为动词短语，"于"表示"从……出"之义，其后理应衔接某种范围，所衔接之词应以名词或代词为宜，不大可能是话语中的判断动词。上述文献中"阿是"出处有五，其中四处都是"出于阿是（阿氏）"或"于阿氏"句式，至《备急千金要方》始有"即云阿是"，且四处文献均早于《备急千金要方》。显然，在此之前，"阿是"已为一种名词或代词的固定表达。此外，对于"阿是"作吴方言解的观点，赵京生有过相关分析，他认为"凡人吴蜀地游官"一段因常与后文一并引用，故易被人们误解为阿是穴及"阿是之法"同产生于"吴蜀地"，从而生出"阿是"亦为吴方言的认识[10]。由此更加佐证了"阿是"应为名词或代词，而非话语中的判断动词。

（二）"阿是"的词义

根据上文对词性的探讨，发现对于"阿是"的第 1 种认识确有偏误，在此不另赘述。

班梅等根据《风俗通义·佚文》中"阿氏，阿衡，伊尹号，言倚之如秤，其后氏焉"的记载，认为"阿是"通于"阿氏"，"阿氏"即伊尹或阿衡氏的后世[1]。根据古代姓氏源流记载，最早的"阿氏"来源于伊尹，因伊尹被商汤封为"阿衡"（相当于宰相），后世子孙以祖上官职为荣，遂以阿字为姓，而被人们称为"阿氏"["阿"音读作ē（さ）]。由此认为"阿是"指朝廷重臣。但是，若细加分析便会发现，这种解释实无法与上下文义相合。

首先，《宣示表》为钟繇上表魏文帝曹丕的奏文，其中的"必冀良方出于阿是"[2]，若理解为"（陛下）必将希望从群臣中得到好的计策"则与通篇语气不合。钟繇是魏文帝的臣子，上表君主必定将尽用谦辞，下文"刍荛之言可择廊庙，况繇始以疏贱，得为前恩"就已表现出其措辞的姿态，所谓"刍荛之言"，即割草打柴人的话，泛指普通百姓的浅陋言辞。钟繇位居群臣之中，若以重臣自居，则语气上与后文矛盾，故此处"阿是"不应为朝廷重臣、要臣之义。

其次，《宋书》中"何尝不愿闻善于舆隶，药石阿氏哉？臣虽草芥，备充黔首"[6]一句可为佐证，"闻善于舆隶，药石（于）阿氏"为古文中互文见义的修辞手法，即"闻善、药石于舆隶、阿氏"之义，可见此处"阿氏"与"舆隶"存在语义的呼应。而"舆隶"为古代十等人中两个低微等级者的名称，即贱役、奴隶。由此可以推断，此处"阿氏"并非指重要朝臣，而应指身份卑贱低微者。

此外，在古代医学文献中，也可见到"阿是"一词与地位低微者名称存在语义呼应的情况。《小品方》中"良方善技，出于阿是"[5]一句中的"良方善技"亦属互文的表达方式，即"良善的方技"。而"方技"一词，古指"医、卜、星、相之术"[11]，足见在当时"方技"社会地位之低微。在这种语境中，更说明其后文"方技"之来源，"阿是"亦为谦辞。

综上观之，吴自东所提出的"'阿氏'代指疱人、野老等乡间之人"之说似更近本义[1]。所谓的"良方善技"，如"缠白布作大灯炷，著空斧中，烧布，斧刃有汗出，以指沥取涂唇"这般民间方法，不属正统的中医治法，即陶弘景所言"田舍试验之法，或殊域异识之术"[3]。

四、认识阿是穴的意义

对"阿是"本义的明晰，引发我们对阿是穴内涵的重新思考。目前针灸学教材和辞典对阿是穴的解释主要如前述《针灸学辞典》中所见。也有教材未予以"阿是"具体释义，如《高等针灸学讲义》云："尚有阿是穴，一名天应穴。"[12]这些都不是基于对"阿是"本义的认识，这对"阿是穴"及"阿是之法"的理解与运用也会产生一定影响，因此有必要进行说明。

（一）"阿是之法" 的运用

据上文分析，"阿是"并非吴方言之问语。行"阿是之法"，是指选用一种简便易行的取穴方法，其重点在于强调在病痛附近按压而得的痛缓或痛剧之处，而不是强调医患之间的问答之辞。若依"阿是穴"的第一种诠释，则易产生一种误解，以为在运用"阿是之法"取穴过程中需不断询问病人"是不是"方为"阿是之法"，并要待病人应答"是"或痛至叫喊方才取穴，这不但曲解了"阿是之法"的本义，也影响其方法的正确运用。

（二）阿是穴要义所在

《小品方·卷十二·灸法要穴》载："夫针术须师乃行，其灸则凡人便施。为师解经者，针灸随手而行，非师所解文者，但依图详文则可灸。野间无图不解文者，但遂病所在便灸之，皆良法。"[13] 可见，古时行针灸之术，有"为师解经"而行、"非师据图"而行、"无图遂病所在"而行等 3 种不同情况。不难发现，其"野间无图不解文者，但遂病所在便灸之"与"阿是之法"有异曲同工之妙。原本"阿是之法"是民间流传的解除病痛的简便方法，哪怕是目不识丁的乡野百姓，也可口传身授而使用。称此法所得之"穴"为阿是穴，不过是区别于绘著"图文"之穴而已。

现代针灸学教材普遍将"阿是穴"定义为既无固定名称，亦无固定位置，而是以压痛点、病变部位或其他反应点等为针灸施术部位的一类腧穴[14]。相较于古人创"阿是穴"之名以示简易有验之意图，这样的诠释使"阿是穴"有了某些具有区别意义的特征，平添了临床选用之方法性、原则性等"学理"意味，由此还引申出腧穴分类方面的矛盾，以及"阿是穴"在腧穴体系建构中的位置等问题。关于这一点，因篇幅所限，不再展开，笔者将另文讨论。

五、小结

关于"阿是穴"的概念现有多种不同角度的诠释与理解，目前以医患问答语之说为主。然而，文献研究表明，"阿是"一词，本是对地位卑微的下里巴人、乡野百姓的称谓，由此，对"阿是穴"与"阿是之法"等概念的认识自然需要重新思考。"阿是之法"乃代指那些没有医学知识的一般人也可掌握、用以寻找能缓解病痛之部位的简易方法，"阿是穴"则是指运用"阿是之法"所得的反应点。笔者认为，上述分析对腧穴的认识深化及其体系建构研究等亦具重要价值。

参考文献

［1］吴自东. "阿是之法"与"阿是穴"新释［J］. 中医药文化，1990（2）：17.

［2］班梅，张延成. "阿是穴"命名理据考［J］. 语文建设，2013（1）：73 - 74.

［3］陶弘景. 本草经集注［M］. 上海：群联出版社，1955.

［4］孙思邈. 备急千金要方［M］. 北京：人民卫生出版社，1982.

［5］丹波康赖. 医心方［M］. 北京：华夏出版社，2011.

［6］沈约. 宋书［M］. 北京：中华书局，1974.

［7］陈存仁. 皇汉医学丛书：第十册［M］. 上海：世界书局，1936.

［8］安徽中医学院，上海中医学院. 针灸学辞典［M］. 上海：上海科学技术出版社，1987.

［9］李锄. "阿是"辨释［J］. 杏苑中医文献杂志，1989，3（2）：15 - 17.

［10］赵京生. "以痛为输"与"阿是穴"：概念术语考辨［J］. 针刺研究，2010，35（5）：388 - 390.

［11］商务印书馆编辑部. 辞源［M］. 北京：商务印书馆，2004.

［12］佚名. 高等针灸学讲义：经穴学 孔穴学［M］. 张俊义，译. 宁波：东方针灸书局，1936：2.

［13］高文铸. 小品方（辑注）［M］. 北京：中国中医药出版社，1995.

［14］石学敏. 针灸学［M］. 北京：中国中医药出版社，2002.

（姜姗、赵京生，原文刊载于《中国针灸》2016年第36卷第2期）

第二节　语言学视角下的阿是穴释义

阿是穴是特殊的腧穴，其释义的准确性将对整个腧穴理论有直接影响。现有的文献资料，如教材、工具书、术语标准，都对阿是穴有着不同的定义，这种描述方式的差异反映出定义者自身对其内涵理解不同。

对术语的准确释义，根基在于对词义的溯源与内涵的准确把握。有关阿是穴的文献钩沉与本源挖掘，笔者曾于去年撰文进行探析，在此不予赘述[1]；而对于阿是穴内涵中尚待明晰之处，笔者认为，回归语言本体，以语言学视角思考阿是穴定义，将具有囿于专业自身研究所难及的创新与启发意义。

本文就这一研究新视角进行抛砖引玉的撰述。基于对现有的关于阿是穴释义材料的较广泛收集，本文一方面用认知语言学相关方法，分析阿是穴较妥帖的释义方式；另一方面以义素分析法，辨析阿是穴与几个相似易混术语的词义特征，进而对针灸理论相关内容进行初步探索与思考。

一、现有阿是穴释义

术语的较规范定义，通常集中于 3 类文献，即教材、工具书、术语标准中。虽因编写目的与读者人群不同，三者对术语的描述各有偏重，但基本满足同一的定义规范与方式。三者的差异在于对术语内涵的理解不同，而这点于陈述中有所体现。对比术语定义的侧重点，便是对相关认识的梳理，亦即本文这一部分研究的意图所在。

此前，陈波等曾对近代针灸教材中有关阿是穴的定义进行总结并撰文，提出教材将阿是穴以腧穴种类归分，局限了其原有内涵[2]。但陈波未对每一定义方式进行深入的分析，且最终对现代腧穴研究的结果进行了肯定，故其与本文撰写初衷有异，仅作参考。

（一）教材释义

考虑到编写规范性与使用普及性，本文以针灸统编教材为研究对象。阿是穴的定义常见于《针灸学》与《腧穴学》2 种教材中，相对而言，《针灸学》教材对针灸理论与实践进行了较全面的概括，也更能体现编写者对针灸体系的宏观认识，因而以《针灸学》统编教材中的阿是穴定义为基准。其中第1~5版教材历经针灸专业的时代变革，内容差异较大；而第6~9版教材基本沿袭了第5版教材的模式，不具有对比意义。

第1~5版《针灸学》统编教材对阿是穴的释义[3-7]见表2-1。

表2-1　第1~5版《针灸学》统编教材对阿是穴的释义

版次	定义
第1版	无固定的部位与名称，随着压痛的部位而定穴[3]12
第2版	凡是不和十四经穴或奇穴的部位相同，在病所或非病所出现的痛点，无定名定位者[4]13
第3版	没有固定位置，而是在压痛点或其他病理反应点上进行刺灸，一般认为是输穴发现的最初形式[5]6
第4版	既无具体的名称，又无固定的位置，而是以压痛点或其他反应点作为腧穴[6]8
第5版	这一类腧穴既无具体名称，又无固定位置，而是以压痛点或其他反应点作为针灸部位[7]11

对比上述定义描述，发现无固定位置（部位）、无固定名称、压痛点等为各版教材较统一的认识，且这些认识与阿是穴之本义无相左之处。

而根据《备急千金要方·灸例第六》所载"有阿是之法，言人有病痛，即令捏其上，若里当其处，不问孔穴，即得便快成痛处，即云阿是，灸刺皆验，故曰阿是穴也"[8]519，可知在按寻阿是穴时，不能仅限于寻按之则痛之处，亦要寻按之使人快然、舒适处，因此第1、2版教材中仅言压痛则未尽达原义。

此外，在发现阿是穴之初，人们未言及其与经穴、奇穴等的必然关系，且根据对各类文献的综合分析，笔者发现阿是穴可以是腧穴，也可不是腧穴[1]，因而第2版教材规定阿是穴"不和十四经穴或奇穴的部位相同"，该限定过于绝对，实与阿是穴原义相抵牾。

（二）工具书释义

对于工具书的择选，本研究限定于专业工具书的范围内，并择选编写相对严谨、内容科学，且影响较大者，其中以 3 部针灸学专用工具书为主要研究对象，辅以 4 部较具代表性的中医学工具书。因学科范畴不对等，这两类工具书对术语定义的视角势必有所不同，具有一定的对比意义。所有入选的工具书均有一定的年代梯度，故这些工具书亦可被视为是对阿是穴认识发展的历时标记。

7 部工具书对阿是穴的释义[9-15]见表 2-2。

表 2-2　7 部工具书对阿是穴的释义

工具书（按出版时间排序）	定义
《针灸学辞典》	指按压痛点取穴。意指按捏其病痛部位，病人感到舒适（快）或疼痛处，就可以作为针灸的穴位[9]374
《中医名词术语精华辞典》	穴位分类名。指以压痛点或其他病理反应点作为针灸治疗的穴位。又名不定穴、天应穴[10]570
《中医药常用名词术语辞典》	腧穴。以压痛点或其他反应点作为穴位。这类腧穴既无固定名称，亦无固定位置[11]201
《中国针灸辞典》	凡是以压痛点或其他病理反应点作穴治病的穴位，称为阿是穴[12]1
《中医大辞典》	凡以压痛点或其他病理反应点作穴治病，这个穴位则称阿是穴[13]956
《中医药学名词》	无固定名称与位置，以病痛局部或与病痛有关的压痛或缓解点为腧穴[14]210-211
《简明针灸辞典》	根据压痛点选穴。意指按捏其病痛部位，患者感到舒适（快）或疼痛处，就可以作为针灸的穴位。"阿"，原是对痛感的惊叫声[15]397

总体而言，工具书对阿是穴的定义较为一致，都以"压痛点或其他反应点"为描述中心。而从阿是穴本义来看，其与不定穴、天应穴实非对等概念，对此下文还将展开分析，因而定义中"又名不定穴、天应穴"的表述不妥。此外，笔者通过对"阿是"一词的原始含义进行相对详细的分析，认为将"阿"释为"惊叫声"的观点有误，因而"'阿'，原是对痛感的惊叫声"更不宜作为定义出现[1]。

（三）术语标准释义

国内和国外均有关于中医专用名词术语标准的研究成果，在此对国内和国际的诸多标准各举隅分析。

国内标准以《GB/T 30232—2013 针灸学通用术语》为例，该标准对阿是穴一词的定义为："无固定名称与位置，以病痛局部或与病痛有关的压痛或缓解点为腧穴。"目前国际标准以世界卫生组织编撰的《WHO 西太平洋地区传统医学名词术语国际标准》为代表，其对阿是穴的定义是："无特定名称，亦无固定位置，按压痛点或其他病理反应点确定的针刺穴位。"[16]231 两种释义均包含无固定名称与位置、压痛点及其他反应点等要素，但《GB/T 30232—2013 针灸学通用术语》所言"以病痛局部……为腧穴"的内容，在阿是穴及"阿是之法"的原始义中并未述及，反而是《内经》论述了"以痛为输"的部分含义，即以病痛处为针刺处[17]，因而此处"以病痛局部……为腧穴"描述阿是穴，似是扩大了其语义内涵。

二、认知语言学析阿是穴释义

综观上述 3 类文献对阿是穴的定义，发现无固定名称与位置、压痛点及其他反应点为 3 类文献中较具共识的要素。前文已得出有关阿是穴原始内涵的结论，即"阿是之法"代指那些没有医学知识的一般人也可掌握、用以寻找能缓解病痛之部位的简易方法，而阿是穴是运用"阿是之法"所寻得之处[1]。为使释义更关涉术语本义，笔者认为，描述中需具备的基本要素包括"揣按得之""痛剧或痛减之处""部位无定"等，而因已然称为阿是穴，则无需再强调"无固定名称"。以下运用认知语言学的相关理论，试拟出对阿是穴释义的更妥帖的陈述方式。

（一）图形背景理论

图形背景理论，是将认知心理学视觉注意原理运用于语言的句式分析。顾名思义，"图形"即注意的焦点，"背景"即与之相对应弱化的部分。认知语言学关心的是"图形"和"背景"的选择以及二者之间的关系在语言当中的体现[18]263。本文借此理论，首先明确上述 3 种定义要素中的"图形"与

"背景"，亦即确定何为释义所应凸显之处。

古人用"阿是"为这种方法命名，而"阿是"本义是对身份、地位卑微的下里巴人、乡野百姓的称谓[1]，可见术语产生时，已有对其取法简易、不依托理论为规范的强调意味，因此"部位无定"之要素实指此义，故"部位无定"宜视作"图形"，即凸显成分。而根据图形背景理论，凸显某个成分，就可将之移至句首，充当主题，即"主题化"[18]295。则在阿是穴释义中，置于句首者当为"部位无定"。

（二）距离象似理论

距离象似是认知语言学的一种原则，即语言成分之间的距离反映了所表达的概念成分之间的距离[18]611。对术语的定义，实可看作对概念的描述，因其规则与汉语定中关系的距离象似性一致，即与中心语语义关系密切者，原则上与中心语的句法距离也应相近。当然，汉语多重定语顺序还由许多其他因素共同决定，但因其多为语法层面问题，与本文无关，故不作赘述。

在阿是穴释义中，中心语为"之处"，亦即术语中所言之"穴"；而在3个要素"揣按得之""痛剧或痛减""部位无定"之中，"部位无定"应属指称、限定性定语（即标识出"有定"则非阿是穴之义），而"揣按得之"与"痛剧或痛减"则属于归属性、描写性定语。根据定中关系距离象似性理论，指称、限定性定语排列在归属性、描写性定语之前[18]625，则"部位无定"应位于"揣按得之"与"痛剧或痛减"之前。这与上文图形背景理论分析结果暗合，使之理论依据更确凿。

此外，归属性、描写性定语成分，根据与中心语的概念距离远近，依循固定序列排序[18]626。而属于来源性描述的"揣按得之"应置于功能性描述的"痛剧或痛减"之前。

综合上述分析，笔者认为，对阿是穴较准确的释义应为"部位无定，揣按后痛剧或痛减之处"。

三、义素分析法辨析阿是穴

针灸理论中有数个与阿是穴相似而内涵不同的术语，包括"以痛为输""天应穴（不定穴）""反应点"等。其中"阿是穴"是对穴言，指寻找反应点，而"以痛为输"是对病言，指刺病证处。基于对文献的梳理，笔者认为天应穴与"以痛为输"可视为等同，也是指刺病处[19]415。

"反应点"，一般理解为疾病反映于体表之处。在操作方法上，"反应点"与"阿是穴"近似，但二者亦存在明显差别。既言"反应"，说明该术语强调的是一种机体内外关系，即内部、深层的疾病反映于浅表之处，而不一定强调揣按得之，亦可为受术者自身的不适感。而阿是穴侧重的是一种取穴的方法，该术语只言机体表面，未言及深层问题，且定要满足按之痛剧或痛减的条件。

仅根据上述对不同术语内涵的讨论，很难十分清晰地辨别语义的细微差异，而语言学的义素分析法在此则是有效的研究工具。所谓义素，即构成词义的最小意义单位。义素分析法是通过明确所选定词之间的共同特征与区别特征，通常以二分法进行表达的方法[20]。

基于上文对"阿是穴""以痛为输""天应穴（不定穴）""反应点"等的意义辨析，对其义素特征进行如下表达。

阿是穴　　　[+病于内，-现于外，-定位，-定名，+揣按，-反映，+反应]

以痛为输　　[+病于内，±现于外，-定位，-定名，-揣按，+反映，-反应]

天应穴　　　[+病于内，±现于外，-定位，-定名，-揣按，+反映，-反应]

反应点　　　[+病于内，+现于外，-定位，-定名，-揣按，+反映，-反应]

其中阴影标识术语存在义素差异之处，即区别特征，其余为共同特征。义素分析的意义，不仅在于可以更清晰的方式对术语含义的不同侧重点进行展示，更重要的在于可对术语内涵异同进行引申性思考。

区别特征的意义在于鉴别与分立。其中"阿是穴"与其他各术语义素普遍相背，凸显了其淡化外在自觉表现、必须包含施术者的寻按过程、不在于对病痛的直接反映而是对揣按的反应等特点。而"反应点"相较其他术语则更强调对内在病证的体现、表达于外这一特征。

共同特征的意义在于对术语归类问题的思考。几个术语都没有确定的位置与名称，这与经穴、奇穴等存在较大不同。而对存在病痛的强调，则体现出此类穴有着显著的时效性，即当下或用此法时的一系列表现、操作等。回溯腧穴发展过程，可以想见，这种时效性随着长期的累积，日渐固着，某些可凝为特定部位。若散在的特定部位有相当数量，则需要以某种能串联其中功效相似者的理论，助于流传、记忆、应用。大胆猜想，在穴外，任何形式的理论、归类，都可看做是对腧穴本身的说明。

四、小结

在研究针灸理论时，引入其他学科的知识与方法，常常别有洞天。通过结合认知语言学的两种基本理论，本文对阿是穴进行了较为完善的诠释，使其定义更为准确、清晰；而对义素分析法的运用，一方面是对阿是穴与其他相近易混术语的内涵加以鉴别，另一方面是从宏观角度对阿是穴等术语在针灸理论中应处位置及理论本身的意义进行了延展探讨与猜想。固然这一问题关涉整个针灸理论体系，可谓牵一发而动全身，实非此文千言所能尽。文中语言学与针灸理论的有机结合，属跨学科研究中较具新意的尝试与探索。文中一些术语释义及分析内容看似理所当然，而实为想当然之处佐以科学的理论依据。

参考文献

［1］姜姗，赵京生. "阿是"本义与"阿是穴"由来［J］. 中国针灸，2016，36（2）：197－199.

［2］陈波，赵雪，李明月，等. 阿是穴发展历程考［J］. 四川中医，2014，32（2），33－37.

［3］南京中医学院针灸教研组. 针灸学讲义［M］. 北京：人民卫生出版社，1961.

［4］南京中医学院. 针灸学讲义［M］. 上海：上海科学技术出版社，1964.

［5］江苏新医学院. 针灸学［M］. 上海：上海人民出版社，1975.

［6］南京中医学院. 针灸学［M］. 上海：上海科学技术出版社，1979.

［7］邱茂良. 针灸学［M］. 上海：上海科学技术出版社，1985.

［8］孙思邈. 备急千金要方［M］. 北京：人民卫生出版社，1982.

［9］安徽中医学院，上海中医学院. 针灸学辞典［M］. 上海：上海科学技术出版社，1987.

［10］李经纬，余瀛鳌，蔡景峰. 中医名词术语精华辞典［M］. 天津：天津科学技术出版社，1996.

［11］李振吉. 中医药常用名词术语辞典［M］. 北京：中国中医药出版社，2001.

［12］高希言. 中国针灸辞典［M］. 郑州：河南科学技术出版社，2002.

［13］李经纬，余瀛鳌，蔡景峰. 中医大辞典［M］. 北京：人民卫生出版社，2005.

［14］中医药名词审定委员会. 中医药学名词［M］. 北京：科学出版社，2005.

［15］陈汉平. 简明针灸辞典［M］. 上海：上海科学技术出版社，2007.

［16］世界卫生组织. WHO 西太平洋地区传统医学名词术语国际标准［M］. 北京：北京大学医学出版社，2009.

［17］赵京生. "以痛为输"与"阿是穴"：概念术语考辨［J］. 针刺研究，2010，35（5）：388 - 390.

［18］陈忠. 认知语言学研究［M］. 济南：山东教育出版社，2006.

［19］赵京生. 针灸关键概念术语考论［M］. 北京：人民卫生出版社，2012.

［20］黄伯荣，廖序东. 现代汉语：上册［M］. 4 版. 北京：高等教育出版社，2007：237 - 238.

（姜姗、赵京生，原文刊载于《中国针灸》2017 年第 37 卷第 1 期）

第三节　溪谷与腧穴内涵探讨

溪谷是针灸理论中非常重要的术语，不仅对于理解腧穴理论内涵具有重要意义，而且有较高的临床价值。针灸推拿名家朱春霆先生在用一指禅手法治病时，强调务必要"力透溪谷"，朱老认为只有这样才可祛除关节中的"积寒留舍"，直至病源所在，使"营卫畅通，气血流周复常"，达到事半功倍的效果[1]。朱老可谓深谙溪谷之意，才会将其应用得如此自如。概念理解得正确与否，会直接影响临床医生的治疗思路、治疗方法及临床疗效。然历代医家及当代学者对溪谷的解读并不一致，甚至差别甚大，而对于与溪谷相关的腧穴概念体系内各名词的应用更是含糊乃至混乱，这不利于当代针灸学的规范化研究，也影响了理论指导临床的信度与效度。今依据古典文献，对溪谷及腧穴相关概念进行分析，探索术语之本义，研讨腧穴之原理，为针灸临床取穴、用针提供参考。

一、溪谷是什么？

有学者考证，在帛书本和古河上本《老子》里，"谷"字均写作"浴"[2]。《说文解字》（简称《说文》）云："谷，泉出通川为谷，从水半见出于口。"这证明"谷"即"浴"。《尔雅·释水》言："水注川曰溪，注溪曰谷。"无论是溪还是谷，均需有水，溪谷的本义是山间有水的河沟。中医术语溪谷最早出自《内经》，其引申义为筋骨关节之间有气血津液之流通的缝隙。大的筋骨关节之隙为谷，小骨节之隙为溪。溪谷一词在《内经》中有多处记载。

中焦出气如露，上注溪谷，而渗孙脉，津液和调，变化而赤为血，血和则孙脉先满溢，乃注于络脉，皆盈，乃注于经脉。（《灵枢·痈疽第八十一》）

气穴所发，各有处名，溪谷属骨，皆有所起。（《素问·阴阳应象大论篇第五》）

冲脉者，经脉之海也，主渗灌溪谷。（《素问·痿论篇第四十四》）

肉之大会为谷，肉之小会为溪，肉分之间，溪谷之会，以行荣卫，以会大气。邪溢气壅，脉热肉败，荣卫不行，必将为脓，内销骨髓，外破大腘，留于节凑，必将为败。积寒留舍，荣卫不居，卷肉缩筋，肋肘不得伸，内为骨痹，外为不仁，命曰不足，大寒留于溪谷也。溪谷三百六十五穴会，亦应一岁。其小痹淫溢，循脉往来，微针所及，与法相同。（《素问·气穴论篇第五十八》）

　　人有大谷十二分，小溪三百五十四名，少十二俞，此皆卫气之所留止，邪气之所客也，针石缘而去之。（《素问·五脏生成篇第十》）

　　《内经》认为，中焦所化营气，注入筋骨关节之间（溪谷），通过渗入其内的孙络（入骨通髓）及津液调和而生成血，血经过孙脉－络脉－经脉的道路，注入经隧，以营五脏六腑；若经隧血满，又可通过冲脉的调节作用，复渗灌溪谷、孙络。气血津液流注溪谷示意图见图 2－1。

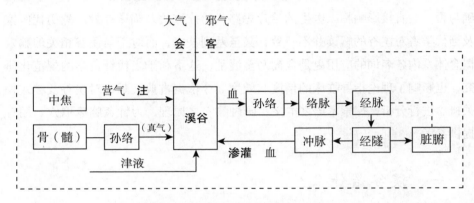

图 2－1　气血津液流注溪谷示意图

　　从结构及生理方面来看，溪谷连属于骨节，是荣卫血津渗灌还往、沟通内（脏腑、经脉与骨）外（皮毛与大气）的要津。从病理方面来看，若溪谷处邪溢气壅、荣卫渗灌不畅，易引起痈疽病及骨髓内消证；若积寒留止于溪谷，则易引起筋缩、骨痹之疾和肌肤不仁诸症。对于溪谷内的病邪，针灸可以祛除。

　　针对《内经》不同篇章的记载，历代医家对溪谷进行了散在的、不同角度的阐释。如隋唐时期杨上善认为其是"筋骨肉间"（《太素·痈疽》）、"皆流水处也"　（《太素·证候之一》）；清代姚止庵认为溪谷是"骨相连处"（《素问经注节解·阴阳应象大论》）、"筋骨肢节之会"（《素问经注节解·六元正纪大论》）；清代高士宗认为"会之所在，即分之所在。分之所在，即会之所在。故肉分之间即为溪谷之会。溪谷之会，内外相通。内通经脉，以行荣卫，外通皮毛，以会大气"（《黄帝素问直解·气穴论》）。

从上述内容不难看出，溪谷是立体结构，由骨节和（或）筋肉构成，外有皮肉覆盖，中间探之虚空，其内有气血津液转输流通。溪谷的特殊结构，决定了其在体表多呈凹陷状。然凹陷只是溪谷在体表的表层显现，而非溪谷本质，也就是说，溪谷并非部位，而是结构。今人对溪谷的解读多含糊其辞，有针灸辞书将溪谷定义为"部位名，肌肉呈现大的凹陷"[3]"肢体肌肉之间相互接触的缝隙或凹陷部位"[4]等，都是值得商榷的。

二、溪谷与腧穴的关系

溪谷是具象的人体身形结构，腧穴则是较为抽象的，并有概念化意味的针灸诊疗切入点与关键环节。《素问·气穴论篇第五十八》云："溪谷三百六十五穴会，亦应一岁。"明代张介宾对此释曰："有骨节而后有溪谷，有溪谷而后有穴俞，人身骨节三百六十五，而溪谷穴俞应之，故曰穴会亦应一岁之数。"可见，溪谷与腧穴关系密切。进一步来讲，在不同层面与角度，腧穴概念体系中的每一个术语均与溪谷有着微妙的关系，试析之如下。

穴（孔穴）、气穴、腧（俞、输）穴、穴位等，是腧穴概念下的主要术语，现对其一一考察。穴（孔穴），《说文》记载"穴，土室也"，《玉篇》记载"穴，孔穴也"。古人用"穴""孔穴"论述人体，是想说明人体亦有类似"土室""孔穴"之处，内有"某某"可居。而"气穴"一词的出现，则明确了穴内所居的内容，即"气"。关于腧（俞、输）穴，《说文》谓"俞"为"空中木为舟也"，这里面蕴含两层意思：一是舟具有空心性（与"穴"义相类），一是舟具有运输功能；"输"字则更强调了运输、输转之力，即对"气"的转输；"腧"字从俞从月（肉），强化人体属性，明代医家马莳在解读《灵枢·本输第二》篇名时说："输、俞、腧三字，古通用。输者，以其脉气之转输也。俞者，从省。腧从肉。""穴位"一词，首见于《太素》别本注文"经络旁一寸以下穴位取之"，其本义是指腧穴位置或部位，为体表取穴定位所设，非腧穴本身，一些专业类出版物有时将穴位与腧穴等同，这是不妥当的。"腧穴"这个术语是腧穴概念体系中的标准称谓，且能较全面地反映腧穴的本质特征。

以上术语内涵与溪谷的关系如下。

（1）《内经》对腧穴定位（穴位）的描述多是"陷者中""节前""本节

后"等，而腧穴实际多位于筋边、骨边、肉边及筋间、骨间、肉间的孔隙、凹陷处[5]。腧穴概念中体现结构的穴（孔穴），基本都在溪谷的边缘或中间，溪谷为腧穴提供了一个较为宽泛的结构基础。"小溪"处可有一穴，如阳溪、合谷，"大谷"处可容多穴，如膝"谷"处有委中、委阳、犊鼻等穴。

（2）从生理方面来看，溪谷的"以行荣卫，以会大气"的特点，使穴有气所居（气穴），这亦是腧穴"脉气转输"作用发生的关键机制。

（3）"必中气穴，无中肉节"是针刺腧穴操作的关键手法之一。考"肉节"一词，杨上善认为其是"分肉之间"和"骨穴之内"，即筋肉坚紧处和骨节，这正是溪谷的外围结构，下针则宜进入溪谷内部空间的某处——气穴。

关于溪谷与腧穴的关系，笔者认为，溪谷为体，腧穴为用。

三、临床意义

（一）取穴

腧穴定位与取穴，直接关乎临床疗效。《内经》反复提到腧穴多在"陷者中""节前""本节后"等，即溪谷内的边缘或中间，而非具体标量的所谓标准定位。而取穴体位中，亦涉及溪谷的形态，如"委中者，屈而取之"（《灵枢·邪气脏腑病形第四》）、"曲池……屈臂而得之"（《灵枢·本输第二》），"屈"的体位是使膝、肘中"大谷"保持在宽松状态；"阴谷，辅骨之后，大筋之下，小筋之上也，按之应手，屈膝而得之"（《灵枢·本输第二》），"屈膝"是使膝处大、小筋松弛，这样两筋与膝骨节之间的溪谷自然呈现。保持一定体位取穴的实质，不在于体位本身，而在于特定体位可使溪谷呈现相对虚空的状态，以利其内气血的流通转输。

（二）揣穴

揣穴，亦是《内经》强调的针前手法，如该书曰"以手疾按之，快然，乃刺之"（《灵枢·五邪第二十》）、"取此者用毫针，必先按而在久应于手，乃刺而予之"（《灵枢·卫气第五十二》）、"按其处，应在中而痛解，乃其腧也"（《灵枢·背腧第五十一》）。揣穴的目的是什么呢？《灵枢·官能第七十三》谓："得邪所在，万刺不殆。"此处所说的"邪"，即指溪谷"以行荣卫，以会大气"的邪溢气壅，而腧穴在此基础上亦具有正邪所会（《灵枢·九针十二原第一》谓"神客在门")的特点，通过按压等揣穴方法，可使其内"邪气"初步散解，正如《标幽赋》所言"左手重而多按，欲令气散"。《神灸经纶》曰："法亦与针并重，而其要在审穴，审得其穴，立可起死回生。"

（三）针刺

《灵枢·邪气脏腑病形第四》载："黄帝曰：刺之有道乎？岐伯答曰：刺此者，必中气穴，无中肉节，中气穴则针染于巷，中肉节即皮肤痛。""针染于巷"，一作"针游于巷"，笔者认为当以"针游于巷"为妥。《素问·气穴论篇第五十八》有"气穴之处，游针之居"之谓，这和《庄子·养生主》中"庖丁解牛"的"彼节者有间，而刀刃者无厚；以无厚入有间，恢恢乎其于游刃必有余地矣"有异曲同工之妙，也与上文所述溪谷的结构基础密切相关。杨上善对"巷"的注解为："谓街巷，空穴之处也。"针刺的"中气穴"即强调针下的虚空感，凡针下虚空之处，古人认为其中必有气的流通，即"神气之所游行出入""神客所会"之处。张介宾将针刺"中气穴"的重要性论述为："经气所至，是谓气穴。肉有节界，是谓肉节……中其气穴则针著脉道而经络通，失其气穴则徒伤肉节而反为痛害矣。"张士杰认为，将气穴中的"针下气至"纳入腧穴研究之中诚属必要，如是不仅对诊治，而且对腧穴之定位、定性，亦大有裨益[6]。

四、小结

综上所述，溪谷（筋骨关节的缝隙）是人体重要的身形结构，从结构及生理上来看溪谷都连属于骨节，它是荣卫血津渗灌还往、沟通内（经脉、脏腑与骨）外（皮毛与自然之气）的要津，其在体表多呈凹陷状态。溪谷为腧穴提供了具象的结构基础和生理、病理基础，溪谷与腧穴的密切关系对临床用穴、用针均有着积极的指导意义。

参考文献

［1］朱鼎成，陈斌. 一指禅推拿力透溪谷——朱春霆学术思想浅识［J］. 按摩与导引，2004，20（5）：55，59.

［2］萧兵. "谷神"与"水"的母题——《老子》与《楚辞》的比较神话学研究之一［J］. 淮阴师专学报（哲学社会科学版），1988（4）：45－54.

［3］陈汉平. 简明针灸辞典［M］. 上海：上海科学技术出版社，2007：614.

［4］高忻洙，胡玲. 中国针灸学词典［M］. 南京：江苏科学技术出版社，2010：725.

［5］杨甲三. 杨甲三临证论治［M］. 哈尔滨：黑龙江科学技术出版社，2000：1.

［6］张士杰. 气穴浅识［J］. 中国针灸，2003，23（8）：459－460.

（刘兵，原文刊载于《中国针灸》2014年第34卷第8期）

第四节　经脉系统的重构

经脉系统是由十二经脉与奇经八脉等所形成的系统。经脉系统知识形成于古代，深刻影响着当今人们对经脉及其理论框架的认识，在一定程度上也左右着当今人们对经脉的研究。经脉系统结构是对经脉知识的高度概括，具有重要理论意义。然而，为什么经脉系统是这种结构关系？它说明了什么？它的科学性如何？经脉系统存在什么问题？怎样解决经脉系统中的问题？对于这些问题迄今未有深入的系统研究。这些问题不理清，针灸理论的当代建设就难以真正推进。笔者结合以往研究，试进行如下探讨。

一、经脉系统的由来与演化

经脉系统的组成，有个由少到多的过程。出土的简帛医学文献最早记载了经脉，该文献记载的经脉的数目是 11。《内经》中记载了 12 条经脉，且记载的各经脉内容完整，相互之间有明确而密切的关联，这 12 条经脉又被称为"十二经脉""十二经"，十二经脉自成系统。十二经脉自成系统体现在经别、经筋、皮部的数目也是 12。除此之外，《内经》中还记载了任、督、冲、带、维、跷诸脉，但书中所载的各经脉的分布与病候等内容都不完整，各经脉没有独立的整体概念与完整关系，未成系统。《难经》提出了奇经八脉的概念，相对于十二经脉系统，《难经》将任、督、冲、带、维、跷诸脉独立为一个系统。此后，《甲乙经》即以此对经脉进行分类；《备急千金要方》所绘"明堂三人图"则以不同颜色区别这两类经脉，谓"十二经脉五色作之，奇经八脉以绿色为之"。元代《十四经发挥》将任、督二脉合十二脉，使之成十四经脉。与十二经脉和奇经八脉不同的是，十四经脉并不是独立于这两个子系统之外的新系统，而是其中部分经脉的一种组合。

大体上，《内经》之后直至元代前，十二经脉始终保持稳固的独立性，与奇经分而视之，十四经脉则将十二经脉与奇经中的任、督脉并视之。那么，任、督脉与十二经脉之间关系的基础是什么？这种关系是怎样变化的？这个变化过程可简单概括为先合、后分、再合。

（一）先合

《内经》将任、督二脉与十二经脉相提并论。《灵枢·经脉第一》记载十二经脉顺序相接，至足厥阴脉，直行"与督脉会于巅"（后世论及十二经脉流注常略之）。《灵枢·营气第十六》云："……上额循巅下项中，循脊入骶，是督脉也，络阴器，上过毛中，入脐中，上循腹里，入缺盆，下注肺中，复出太阴。"《灵枢·营气第十六》所记述的督脉循行的部位实际含有任脉循行区域。《灵枢·经脉第一》与《灵枢·营气第十六》记载经脉是环形连接的，其主体为十二经脉。

《灵枢·脉度第十七》《灵枢·五十营第十五》记载的经脉连环结构还包括跷脉，故此二篇共记载了 28 条经脉。此二篇将跷脉计入其内，为的是凑满"十六丈二尺"之经脉总长度，方合一昼夜"气行五十营于身，水下百刻，日行二十八宿"（《灵枢·五十营第十五》）。

《灵枢·经脉第十》所论十五络包括任脉络和督脉络，在《灵枢·九针十二原第一》中，任脉络和督脉络与十二经脉合称"二十七脉"。记述腧穴归经的《素问·气府论篇第五十九》认为任脉、督脉和冲脉各有所属腧穴（分别为 28 穴、28 穴、22 穴）。在与腧穴关系的意义上，十五络可与手足六阳脉相提并论。

此外，督、任、冲、跷、维诸脉的循行，都有与十二脉相合的部分。督脉，在躯干下部（下腹、臀）与足少阴经相合，在头项背部与足太阳经有部分相合。冲脉，"其下者，注少阴之大络"（《灵枢·逆顺肥瘦第三十八》），冲脉被称为"十二经之海"（《灵枢·海论第三十三》《灵枢·动输第六十二》）。"跷脉者，少阴之别"（《灵枢·脉度第十七》），"刺阳维之脉，脉与太阳合腨下间，去地一尺所"（《素问·刺腰痛篇第四十一》）。

从以上内容可以看出，《灵枢》和《素问》虽认为经脉系统以十二经脉为主体，但在说理中却已将任、督二脉纳入其中，跷脉、冲脉则或被纳入。督、冲、跷、维诸脉的部分循行分布与足少阴、足太阳等经脉实为同一区域。

（二）后分

真正将二十二经脉与另外的八脉分作两个系统的是《难经》。《难经》从功能角度出发，以水系比喻经脉系统，将二十二经脉流行气血比作沟渠，将奇经八脉溢蓄气血比作深湖，从而将二者区别开来。但这种区分实有主次，即以二十二经脉为主，以奇经八脉为次，说明《难经》仍是维持早已自成体系的二十二经脉在经脉系统中的主体地位，而将十二经以外的经脉另为一系。《难经》之论，在方法上是简单的，该书以湖泊比喻奇经在气血运行中的作用，这与《内经》认为任、督、跷脉直接参与气血循环的认识不符，关于这一点，明代楼英在《医学纲目·卷一·阴阳》中指出："督、任、跷脉，岐伯谓在十二经荣气周流度数一十六丈二尺之内，扁鹊谓奇经八脉不拘于十二经，二说矛盾，以待贤者。"

（三）再合

北宋官修针灸腧穴典籍《铜人腧穴针灸图经》上卷所述经脉（循行、病候和腧穴）为二十二经脉和督脉、任脉。将任、督脉与二十二经脉相并，主要是出于全身腧穴周全的考虑，如该书夏竦序云："天之数十有二，人经络以应之，周天之度，三百六十有五，人气穴以应之。上下有纪，左右有象，督任有会，腧合有数，穷妙于血脉，参变乎阴阳。"元代王国瑞对《标幽赋》中"正经十二，别络走三百余支"一句解释为"十二经络、督任两经贯串三百六十余穴"（《扁鹊神应针灸玉龙经》），王国瑞或是受《铜人腧穴针灸图经》的影响。

元代滑伯仁基于经脉与腧穴的关系，认为任、督二脉自有专穴，不同于奇经中的其他六脉，故将任、督二脉与二十二经脉并列。《十四经发挥·凡例》云："十二经所列次第，并以流注之序为之先后。附以任督二奇者，以其有专穴也。总之为十四经云。"

该书中卷又云："按：任督二脉之直行者，为腹背中行诸穴所系，今特取之，以附十二经之后……其余如冲、带、维、跷所经之穴，实则寄会于诸经之间尔，诚难与督任二脉之灼然行腹背者比，故此得以略之。"

显然，滑氏将任、督二脉与二十二经脉并言是出于实用的考虑，思考角度不同于《难经》。滑氏以前人提供的认识为基础，明确提出了十四经的概念。

综上所述，十二经脉最先自成体系，在论述全身（尤其躯干部）的经脉分布及腧穴时，人们往往并言任脉、督脉。任、督二脉具有相对独立性，这说明奇经八脉的结构并不稳固。奇经八脉虽然为独立系统，但因冲、带、维、跷诸脉无专属腧穴，只具理论意义。十四经有实用价值，但不具独立系统的理论意义。所以，无论是十二经脉系统、奇经八脉系统，还是十四经，都难以兼顾理论和应用的统一。理论与临床脱节是表现之一，也是源头性原因之一。

二、经脉系统的结构基础

经脉系统的形成、演化过程提示，出现在前并一直作为主体的是十二经脉，其共同的分布特点是一端在四肢末（原本起于四肢），一端在头或身，故而以手足经脉相称。为什么四肢经脉先出现呢？据研究，这主要与脉动、诊脉、刺血及艾灸治法等有关，而这些因素都与四肢尤其是肘膝以下末端部位密切相关，却极少关涉躯干部[1-4]。四肢肘膝以下为针灸的诊察和治疗部位，头身为其治疗的效应部位。对经脉的描述，始于四肢而终于头身，说明经脉所要表达的是针灸的远隔效应作用。在此基础上，发展出以肘膝以下腧穴为主的一系列理论和方法，这些理法同样也是腧穴理论的主体内容。所以，四肢经脉最先出现、最先形成理论形态并且位居理论主体这一事实，深刻反映了针灸治疗诸种规律性所赋意义的不同，而不仅仅反映了发展过程中的历史性经过。

出现在后的任脉、督脉等，其分布部位只在头身。这些经脉的出现，又意味着什么？《素问·气府论篇第五十九》以"脉气所发"的形式专论腧穴归经，但只论述了手足阳脉和任、督、冲脉，这些腧穴的部位涉及相应经脉循行的全程，记穴顺序依身形自上而下。而对于手足阴脉，《素问·气府论篇第五十九》仅在篇末记为"足少阴舌下，厥阴毛中急脉各一，手少阴各一，阴阳跷各一，手足诸鱼际脉气所发者"。在此句原文之前，《太素·卷十一·输穴·气府》有"五藏之输各五，凡五十穴"的记载，参考《太素》可知，对于胸腹部腧穴的作用，原本以任、督、冲脉来表达，而不是以手足阴脉来表达。与此相对照的是，《灵枢·九针十二原第一》以"十二原"表达手足阴脉四肢穴，且不言经脉归属之躯干穴（膏之原、肓之原）对于躯干／内脏的治疗作用，《灵枢·本输第二》以五输穴形式赋予四肢穴极重要的意义。

此外，《素问·气府论篇第五十九》记载冲脉"脉气所发"之穴全在腹部，并称腹部取穴的方法为"腹脉法"。《内经》所载冲脉主要循行在躯干部，但《灵枢·逆顺肥瘦第三十八》和《灵枢·动输第六十二》记载冲脉也循行在下肢（并足少阴脉）。《难经》所载同《素问·气府论篇第五十九》。《甲乙经》卷三记载冲脉的 22 个腧穴也在腹部（见下文）。后《铜人腧穴针灸图经》《十四经发挥》《奇经八脉考》等宗《素问》《难经》之说。因此，多数人认为冲脉循行在腹及胸部，在下肢的循行多视同足少阴脉，落实于腧穴则只在腹部，这与诸书所论冲脉功能和主病范围是一致的。

《甲乙经》卷三记载了全身腧穴，没有完全沿袭《素问·气府论篇第五十九》的思路和方式，而是按照人体自然形态，以头身分 23 个区域、四肢分 12 条经脉的不同形式和先后顺序记述。《甲乙经》明确记载在头背胸腹循行的经脉只有督脉、任脉和冲脉（头部、背部"循督脉"，胸部"循任脉"，腹部"循任脉""循冲脉"），该记载同《素问·气府论篇第五十九》。躯干部腧穴与四肢经脉并非没有关系，而是以脉气所发（从属性质），尤其是交会穴（多重关联）为主要形式。《甲乙经》这种记穴方式，形象地提示了腧穴之头身与四肢不同所在与经脉的关系，同时，也再次显现了十二脉的特殊性。

《十四经发挥》记载，任、督脉以其自有腧穴而从奇经中分出，加上十二经脉腧穴，而能"隧穴之周于身"（自序），故滑氏力倡十四经的目的是确立一种穴及全身的经脉组成。然而，十四经这种涵盖全身的构成形式，在彰显整体性的同时，也掩盖了十二经脉与任、督脉原本各为体系所体现的四肢与躯干（不同部位）腧穴的意义区别。

上述各时期对腧穴与经脉关系的认识和表述方式，都表现为四肢与躯干的部位区别。显然，腧穴所在部位决定腧穴作用特性，这是腧穴与经脉关系及其表现形式的重要基础。以所在部位与主治病证之间的普遍关联来划分腧穴，大致可将腧穴分为四肢穴与头身穴两大类。对于临床意义更为重要的脏腑病（内脏病）而言，全身腧穴中存在突出差异的主要是肘膝以下穴与躯干穴。孙思邈正是从这个角度将十二经脉的重要腧穴概括为五输穴、俞募穴，即四肢穴与躯干穴两类，云"五藏六腑三阴三阳十二经脉，藏腑出井、流荥、注俞、过原、行经、入合，募前后法"，并以手太阴肺经穴为例加以说明，云"假令肺手太阴为藏，出于少商为井，流于鱼际为荥，注于大泉为俞，过于列缺为原，行于经渠为经，入于尺泽为合，募在中府，俞在第三椎。他皆仿此"（《千金翼方·卷二十六第一》）。据此，"募前后法"应是"募俞前后法"。

三、经脉系统的建构——历史性抑或科学性

经脉系统由各类经脉组成，不同组成的经脉系统（子系统）形成一定的结构。经脉的普遍性质，是所有经脉形成系统整体的基础；经脉的特性，是经脉分类并形成子系统的基础。符合经脉科学内涵的系统结构，要能反映经脉的本质特性和逻辑关系。

经脉系统演化过程提示，在经脉系统组成部分与相互关系的结构中，影响至今的是十二经脉与奇经八脉。在经脉的循行分布及其反映腧穴的主治特点上，十二经脉具有高度的共性，具有科学性，因而体系稳固，一直占据系统整体的主体地位。奇经八脉则不具备这种共性，因而其体系也不稳固。现今仍将奇经八脉作为一个子系统，这是对《难经》之说的历史沿袭。也就是说，在整体上，传统的经脉系统结构尚不够科学。要使经脉系统的整体充分体现针灸治疗规律，表达经脉临床意义，就不能照搬古代、简单承袭，而需要在科学分析的基础上予以结构重组。

经脉之间的内在关系决定着经脉系统的结构。腧穴的部位及其主治特点反映在经脉上即为循行联系的特点，亦为经脉之间差异的表现形式，这是经脉分类的依据之一。十二经脉自成系统且结构稳固的内在根据，即都具有四肢部腧穴，都是基于四肢穴对头身病证的远隔治疗效应／作用，其经脉起于四肢、终于头身的形式也反映了这种特性。所以，古人指称十二经脉时多强调其手足之部位，如《难经·二十三难》记载"手足三阴三阳"，《太素·卷五·十二水》称"手足十二经"，《医心方·卷二·第八》称"四肢脉"，《医学纲目·卷十二·痛痹》云"盖经脉者，为手足十二经脉也"，《古今医统大全·卷五》有"论手足经"一节，《黄帝内经灵枢注证发微·卫气》谓"手足六经"。从这个角度分析奇经八脉系统，自能明了其结构的问题所在及经脉系统整体结构的重建方法。

按照经脉的起始部位划分，手足十二经脉起于四肢，为四肢经脉（简称"四肢脉"）；任脉、督脉起于躯干，为躯干经脉（简称"躯干脉"）。将这种划分扩展到整个经脉系统，则阴阳维脉、阴阳跷脉属四肢脉，冲脉、带脉属躯干脉，故经脉系统由四肢脉和躯干脉两个子系统构成。

重构之后的经脉系统，组成部分虽然也是二元的，但划分的基准不是某组经脉，而是所有经脉的身形分布及其腧穴的主治特点。与这个系统结构相应的经脉循行形式是向心型[5]。这样，经脉系统结构的整体就更为科学。重构之后的经脉系统，在形式上体现了经脉之间、经脉循行全程的意义，凸显了四肢与头身之间的远隔作用联系这一独特的针灸治疗规律。

四、小结

传统的经脉系统以十二经脉为构建基准，虽然该系统具有内在的科学性，但整体上未能充分反映经脉的不同性质与意义。重构的经脉系统基于经脉的共同特性，分为四肢脉和躯干脉，这两个子系统具有统一的内在逻辑关系，使经脉系统整体的科学性得以提高。

经脉系统，无论是十二经脉与奇经八脉，还是四肢脉与躯干脉，都是二元结构，十四经则是其简化形式。经脉系统包括 20 条经脉（正经和奇经），其中四肢脉有三阴三阳脉，躯干脉有任、督脉，从实用角度看，十四经（四肢脉和躯干脉）属实用结构，而 20 条经脉的系统则是理论结构。重构的经脉系统二元结构，将实用结构嵌在理论结构中，是以临床实践为基础的理论形式。在针灸学发展史上，《甲乙经》主要以腧穴形式反映经脉系统结构内涵，《十四经发挥》以经脉形式反映经脉系统结构内涵。在相当程度上重构的经脉系统是对《甲乙经》所代表的经脉腧穴认识的回归，由此亦可见《甲乙经》与《十四经发挥》的实践价值与学术意义。

重构的经脉系统二元结构，以部位分类经脉，在形式上凸显四肢与头身的区别与联系，引导我们关注四肢肘膝以下腧穴特异性远隔作用的联系，有助于人们理解针灸学对认识人体的独特贡献。

参考文献

[1] 赵京生，史欣德. 针灸与脉诊之关系初探 [J]. 江苏中医，1990 (6)：259 - 261.

[2] 黄龙祥. 从《五十二病方》"灸其泰阴、泰阳"谈起——十二"经脉穴"源流考 [J]. 中医杂志，1994，35（3）：152 - 153.

[3] 赵京生. 经脉与脉诊的早期关系 [J]. 南京中医药大学学报（自然

科学版），2000，16（3）：168－171.

　　［4］黄龙祥. 经络循行线是如何确定的［J］. 中国中医基础医学杂志，2001，7（9）：641－643.

　　［5］赵京生，史欣德. 论经脉理论的两种模式［J］. 中国针灸，2009，29（12）：1016－1020.

（赵京生，原文刊载于《中国针灸》2013 年第 33 卷第 12 期）

第五节　身形之脉与经脉内涵探讨
——从具象到抽象

经脉理论是针灸学作为中国原创医学最根本的理论基石，"在长达二千多年的历史长河中一直有效地指导中医临床实践，表明其具有理论上的合理性"[1]。如何更好地阐释经脉的内涵，是我们这门古老医学面临的重要课题。所谓更好阐释，一是要解决古人发现（"创造"）经脉的思考基点，二是如何运用现代语言或方法来揭示其本真内涵，以便能够跨学科、跨文化、跨时代地交流。然今天，关于经脉的认知即便是在业内也未达成共识，甚至有学者将其径直推向"经脉就是神经"或"不可知论"的泥潭。那么，经脉真的那么简单直接，或玄虚不可捉摸吗？它有实体吗？它的实体就是人体神经或动脉吗？笔者不揣浅陋，对以上问题初步探讨如下。

一、身形之脉

对于人体的认识，中医学与现代医学最为接近且不易产生较大冲突的可能就是对身形的认识，尤其是对五体——皮、肉、筋、骨、脉的认识，五体是具象的、基于实体的人体组织结构。在生理、病理的分析上，《内经》提出身形之"脉"与心的关联，云"心者……其充在血脉"（《素问·六节脏象论篇第九》）、"心之合脉也"（《素问·五脏生成篇第十》）、"夫脉者，血之府也……腰脊痛而身有痹也"（《素问·脉要精微论篇第十七》）、"黄帝问曰：平人何如……心藏血脉之气也"（《素问·平人气象论篇第十八》）、"心主身之血脉"（《素问·痿论篇第四十四》），并认为"脉"属奇恒之腑。这里的"脉"，就具体形态而言，与现代医学的动脉、静脉几乎是一致的，"脉"是血管，而不是神经或筋肉。有人在探讨经脉起源时提出"心有四支"是指"心脏底部的四条经脉"[2]，该说法是将经脉与身形之脉（心脏大动脉）混为一谈。

较易探知的身形之脉有以下作用：①可用来切按诊断疾病（显露的脉搏跳动部分），如《内经》言"切脉动静而视精明"（《素问·脉要精微论篇第十七》）、"按其脉，知其病，命曰神"（《灵枢·邪气脏腑病形第四》），这里所说的所诊之脉，与诊阴阳、诊脏腑甚或诊全身关系更密切；②用来治疗疾病，如《内经》载"病……有在脉者……刺肉无伤脉，脉伤则内动心……刺脉无伤筋"（《素问·刺要论篇第五十》）、"一针皮……三针脉……九针通九窍，除三百六十五节气，此之谓各有所主也"（《素问·针解篇第五十四》）等，这里所说的所针之脉，显然是指身形五体之脉，主要用来说明针刺层次的深浅对身体产生的不同效应，与"经脉主百病"中的脉有所区别。

自西学东渐以来，不少医家将经脉直接对应西医学的大动脉，代表医家有王宏翰、王清任、唐宗海、高思敬、张山雷等。因"真实的动脉并非一直循经分布，大动脉只在肢体上与经脉线部分吻合，到了躯干就向心脏走行了"[3]710，所以，这种完全等同关系的比照，显然在形态结构层面已不符合医学原理，是混淆了经脉与身形之脉的概念。另外，古人对经脉的度量，也不是依据"其死可解剖而视之……脉之长短……皆有大数"（《灵枢·经水第十二》）的身形之脉，而是依据对骨的度量，如云"先度其骨节之大小广狭长短，而脉度定矣……此众人之骨度也，所以立经脉之长短也"（《灵枢·骨度第十四》）。可见，古人对经脉的认识，在一定程度上已抛弃身形之脉。

那么，经脉与身形之脉毫无关联吗？当然也不是。经脉最初被发现一定是与身形之脉体表显现的"脉动"有着密切关系，很多对经脉渊源认识有着颇深造诣的当代学者已通过大量研究证明之。笔者认为："'（经）脉'在产生阶段与血管相关，动脉搏动是血管的活动，异常脉动是'（经）脉'病变的反应。"[4]83黄龙祥提出："在最初经脉线上发现新的脉动处及诊脉处是最早期经脉循行部位不断演变的最主要依据。"[5]204同时，从出土的早期文献可以看出，在《灵枢》问世以前，人们已发现人体上下联系的一定规律，这个联络，与身形之脉的"脉动"有关。

二、由脉到经

从发展演进的名称上来看，经脉的名称经历了由"脉"（如马王堆帛书《足臂十一脉灸经》载"臂泰阴脉"、张家山汉简《阴阳十一脉灸经》载"臂巨阴之脉"、《内经》载"手太阴之脉"）到"经脉"（如《灵枢·经脉第十》载"经脉"）再到"经"（如《备急千金要方》载"手太阴肺经"、《灵枢经脉翼》载"手太阴肺之经"、《读素问钞》载"肺经"、《经穴指掌图》载"肺手太阴经")的变化。"脉"比较容易理解,也不乏研究者对其进行深入的探讨与论述,且其与身形之脉有一定关系,而古人又以"经"字来表述,这是什么意思呢?

我们先来看一下"经"字的含义。

"经",古字为"巠",《说文·系部》释其为"织从(纵)丝也"。"经"的本义是织物的纵线,与"纬"相对。朱骏声《说文通训定声》云:"纵丝为经,衡丝为纬。凡织,经静而纬动。""经"字在此有"恒常"之义(《广雅》云:"经,常也。"),经线是固定不动的。

由此,我们可以推测,古人是以"经"来描述人体纵向的恒常不变的线性规律。显然,根据经脉(Channel)循行的具体路线来看,古人所描述的"经"(Meridian)的规律,已不拘于身形之脉(也即血管 Vascellum)的束缚(即并无血管的连结),而成为一种抽象的作用效应联络的线性表达,这正是《内经》所谓的"脉有经纪"(《素问·皮部论篇第五十六》)。有了这种"经"的规律的发现,身形五体的脉可以"经"纪之,名之"经脉";筋也可以"经"纪之,名之"经筋";皮也可以"经"纪之,名之"皮部"(《素问·皮部论篇第五十六》所言"皮者有分部")。以"经"纪之之后,身形之脉与经脉,身形之筋与经筋,身形之皮与皮部,两两之间的内涵均产生了较大的差异。尤其是经脉与身形之脉,因古人认识人体时,主要是以外部之"象"进行朴素观察与理性推测,所以对于"脉之所居深不见者"(《灵枢·官针第七》),"经"所循行之处的深部有"脉"无"脉",似乎并不那么重要了。又如督脉与任脉,《内经》在描述它们的循行时,基本没有提到身形之脉。现代研究者们认为,督脉与中医学早期对脊柱的认识有关[6],妊娠女性腹部的色素沉着可能是古人提出任脉循行的重要根据[5]461。督脉与任脉的循行,是在朴素的实体(脊柱与妊娠色素)观察基础上的纵向线性规律的总结,已与身形之脉完全无关。

由此可见,从"脉"到"经",经脉经历了由具象到抽象、由实体到概念的发展演变过程。

那么,经脉发展到"经"的认识层次,是生命体作用规律的本质认识吗?一个抽象的概念有用吗?西方学者对此产生了诸多困惑,如《西方针灸学》提出:"迄今为止,没有人能够提供任何有关经络存在的物质证据,为了避免这个问题，经络有时被描述成一个抽象概念，但难以接受的是，一个抽象概念如何能产生在临床实践中观察到的强大的生理效应。"[7]

对于这个问题，我们换一个视角，看一下抽象概念的意义。

"月光"（Moonlight）这个词是抽象化的概念。就科学实质而言，我们知道月亮是不发光的，它能反射太阳的光。在尚未达到一定科学认知高度的古代，学者们大概会认为月亮是发光的；但并未试图去探索月亮是靠什么物质发光，只是通过观察月光的变化（月相）来总结规律，从而制定了一套按月亮的月相周期来计算的历法规律——阴历，以及潮汐规律（《论衡》云"涛之起也，随月盛衰"）、农产规律、动物与人体和月光变化相关的诸多规律。而这些规律，恒久出现，客观存在，绝非巧合或经验可解。从现象－状态的视角来发现、分析、总结并揭示永恒的规律，这就是月光等抽象概念的意义。那么，具有"经"规律的经脉，是"反射"了人体哪些实体组织结构的"光"呢？这值得我们思考。

中医学的很多具有关键意义的名词，其实都属于抽象概念的范畴，如气、腧穴（关于腧穴内涵的探讨，请参阅笔者所撰《溪谷与腧穴内涵探讨》一文[8]）、根结等，即便是中医的心藏也远非西医心脏功能所能解释的，亦属于抽象概念之一，我们在未能研究出心藏实质的时候，是难以解决经脉实质问题的。中医学对生命体现象观察而发现规律的学问，被有的学者称作"现象－状态医学"[9]。现象－状态医学通过"司外揣内"的方法研究人体现象－状态层面的生命规律，这种规律能够反映生命现象与生命状态的关系，能够抓住生命状态和疾病的本质，且具有可重复性。有学者认为经脉是古人"为了解释沿经脉线出现的一系列病理现象、针刺作用以及体表远隔部位的血管搏动同步性而设立的假想实体，是古代的科学假说"[3]710。

三、以脉代经

"经"规律的发现及系统化，使经脉的意义超越了"脉"本身。在《内经》中其实已有将"经"与"脉"并行探讨的内容，如"夫邪去络入于经也，舍于血脉之中"（《素问·离合真邪论篇第二十七》）、"各切循其脉，视其经络浮沉，以上下逆从循之，其脉疾者不病，其脉迟者病……"（《素问·三部九候论篇第二十》）、"食气入胃，浊气归心，淫精于脉。脉气流经，经气归于肺，肺朝百脉"(《素问·经脉别论篇第二十一》)、"脉之长短，血之多少，经络之数，余已知之矣"(《灵枢·根结第五》)、"经络厥绝，脉道不通，阴阳相逆，卫气稽留，经脉虚空，血气不次，乃失其常"(《灵枢·口问第二十八》)、"豹文刺者，左右前后针之，中脉为故，以取经络之血者，此心之应也"(《灵枢·官针第七》)。由以上内容不难看出，"经""脉"有别，而切"脉"成为诊察"经"的方法之一，针刺至"脉"或出血，多是调"经"内之血(非气)。

但是，由于经脉与身形之"脉"有密切关系，在"经"的规律被发现后，"脉"仍旧被用来名之各经，如名之"手太阴之脉"(《内经》)、"肺手太阴之脉"(《灵枢·经脉第十》)、"手太阴肺脉"(《诸病源候论》，以下简称《病源》)、"手太阴肺经之脉"(《古今医统大全》)、"手太阴经脉"(《万病回春》)等。这里的"脉"的含义，显然不是身形之脉，而是指"经"的循行规律，而此循行线上的结节、凹陷，也常被认为是"脉"的结节或虚陷。古人以镵针"决脉通滞"，言其决"脉"，实为疏"经"。《内经》中多处有刺入"脉"的论述，此处的"脉"亦非针刺身形之"脉"，而是对"经"的针刺，如"脉实者，深刺之，以泄其气；脉虚者，浅刺之，使精气无得出，以养其脉，独出其邪气"(《灵枢·终始第九》)，"欲以微针通其经脉，调其血气，营其逆顺出入之会"(《灵枢·九针十二原第一》)等。而《素问·调经论篇第六十二》中的"视其虚经内针其脉中，久留而视，脉大，疾出其针，无令血泄"一句，第一个"脉"字显然不是指身形之动脉，而是指"经"，第二个"脉"字，是指在"经"上的"脉动"。由"经脉十二者，伏行分肉之间，深而不见"(《灵枢·经脉第十》)可以看出，古人认为这种"分肉之间"的纵向联系规律有两种含义：一是"错位"地认为其内或有"脉"的连接；二是"深而不见"的所有组织结构都可以看作是"脉"的部分。

四、小结

综上所述，身形之脉既是经脉的具象基础，又是一套能够用于诊疗的独立系统(组织结构)。经脉与身形之脉不能等同及混淆，但不可摒弃或忽视身形之脉(血管)之于经脉的意义。从"脉"到"经"，是中医学对人体的认识由具象到抽象、由实体到概念的过程。"经"表达的是生命体不同于西医学视角的特殊的纵向恒久规律，这个规律基于朴素观察，又有理性总结与思考，经得起实践检验。经脉重在表达人体规律性的生命现象或效应状态，既有可用之效，又有无用之功，它的科学实质应是多层次、多维度的综合作用。

在针灸学界，很多学术问题其实至今都尚无定论，比如是先有"经"，还是先有"穴"的问题。该问题实则反映经、穴关系是"由线及点"还是"由点连线"。就目前研究来看，有不少学者可能更倾向于认可体表特定点与内脏的效应关系，而忽视甚或否定人体体表及深入内脏的纵向线性连通规律，即认为经脉是由多个点（"腧穴"及"脉口"）"串连"成线的一种理论形式或说理工具；还有一些专家在未关注经脉之"经"客观规律情况下（又可能是由于受现有神经科学的影响），甚至直接否认了经脉（经络）之"经"规律的存在。根据本文的分析，笔者不认同这个观点。当然，人体"经"的纵向规律仅是腧穴主治的效应机理之一（即赵京生所说的"以经络立论"[4]89-95），腧穴治病的原理还包括腧穴与脏腑的直接"感通"（即"以脏腑立论"，腧穴不经过经络的线性联络而直接与脏腑"通应"[4]95-97），以及腧穴本身所在身形的特殊效应机制等。人体上下、内外的这种复杂多维联系的特点，而致经、穴所谓的"特异性"往往有局限性。

早在《内经》中已有"心痛，当九节刺之，按已刺按之，立已；不已，上下求之，得之立已"（《灵枢·杂病第二十六》）的论述，这表明知"经"之纵向（《内经》所谓"上下"）规律的意义，要大于刻板不变的腧穴定位与主治，这就是所谓的"定经不定穴""依经以探穴"。明代医家杨继洲重视经络在临床实践中的主导作用，对于"依经"取穴的意义提出了更加明确的论断，云"执事发策，而以求穴在乎按经""宁失其穴，勿失其经；宁失其时，勿失其气""变症虽多，但依经用法，件件皆除也""灸穴须按经取穴，其气易连而其病易除""总而会之，则人身之气有阴阳，而阴阳之运有经络，循其经而按之，则气有连属，而穴无不正，疾无不除"等。若不深刻理解"经"的纵向、恒常意义，便难以体会到上述理论应用于临床之妙。进一步来说，不是"针灸理论不指导临床"，而可能是一些临床医生缺少对理论（揭示了恒常规律的正典理论）的理解及用心实践。

参考文献

［1］朱兵. 经络有舶来的成分吗? ［J］. 中国针灸，2005，25（10）：741.

［2］严健民. 秦汉时期人体经脉调节理论形成新论［J］. 湖南中医学院学报, 2001, 21（3）: 61.

［3］张维波.《黄帝内经》气血经络概念解析［J］. 中国针灸, 2013, 33（8）: 708 – 716.

［4］赵京生. 针灸经典理论阐释［M］. 2 版. 上海: 上海中医药大学出版社, 2003.

［5］黄龙祥. 中国针灸学术史大纲［M］. 北京: 华夏出版社, 2001.

［6］张树剑.《内经》针灸理论与概念的观念研究［D］. 南京: 南京中医药大学, 2009: 10.

［7］Adrian White, Mike Cummings, Jacqueline Filshie. An introduction to western medical acupuncture［M］.［S. l.］Elsevier's Health Sciences Rights Department, 2008: 4.

［8］刘兵. "溪谷"与腧穴内涵探讨［J］. 中国针灸, 2014, 34（8）: 772 – 774.

［9］任秀玲. 确立中医学的"现象 – 状态医学"学科地位［J］. 中国中医基础医学杂志, 2006, 12（12）: 881 – 883.

（刘兵、朱璐, 原文刊载于《中国针灸》2015 年第 35 卷第 5 期）

第六节 《病源》对血脉认识及运用探讨

《病源》成书于隋代，谈百病起源，论九候之要，收载内容空前全面。《汉书·艺文志》与《隋书·经籍志》中收载的大部分文献都已亡佚，而《病源》则保留了相当一部分同时期及之前的医学成就，书中内容丰富广泛，故该书不同于前世医书。《病源》突破性地记载了疾病的病因病机证候，并且在疾病分类体系上也有创新，体现了隋代时期的医学水平。血脉是中医学理论发展过程中较早出现的重要概念，而随着中医学理论的发展，血脉的内涵及运用也有所变化。我们通过梳理《病源》中血脉的含义及运用情况，如窥豹一斑，以期了解汉唐之间中医学的发展状况。

一、血脉内涵

《内经》始建中医学理论体系，为传统医学之经典，目前已有学者对《内经》中的血脉概念进行了整理和研究[1-3]。血脉是运输血液的管道器官，为奇恒之腑，与心关系密切。在经脉理论体系化之前，血脉概念就已出现，早期的血脉涵盖了后来出现的经脉、血络等，因此《内经》中血脉常与经脉、血络互指。

在现有的经脉理论中，血脉与经脉概念有别，同时也有重合，经脉含义较血脉更广。关于经脉与血脉之辨，有学者从唐宗海气化观念出发，指出经脉为气化、功能之概念，血脉为形质、实体之器官[4]。还有学者认为经络系统可分为气脉、血脉两个互相联系而又相对独立的系统[5]。随着经脉理论的完善和经脉概念术语的建立，以血脉示经脉之用逐渐淡化。

据统计，《病源》中血脉术语出现于49条病候条文中，共53处，其概念内涵也并未超出《内经》范围，主要是指运输血液之管道，也有与经脉、血络通用的情况。

二、《病源》对血脉的认识

（一）血脉与情志

《病源》中血脉的含义多属脏腑理论范畴，为运输血液的脉管器官，与心的生理、病理关系密切，因而病候中有血脉病变与情志失常互为因果的现象。例如《病源·卷二十七·血病诸候》记载："凡荣卫大虚，府藏伤损，血脉空竭，因而恚怒失节，惊忿过度，暴气逆溢，致令腠理开张，血脉流散也，故九窍出血。"此为正虚血弱，加之情志失调引起的气血逆乱、血脉失约而出血。情志失节可引起血脉流溢，反之，心气不足、血脉不和也可引起惊悸不安等情志病变，如《病源·卷一·风病诸候》记载："心藏神，而主血脉，心气不足则虚，虚则血乱，血乱则气并于血，气血相并，又被风邪所乘，故惊不安定，名为风惊。"

（二）血脉与发育

1. 与胚胎发育关系

《灵枢·经脉第十》记载："人始生，先成精，精成而脑髓生，骨为干，脉为营，筋为刚，肉为墙，皮肤坚而毛发长，谷入于胃，脉道以通，血气乃行。"与《内经》将脉道通行置于人体长成的终末不同，《病源》将其置于起始、本源的地位。

"人始生，先成精"，对于这一认识《病源》同《内经》一致。而《病源》认为胎儿头三月"血不流，形像始化，未有定仪，见物而变"，发育至四月"始受水精，以成血脉"，同时耳目、经络通行，此后逐月形成筋、骨、腑、脏等器形，胎儿男女性别也自血脉形成后方才确立。

可见，对血脉在人体发育过程中作用意义的认识，《内经》与《病源》有所不同。《内经》对血脉于人体组织重要性的强调，主要不是在胚胎发育过程之后，而是在孕育成熟之后。《病源》认为血脉受水精而成，血脉通流是胎儿定形的标志，是原始基础，各组织脏器的生成均有赖血脉滋养，可以说血脉为生命之源。至于《内经》未仿《胎产书》之逐月养胎，且关于脏器成形先后顺序的观点二书迥异的原因有待进一步考究。

《病源》中有关妊娠候十月养胎的内容应引自北齐徐之才撰写的《逐月养

胎方》。其实这类认识与方法由来甚古，马王堆帛书《胎产书》就记载了十月怀胎期间胎儿的生长发育特征以及不同月份的养胎方法[6]，即一月流形，二月始膏，三月始脂，四月始成血，五月始成气。徐之才在此基础上进一步发展，对妊娠一月至九月的针灸禁忌要求及胎养方剂又进行了较详细的记述。《病源》又反其道而行，依据经脉理论，将不同月份的养胎方法发展为十二经逐经逐月养胎，按月份针灸相应经脉。

2. 与小儿发育关系

《病源》中论述的血脉与人体发育的密切关系除了体现在胚胎形成过程中外，还体现在小儿生长发育过程中。对于小儿变蒸，早在东汉时期儿科专著《颅囟经》中就有论述。《病源》重视小儿病，专立六卷讨论，首次单篇立"变蒸候"。《病源》认为小儿发育过程中之变蒸，为"变者上气，蒸者体热"，变蒸及伴随的微惊由小儿"长血气"所致，为"长血脉"的表现。宋代钱乙《小儿药证直诀》将变蒸解释为"变者易也……长生脏腑智意故也"，强调脏腑形与神的变易。有现代学者将变蒸学说与现代医学枢纽龄学说相比较[7]。

综上所述，小儿变蒸一定程度上代表了小儿发育过程中的某些转折点，此时小儿的生长包括形体和精神智力两方面，因而此处"长血脉"意味着变蒸后形与神皆有变化，所以"血脉"也应包含有形与无形、具象与抽象双层含义。

三、《病源》对血脉运用的发展

（一）妇人之血脉

女子以血为本，经、带、孕、产皆与血有关。《病源》对月经、带下、孕产等与血相关的功能特点及病变，较多地以经脉理论进行阐发，如书中反复强调冲任二脉起于胞中，为经脉之海，手少阴、手太阳二经上主乳汁而下主月水等。

在妇人病候中偶有以血脉代经脉（经络）为用，关注点也是经脉的行血功能。例如《病源·卷三十八·妇人杂病诸候·四十九》记载："八瘕者，皆胞胎生产，月水往来，血脉精气不调之所生也……然妇人经脉俞络合调，则月水以时来至，故能生子而无病。妇人荣卫经络，断绝不通，邪气便得往入合于脏；若经血未尽而合阴阳，即令妇人血脉挛急，小腹重急支满，胸胁腰背相引，四支酸痛，饮食不调，结牢。"考《外台秘要》引《素女经》，将"血脉"作"经脉"。通过分析前后文，发现前论"血脉精气不调"而成八瘕，后述"经脉俞络合调"则无病。显然，《病源》妇人病中所说"血脉"即经脉之义，为经脉与血脉互通互用的现象，因而《病源》于妇人病候中虽使用血脉术语，却基于经脉理论，着力于强调女子生理、病理特殊性与血的密切关系。

（二）示血络之用

《病源》中有些血脉指血络之用，血络位于目、舌等部位，肉眼可察，为血脉的具体运用。

《灵枢·终始第九》载："重舌，刺舌柱以铍针也。"《内经》记载铍针主刺脓痈，但未描述重舌情形。《病源》述重舌为舌下"血脉胀起"，如小舌一般。此处"血脉"显然即血络，明确了《内经》的具体所指，后世依《病源》认识，多采用刺络放血法治疗重舌。

而位于目部的血脉，还有以赤脉术语形式呈现的，属于目部望诊内容。赤脉一词见于《内经》，《灵枢·寒热第七十》云："黄帝曰：决其生死奈何？岐伯曰：反其目视之，其中有赤脉，上下贯瞳子，见一脉，一岁死。"目中赤脉用于判断鼠瘘之生死预后，为凶相，《病源》几乎只字未改，直接沿用。杨上善从经络理论角度阐释，云"太阳为目上纲，其脉下见，令太阳经溢入络中，甚者并入络中，下贯瞳子"（《太素·卷二十六·寒热瘰疬》），认为贯瞳子之赤脉属太阳经络，此处贯瞳子之赤脉即为血络。

《病源·卷二十九·鼻病诸候》云："其面颧上小赤，眼中白肤上自有细赤脉如发，其趣至黑瞳子上者，当衄。"上述《太素》与《病源》之赤脉均是目诊内容，见于不同的两种病，后者更为细小。这表明《病源》中将目中赤脉作为疾病的一种特征而详加诊察。以赤脉代血脉之用，暗示疾病与火热相关，且"赤"字与"白"字同指颜色，赤脉之与白睛相较血脉来说也，更具有色彩表达力，语言描述也更为形象。

（三）指离经之血

《病源》中的血脉还有指离经之血的情况。《病源·卷二十八·目病诸候》记载："目肝之外候也。肝藏血，足厥阴也，其脉起足大趾之聚毛，入连于目系。其经脉之血气虚，而为风热所乘，故血脉生于白睛之上，谓之飞血。"目飞血，又名白睛飞血，俗称铺红。《圣济总录》卷一百零五云："飞血者，谓赤脉散于白睛之上是也。由肝藏气虚，为风热所乘，致血飘溢，散络白睛，势若飞驰，故谓之飞血。"可见《病源》中所说的飞血指眼部的出血现象，此处之血脉实为离经之血，某种程度上突破了血脉的一般概念及应用范围。《病源》还用赤脉表示患赤白痢时泻下出血，白脓赤脉相间，这与白睛飞血有共通之处。

此外，在《病源》所引大量《养生方》内容中，有 6 处与血脉有关，其中 3 处讲到导引动作能够起到通流血脉的作用，其余几处是讲导引所治疗的病候，分别是"血脉急强""血脉冷"和"血脉不通"。虽然《病源》中的导引法内容源自他书，但也有助于我们了解当时人们对血脉的认识和运用情况。

四、小结

隋唐时期为祖国传统医学史上承前启后的时代。对于疾病的认识，《病源》在继承前人的基础上飞跃发展，从早期哲学类推逐渐过渡到重视实践感知，从笼统向细致转化[8]。就血脉而言，《病源》基本秉承了《内经》的概念内涵，同时又在认识及具体运用方面有一定延展。整体上，《病源》将血脉的功能、地位提升，如临床方面，《病源》重视小儿病、妇人病，多从血脉角度对其生理、病理等进行论述，或强调血脉与情志互为因果的发病关系，或强调血脉包括形与神两层含义。关于胚胎的形成过程，《病源》将血脉列为形质器官发育之首，认为血脉形成之后胚胎方才定仪。关于血脉的运用，《病源》也将其从宽泛的整体描述细化为具体指向。血脉所指对象有具化、变通的趋势，如特指舌下、目精之血络，还可指离经之血。这些内容从侧面反映了《内经》经脉理论概念对后世的影响，以及隋唐时期主流医学论著的有关认识、运用的演化情形，对掌握特定时期针灸理论概念内涵及运用变迁，研究中医针灸理论发展状况具有一定参考和启发作用。

参考文献

[1] 杨峰. 既立其真，更穷流变——"血络"考论 [J]. 中国针灸，

2010, 30 (4): 329 – 335.

[2] 赵京生. 针灸关键概念术语考论 [M]. 北京: 人民卫生出版社, 2012.

[3] 于世杰, 于文达, 杜韬, 等. 《黄帝内经》血脉理论探讨 [J]. 中华中医药学刊, 2011, 29 (4): 911 – 912.

[4] 李素云, 龚德, 赵京生. "经脉"与"脉"概念内涵辨析——从唐宗海用气化观点阐释"经脉"说起 [J]. 辽宁中医杂志, 2009, 36 (7): 1100 – 1102.

[5] 邱幸凡. 经络之气脉血脉两大系统探讨 [J]. 湖北中医杂志, 2006, 28 (3): 22 – 24.

[6] 马继兴. 中国出土古医书考释与研究: 下卷 [M]. 上海: 上海科学技术出版社, 2015.

[7] 汪受传. 变蒸与枢纽龄 [J]. 江西中医药, 1991, 22 (3): 4 – 6.

[8] 张志斌. 隋唐时期医学思想特点的分析研究 [J]. 中华医史杂志, 2001, 31 (1): 21 – 26.

(李青青、赵京生, 原文刊载于《中国针灸》2016 年第 36 卷第 6 期)

第三章　关于"术"的理论

第一节　九针理论
——早期针灸学术之内核

　　针灸学术的发展有一个历史演进的过程。一般认为,《内经》是针灸学术成熟的标志。《内经》之前或者《内经》前期的针灸学术,可以认为是针灸学术的早期形式。探索这一时期针灸学术的特点,对于回溯针灸学术的起源及发展针灸学术,都是有益的,也是必须的。

　　早期针灸学术的特点,应该与《内经》中的九针理论分不开。从砭石到以九针为代表的金属针具的出现,是针灸学术的质变过程,此过程包括从针具的精致化、操作术式的改进,到治疗目标的更加精准、治疗范围的更加明确,以及针灸理论的革新等一系列改变。因此,探索《内经》九针理论,可窥早期针灸学术之一见。

一、《内经》九针论

　　九针首载于《内经》。初步统计,关于九针的记载,《素问》有 10 处,《灵枢》有 11 处,不同篇章记载的角度和内容各有不同。《素问》将九针与砭石、毒药、灸焫、导引按跷并列为当时五大治疗手段,并有"故九针者,亦从南方来"[1]75-76的记载;《灵枢·九针十二原第一》《灵枢·九针论第七十八》等记载九针特指九种针具,即镵针、员针、鍉针、锋针、铍针、员利针、毫针、长针、大针,此处的九针可能泛指各种金属针具及操作方法。《素问·三部九候论篇第二十》云"余闻九针于夫子,众多博大,不可胜数"[1]128,九种针具的运用,各有其适用范围和操作对象,即"九针之宜,各有所为,长短大小,各有所施也"[2]34。九种针具及其运用,是《内经》九针理论的主体。

(一)九针之数

　　在《内经》中,九针之"九",主要指 9 种针具,如《灵枢》"九针十二原第一"和"九针论第七十八"两文,记载了镵针、员针、鍉针、锋针、铍针、员利针、毫针、长针、大针，共9种针具。这里的"九"数，当为实指。

此外，九针之数，还可能是从术数的角度来考量和设计的，故《内经》中有"余闻九针，上应天地四时阴阳"[1]297 "九针者，天地之大数也，始于一而终于九"[2]255的记载。《灵枢·九针论第七十八》中还有"夫圣人之起天地之数也，一而九之，故以立九野，九而九之，九九八十一，以起黄钟数焉，以针应数也"[2]255的记载。黄钟是古代十二律吕之一，在五音之中为宫，应中央土。八十一为黄钟律数。九针之数还有多、全、极之意。

（二）九针之形

对于九针的形制，《灵枢·九针十二原第一》和《灵枢·九针论第七十八》中有详细记载。两处文字基本相同，只是在行文格式和顺序上稍有差异。九针形制的确立，有一个基本的范式：或取法于"黍粟之锐""剑锋""毫毛"等自然形质，或取法于"巾针""絮针""厘针""綦针""锋针"等更加古老的针具。有意思的是，"员针""锋针""大针"还有着共同的渊源。

遗憾的是，对于九针，《内经》中虽有文字描述，但没有留下九针图。直到元代，杜思敬在《针灸摘英集》中据《内经》文字描述绘制了九针图式。后世医家如高武等也依据自己的理解，绘制了不同的九针图式。当代也有仿古九针制作的针具。9种针具形态各异，大小、长短悉具，一方面体现了古人针刺治病多样性的临床要求，另一方面也体现了基于不同病证之体，针具设计的针对性。

（三）九针之用

9种针具是依据疾病需要而设计的，具有明显的针对性，即"九针之宜，各有所为；长短大小，各有所施也"。[2]26

临床疾病是多样的，其表现各不相同，因此，针具的设计也就存在明显差异，《灵枢·九针十二原第一》有"皮肉筋脉，各有所处，病各有所宜，各不同形，各以任其所宜"[2]5的说法。皮肉浅薄之处针具宜短而针身宜细，反之，皮肉丰厚之处针具宜长而针身宜粗，即"病在皮肤无常处者，取以镵针于病所，肤白勿取。病在分肉间，取以员针于病所。病在经络痼痹者，取以锋针……病水肿不能通关节者，取以大针"。[2]35

《内经》还依据皮、肉、筋、骨、脉等组织结构进一步地阐述和诠释九针之用,如云"一针皮,二针肉,三针脉,四针筋,五针骨,六针调阴阳,七针益精,八针除风,九针通九窍,除三百六十五节气,此之谓各有所主也"[1]298"一者天也,天者阳也,五藏之应天者肺,肺者五藏六府之盖也,皮者肺之合也,人之阳也。故为之治针,必以大其头而锐其末,令无得深入而阳气出"[2]255。

总体来说,《内经》九针之用,无论是在操作上,还是在部位上,都突出了"守形"的特点,故张义等认为,在《内经》时代,针灸学的范畴绝不仅仅限于针刺治疗,而是包括放血、火针、疏通漏管、脓包穿刺、切开引流、腹腔穿刺放水、手术等在内的多种治疗方法[3]。九针的运用,具有明确的解剖学特点,且突出了"守形"。《内经》中还有错对组织结构的"失针""误针"的记载。

二、早期针灸学术内核

早期针灸学术的内涵,从治疗工具和操作方法上来说,体现在以九针为代表的金属针具的出现,以及九针的普遍运用。《内经》用大量篇幅来论述九针,九针理论当为早期针灸学术之核心内涵。

关于九针理论,《内经》除了讨论数量、形制和临床运用外,还有系统化的阐述:"黄帝问曰:余闻九针九篇,夫子乃因而九之,九九八十一篇,余尽通其意矣"[1]165"雷公问于黄帝曰:细子得受业,通于《九针》六十篇,旦暮勤服之,近者编绝,久者简垢,然尚讽诵弗置,未尽解于意矣"[2]166。

由黄帝与岐伯、雷公与黄帝的对话可以知道,从九针"九篇"演绎成"六十篇""八十一篇",是九针理论不断丰富和发展的过程。现在虽然无法清晰获知其发展的详细过程,但是后世一些传世文本,仍留下了一些蛛丝马迹。如晋代皇甫谧所著《甲乙经》第5卷第2节以"九针、九变、十二节、五刺、五邪"为题,将九针的名称、形制、对应人体和病证、操作方法和原理等纳入其中,并首先阐述九针理论。隋唐时期杨上善《太素》第21~23卷分别以"九针之一""九针之二""九针之三"为名[4]阐述九针理论,使九针理论得到系统呈现,具体内容如下。

九针之一:九针要道,九针要解,诸原所生,九针所象;

九针之二:刺法,九针所主,三刺,三变刺,五刺,五藏刺,五节刺,五邪刺，十二刺；

九针之三：量缪刺，量气刺，量顺刺，疽痈逆顺刺，量络刺，杂刺。

此外，传世本《灵枢》虽然为南宋史崧所校注，但是在前面9篇的篇目标题下，依然保留有"法天""法地""法人""法时""法音""法律""法星""法风""法野"的字样。虽然这可能不是九针"九篇"的原始文献，但是史崧保留了九针"九篇"的某些信息。

由此可见，在针灸学术发展的早期，存在一个以9种针具为代表、强调针具操作方法的阶段。在这个阶段，针灸学术以九针理论为核心，突出了针对不同组织和形态结构的针刺操作与治疗方法，体现了"守形针刺"的特点。

值得关注的是，《灵枢·九针十二原第一》一开始就讨论了"微针以调""治神针刺"，并强调"粗守形，上守神"。一个基于"守形针刺"之上的"守神针刺"，开始被认识、被重视、被强调。后者运用九针的方法，与疾病虚实、操作补泻联系起来，即"虚实之要，九针最妙者，为其各有所宜也。补泻之时者，与气开阖相合也。九针之名，各不同形者，针穷其所当补写也"[1]296。

正是由于受"粗守形，上守神"的影响，此后针灸学术的发展呈现了"形而上"的特点，出现了与形态结构越来越远的趋势和走向[5]。九针之一的毫针，也更加彰显出"守神"的优势，多种毫针操作术式也越来越多地出现在后期的文献中。

三、小结

九针作为《内经》时代金属针具的代表，有其独特的形制、针对性的组织结构和病证、特定的操作方法和治疗原则，体现了《内经》早期针灸学术的特点——"守形针刺"，九针理论也成为早期针灸学术体系的内核。当针灸学术开始强调"治神""守神"时，针灸学术内涵就有了"形而上"的追求，"守形针刺"也就逐渐失去了学术中心的地位。

在当代针灸学术发展和学术理论重构中，"守形针刺"是值得被关注和重视的。重视"守形针刺"不仅可以促进传统针灸学与现代医学的结合[6]，而且有助于针灸学术的规范与统一，从而将针灸更好地推向世界[7]。当代出现了许多针对组织形态结构的新针具、新针法，如针刀、浮针、拨针、皮肤针、钦针等，这些新针具、新针法应该按照"针具－组织结构－病证"一体化模式进行深入研究，使针灸学术中形态结构的内涵与功能变化的内涵更加有机地融合在一起，使针灸学术框架更加完整。

参考文献

［1］郭霭春. 黄帝内经素问校注语译［M］. 天津：天津科学技术出版社，1999.

［2］刘衡如. 灵枢经校勘本［M］. 北京：人民卫生出版社，1964.

［3］张义，高丽华，郭长青. 浅析针刀与古代九针的关系［C］∥中国针灸学会. 中国针灸学会第八届全国中青年针灸推拿学术研讨会论文汇编. 北京：中国针灸学会，2008：3.

［4］李克光，郑孝昌. 黄帝内经太素语译［M］. 北京：人民卫生出版社，1965.

［5］宋瑶，林咸明. 针刺守形之难与解决之道［J］. 新中医，2016，48（4）：8－10.

［6］SHAW V, MCLENNAN A K. Was acupuncture developed by Han Dynasty Chinese anatomists?［J］. The Anatomical Record, 2016, 299 (5)：643－659.

［7］黄龙祥. 表面解剖学、影像学、人体测量学方法在针灸腧穴定位标准化研究中的综合应用［J］. 针刺研究，2007，32（4）：268－273.

（孙征、武九龙、胡光勇、陆梦江、张建斌，原文刊载于
《南京中医药大学学报》2016 年第 32 卷第 6 期）

第二节　论腧穴的基本作用
——近治作用

　　腧穴作用是认识腧穴的极重要方面。腧穴的治疗作用一般分为远治作用、近治作用和特殊作用。人们对远治作用和特殊作用进行了大量研究，而对近治作用则失于关注。对于全面分析和认识这 3 种作用来说，认识腧穴的本质是必要的基础。本文主要从近治作用的角度展开探讨。

一、腧穴作用的远近之别

　　腧穴治疗作用有远近之分。远治作用只见于部分腧穴，具有特殊性，是腧穴的（相对）特异作用。每个腧穴都具备近治作用，近治作用具有普遍性，乃腧穴的普遍作用。相较于对远治作用的研究，学者们对近治作用过于忽视，人们对腧穴概念内涵等一些针灸理论存在困惑与此不无关系。临床上广泛采用的在病痛局部取穴的方法，就是基于腧穴的近治作用而产生的。实际上，大量实践经验表明，只要在病痛的体表部位施以一定刺激，就有一定的治疗作用。笔者认为，深入分析和思考其作用的产生，对认识腧穴、经脉乃至针灸疗法都有启发意义。

　　明确提出腧穴主治作用有远近之异的是南北朝时期的《小品方》，该书谓"孔穴去病，有近远也""病其处即灸其穴……此为近道法也""远道针灸法，头病皆灸手臂穴，心腹病皆灸胫足穴，左病乃灸右，右病皆灸左，非其处病而灸其穴"。《内经》也有相似的论述，如《灵枢·终始第九》曰："病在上者下取之，病在下者高取之，病在头者取之足，病在足者取之腘。病生于头者头重，生于手者臂重，生于足者足重，治病者先刺其病所从生者也。"

　　不难看出，这些内容都是从选穴原则、方法角度进行论述，非直接从腧穴作用而论。其中"先刺其病所从生者"以及"以痛为输"（《灵枢·经筋第十三》）是指在病痛局部施治，"先刺"反映了这种方法的普遍适用性，这种普适方法也是最易于掌握的。《医心方》云："野间无图不解文者，但逐病所在便灸之。""逐病所在便灸之"应该也是在广泛针灸实践的基础上得来的基本方法，从腧穴作用角度来说，这种方法是基于腧穴的近治（局部）作用而产生的。因此，腧穴的治疗作用首先体现在腧穴具有普遍的近治作用。

二、腧穴近治作用的界域

（一）腧穴部位与主治作用

虽然身体各处的腧穴都具有近治作用，但不同部位的腧穴作用范围大小有所差异。腧穴大致可分为两类：一是施治处及周围体表组织，多为四肢腧穴；一是邻近内脏及器官，多为躯干和头项腧穴。其近治作用所及，除体表组织外，还有邻近的脏腑器官。

四肢腧穴对内脏病的主治作用属于远治作用，与之相比，躯干部腧穴主治内脏病则是近治作用的范畴。因为中医内脏（脏腑）概念外延很大而腧穴的治疗作用广泛，所以腧穴的治疗作用对形脏（形质之脏）和神脏（功能概念之脏）是不同的，其中体现为神脏范围病变的治疗作用（通过穴位邻近的形脏产生的作用）有一部分实为远治作用，比如取肝俞治目疾等。

（二）相邻腧穴主治的共性

无论是四肢穴还是头身穴，穴位位置相邻则主治近似。如在足太阳经背部诸穴中，第二侧线与第一侧线上横向对应的腧穴作用一致。《难经》以荥代井的方法，是基于邻近穴的主治共性提出的。张介宾在《类经图翼·卷四·十二原解》中云："盖腧在原之前，经在原之后，穴邻脉近，故其气数皆相应也。"虽然该书是针对阴阳经脉五输穴中的"输""原""经"诸穴而言，但道出了相邻腧穴关系的一般规律——穴邻脉近则特性相近。这些是五输穴的远治作用。而近治作用因为普遍存在，作用区域的界限就更为模糊，邻穴之间的作用有部分交叉重叠，在一定范围内的腧穴，其治疗作用具有共性。在近治范围内的腧穴，其作用的区别不显著或意义不大，简单来说即无所谓腧穴差别。

那么，近治范围内的腧穴其作用的范围有多大？如何界定？近治作用之近的范围，以作用强弱程度而论仍有大小的差异。《针灸资生经·卷五·足杂病》云："膝以上病，宜灸环跳风市；膝及膝下病，宜灸犊鼻、膝关、三里、阳陵泉；足踝以上病，宜灸三阴交、绝骨、昆仑；足踝以下病，宜灸照海、申脉，然须按其穴酸疼处灸之，方效。"具有显著近治作用的是按压而痛剧或痛缓的部位，此实同阿是穴。"阿是之法"可以准确确定（近治）作用显著的部位。

通过归纳总结腧穴的主治病证，我们可以大致确定近治作用的范围。一般而言，在四肢部，近治作用的范围多为关节之间的节段；在躯干部，近治作用的范围较模糊，尤其在胸腹部，近治作用的范围一般为内脏的相应体表位置及附近，而在背腰部，近治作用的范围一般为与内脏相应的脊椎上下左右；在头颈部，近治作用的范围一般为器官邻近部位[1]。

如果采取跨节段的选穴方法，选穴范围就从腧穴扩大到了经脉，《灵枢·终始第九》提出："从腰以上者，手太阴阳明皆主之；从腰以下者，足太阴阳明皆主之。"所以，对（治疗）经脉的选取，主要是运用腧穴远治作用规律的方法，但选取的范围仍可被看作是近治作用的放大。关于这一点实际上已有人论及，如云"俞穴的远道主治性能是在局部基础上范围的扩大"[2]。典型的远取，是"病在上者下取之……病在头者取之足"。

三、腧穴近治作用的理论

奠定针灸理论和方法基础的《内经》，对腧穴近治作用的论述不多，且多被忽略。相对来说，腧穴与经脉的关系则多被强调，常以经脉统腧穴。殊不知，传统针灸理论也并非都以经脉说明腧穴的作用规律，如四气街理论即是有关于腧穴近治作用的理论形式[3]。四气街位于头、胸、腹、胫，4 处都有 2 个及以上的腧穴，"街"即指这些腧穴所在之处内外通达联系的途径，所谓"四街者，气之径路也"（《灵枢·动输第六十二》），旨在说明头、胸、腹部腧穴的近治作用原理。四气街的构成是头、胸、腹之腔体（内外），外之腧穴与内之脏器不是以经脉、络脉连接沟通，而是以气行之"街"连接沟通，这里的气指卫气。这 4 个横向部位的相应腧穴，通过气街而作用于相应脏器，产生治疗效应。

四、腧穴近治作用的关联问题

既然腧穴近治作用为腧穴普遍的、基本的作用，其研究的关联方面与意义也就是广泛的，涉及经脉、腧穴的理论概念，以及刺灸、配穴、辨证等几乎所有重要方面。限于篇幅，这里先就腧穴作用与经脉关系略作分析。

有关腧穴近治作用的内容，最为人所知的是"以痛为腧"和阿是穴。"以痛为腧"原本是对针刺治疗经筋病提出的选穴原则，阿是穴的取穴方法是在病痛处按压探寻反应点，二者都不论经脉。所以，简单说，腧穴近治作用与经络理论无关，与腧穴理论的大部分内容也没什么关系。尽管有学者仍以经络解释腧穴近治作用的机制，并考虑从体表与体内（垂直层次）的"经络的横行"联系来说明之[4]。

假如腧穴只有近治作用，显然经脉也就没有存在的必要了。关于腧穴作用、经脉意义及经脉与腧穴的关系，1957 年江苏省中医学校针灸学科教研组编写的《针灸学》对此早有洞见："古人对'经络'体系的发现与'经络'学说的形成，其基础与四肢腧穴的主治作用是分不开的。假定四肢腧穴也只能治局部病，那么针灸治病很可能只停留在'以痛为输'的阶段，而不去探索'经络'的体系了""四肢部的穴位能治头面躯干部疾患，而头面躯干部的腧穴绝少能治四肢的特发病证，由此可以证明'经络'的发现与形成，与四肢腧穴主治作用是分不开的"，这些认识可谓真知灼见。"输穴在四肢，以经脉循行通路作为主治的指导原则；输穴在头身，以输穴所在部位及其邻近组织作为主治的指导原则"，对此，李鼎指出[5]："这就是四肢部穴以分经主治为主，头身部穴以分部主治为主""各经穴在四肢者特具有循经远道的主治作用，在头身者则具有对邻近组织器官（脏腑）的主治作用"。

这一规律在《甲乙经》中反映为腧穴记述形式的特点，即头身分部，四肢分经。而经脉系统的主体就是四肢经脉，一般被称为手足十二经脉[6]。腧穴远治作用的特点为腧穴类别划分的主要根据，这与《内经》类穴理论，即藏病取输，府病取合，而体表痛证以痛为输是一致的。出现于早期文献中的针灸理论主要与经脉相关，虽然早期文献中还未见明确提及腧穴的记载，但从经脉循行与病候的关系可以推论，作为施治处的腧穴是落实其临床意义的基础。此时的腧穴，应该主要是指后来所说的四肢类穴范围。也就是说，早期的经脉和腧穴主要是有关远治作用的认识和理论形式，后来《内经》的理论发展仍以此为主，而对于近治作用方面的理论建设很少。后人对此缺乏了解，不深入分析，加之多偏重于对远治作用规律及其理论的研究，往往以之涵盖或理解所有腧穴，如《千金翼方·卷二十八第九》云："凡孔穴者，是经络所行往来处，引气远入抽病也。"甚至以之解释近治作用的内容，导致自相矛盾或使人产生疑惑。这是古代乃至现今常见的问题。

元代《针经指南》提出的"八脉交会穴"，在理论上借助奇经说明十二经脉的腧穴主治共性。从腧穴主治作用的角度来看，其特异性愈来愈不明显。例如，列缺、照海的主治病证已经超出其所在经脉的循行分布及主病范围，二穴主治相同的超过一半。八穴通八脉之说提示十二经脉理论的意义有自身限域，不应无限放大其理论的统摄性。以既有经脉理论涵盖和解释所有不断发现的针灸治疗新规律，将会使我们陷于理论矛盾之中。

五、小结

腧穴近治作用普遍存在，此为腧穴的基本作用，因而有颇为重要的理论和临床价值。腧穴近治作用所涉问题的广泛性，不仅为我们全面认识腧穴内涵提供不可或缺的帮助，而且对深刻认识针灸疗法的性质与原理有启迪作用。

参考文献

[1] 赵京生. 阳经五官病候及治疗用穴分析——兼论经脉病候与腧穴主治关系 [J]. 针刺研究，2007，32（6）：411 – 418.

[2] 黄成惠. 略论俞穴的主治作用 [J]. 辽宁中医杂志，1980（11）：12 – 13.

[3] 赵京生. 气街理论研究 [J]. 针刺研究，2013，38（6）：502 – 505.

[4] 李志道. 腧穴局部作用的规律是"腧穴所在，主治所在" [J]. 针灸临床杂志，1995，11（Z1）：67 – 69.

[5] 李鼎. 针道金陵五十年——记 1957 年南京《针灸学》出书前后 [J]. 中医药文化，2007，22（6）：30 – 32.

[6] 赵京生. 经脉系统的重构 [J]. 中国针灸，2013，33（12）：1099 – 1102.

（赵京生，原文刊载于《中国针灸》2015 年第 35 卷第 11 期）

第三节 "受病处"
——论以临床为视角的腧穴观

腧穴是针灸学中最基本的概念之一。对腧穴内涵的正确理解,不仅直接关系到对腧穴理论的正确应用,也关系到腧穴现代研究的学术起点。但是,目前对于腧穴内涵的理解和认识尚没有形成较为一致的看法和结论,以至于有学者提出对腧穴定义的质疑[1]和再思考[2]。

南宋医家王执中提出了"受病处"的腧穴概念[3],以临床为视角诠释了腧穴的内涵。"受病处"的腧穴概念,既体现了腧穴理论产生的临床实践基础,也体现了腧穴理论对临床实践的指导意义。当今,无论是对腧穴理论的阐述,还是对腧穴临床应用的研究,"受病处"的腧穴概念都值得我们借鉴。

一、王执中对"受病处"的学术界定

南宋(1127—1279)针灸医家王执中,东嘉(今浙江省温州市瑞安市)人。在任湖南澧州州学教授时,王执中根据临床实践,重新订正针灸典籍,编撰了《针灸资生经》7卷。据高树良考证:《针灸资生经》首刊于1189—1196年,现存最早的版本是元天历三年庚午(1330年)广勤堂刊本(今藏于中国国家图书馆)。[4]在《铜人腧穴针灸图经》的基础上,王执中参照《黄帝明堂经》、《太平圣惠方》(卷九十九、卷一百)及其他著作,研究和整理了针灸理论及其临床应用知识,并创新性地提出"受病处"的腧穴概念。

《针灸资生经》共有3处提到"受病处"。其中第2卷专有1节以"针灸受病处"为题,可惜其仅见于传世本之目录而正文已失[4],还有2处出现在第5卷"足麻痹不仁""膝痛"两病诊治中。

《列子》载偃师造偶云:废其肾则足不能行。是足之不能行,盖肾有病也。当灸肾俞,或一再灸而不效,宜灸环跳、风市、犊鼻、膝关、阳陵泉、阴陵泉、三里、绝骨等穴,但按略酸疼,即是受病处,灸之无不效也。(《针灸资生经·第五·足麻痹不仁》)

舍弟行一二里路,膝必酸疼,不可行。须坐定以手抚摩久之,而后能行,后因多服附子而愈。予冬月膝亦酸疼，灸犊鼻而愈。以此见药与灸不可偏废也，若灸膝关三里亦得，但按其穴酸疼，即是受病处，灸之不拘。（《针灸资生经·第五·膝痛》）

在临证过程中，王执中注重按压与病证相关的特定腧穴，并将按压后有酸痛感的腧穴称为"受病处"；同时王执中还强调，在"受病处"施治，疗效卓著。这里的"受病处"指的是在病理状态下出现了异常改变的腧穴，而非其他腧穴。

二、"受病处"的学术背景及其形成

考察王执中提出"受病处"的学术背景，我们发现其与《内经》中的"以痛为输"和《备急千金要方》中的"阿是之法"有直接的渊源。

疼痛是临床最常见的症状之一，特定部位的疼痛，即"痛点""痛处"，有着特定的含义和临床指示，指疾病所在之处。撰写《内经》的医家不仅注意到了这种疼痛，而且通过临床实践把握了其中的一定规律，并对其进行了理论阐述，如提出"以痛为输"（《灵枢·经筋第十三》）等。唐代王冰以"不求穴输，而直取居邪之处"注解"以痛为输"。因此，"痛点""痛处"等病灶部位（"居邪之处"）是形成腧穴"受病处"概念的直接的局部因素之一。

而王执中在临床诊疗中关注"痛点""痛处"，显然还受到孙思邈"阿是之法"的影响，如《针灸资生经·卷五·背痛》有"……它日复连肩上痛，却灸肩疼处愈，方知《千金方》之阿是穴犹信云"的记载，这表明王执中对阿是穴概念的高度认同。孙思邈提出的"阿是之法"，不仅仅体现了孙思邈对体表"痛点""痛处"的关注，还体现了他诊断病位的过程[5]。"阿是之法"为探索"受病处"（腧穴局部变化与远隔部位病证的相关性）提供了思路和方法学依据。

毫无疑问，王执中在临证过程中特别关注腧穴与疼痛处、压痛处及其病证之间的关系，提出了腧穴"受病处"的概念。而王执中是否受到欧阳修"善治病者，必医其受病之处；善救弊者，必寻其起弊之源"（《准诏言事上书》）的影响，尚待进一步考证。

进一步解析《针灸资生经》记载的病证治疗方法及相关病案，我们可以了解"受病处"概念形成的大致过程。

首先，王执中在临证中十分重视对病人自觉"痛处"的关注和观察，如云：

予旧患心痹，发则疼不可忍，急用瓦片置炭火中，烧令通红，取出投米醋中，漉出，以纸三二重裹之，置疼处，稍止，冷即再易。(《针灸资生经·卷四·心痛》)

予尝于膏肓之侧，去脊骨四寸半，隐隐微疼，按之则疼甚，谩以小艾灸三壮，即不疼；它日复连肩上疼，却灸肩疼处愈。(《针灸资生经·卷五·背痛》)

若冷气忽作，药灸不及，只用火针微刺诸穴与疼处，须臾即定，神效。(《针灸资生经·卷七·腹寒热气》)

"痛处"提示了疾病所在的部位，为"受病处"概念的形成提供了最直接的证候学依据。同时，"痛处"也提示了针灸治疗疾病的施术部位，"愈""须臾即定，神效"等效应，为"受病处"概念的形成提供了最直接的疗效学依据。

其次，王执中在临证中注重对病证相关腧穴的按压和对"酸痛"腧穴的体验，如云：

有士人年少，觅灸梦遗，为点肾俞酸痛其令灸而愈。(《针灸资生经·卷三·消渴》)

有老妪大肠中常若里急后重，甚苦之，自言人必无老新妇此奇疾也。为按其大肠俞疼甚，令归灸之而愈。(《针灸资生经·卷三·肠痛》)

人来觅灸痫疾，必为之按风池穴，皆应手酸疼，使灸之而愈。(《针灸资生经·卷四·癫疾》)

王执中重视腧穴诊察，并以按压"酸痛""疼甚"等作为判断腧穴与病证相关性的依据。《针灸资生经》中记载的病证与相关特异性腧穴有"梦遗"与"肾俞"、"里急后重"与"大肠俞"、"痫疾"与"风池"、"哮喘"与"肺俞、膻中"、"带下"与"带脉"、"背疼"与"膏肓俞外侧寸半处"、"膝痛"与"膝关、足三里"等。在特定病证中，对相关腧穴"酸痛"等特异性反应的诊察和规律性把握，充实了"受病处"概念的内涵，尤其是当这些异常反应的腧穴与病灶局部存在一定空间距离时，"受病处"就有反映远隔部位病证的价值，腧穴的诊断意义也就凸显出来。

最后，王执中针对自觉痛处和按压酸痛处腧穴的针灸疗效进行观察，并将其与非酸痛处进行比较，进一步强化了腧穴"受病处"概念的形成。腧穴与病证之间的特定联系，还体现在这些特异性变化的腧穴在治疗后所出现的临床效应，对此，王执中也进行了仔细的观察和验证，如云：

《陆氏续集验方》：治下血不止，量脐心与脊骨平，于脊骨上灸七壮即止。如再发，即再灸七壮，永除根本，目睹数人有效。予尝用此灸人肠风，皆除根本，神效无比。然亦须按其骨突处酸疼方灸之，不疼则不灸也。（《针灸资生经·卷三·便血》）

治小肠气方甚多，未必皆效……灸固捷于药，若灸不得穴，又不如药相当者见效之速。（《针灸资生经·第三·肾虚》）

凡有喘与哮者，为按肺俞，无不酸疼，皆为缪刺肺俞，令灸而愈，亦有只缪刺不灸而愈。此病有浅深也，舍弟登山，为雨所搏。一夕，气闷几不救，见昆季必泣，有欲别之意。予疑其心悲，为刺百会不效；按其肺俞，云其疼如锥刺，以火针微刺之即愈。因此与人治哮喘，只缪肺俞，不缪他穴，惟按肺俞不疼酸者，然后点其他穴云。（《针灸资生经·卷四·喘》）

针灸"受病处"是王执中临床选穴用穴的主要思路。如在"哮喘"一病中，临证按压肺俞"无不酸疼"，即可知肺俞为"哮喘"的"受病处"；针对"受病处"进行治疗，就可以获得"但按略酸疼，即是受病处，灸之无不效也"（《针灸资生经·第五·足麻痹不仁》）、"但按其穴酸疼，即是受病处，灸之不拘"（《针灸资生经·第五·膝痛》）的显著疗效。而"须按其穴疼痛处灸之，方效"（针灸资生经·第五·足杂病）、"若灸不得穴，又不如药相当者见效之速"（《针灸资生经·第三·肾虚》）等论述，意味着无酸痛的腧穴为非"受病处"，针灸这些腧穴可能无法获得理想的疗效。

由此可见，王执中是在临床实践时细心观察、感知和不断求证中逐渐形成腧穴"受病处"的概念的。腧穴"受病处"的理论框架包括以下3个部分：特定病证可以在相关腧穴上出现病理反应；特定腧穴部位的阳性病理变化既是疾病体征的组成部分，也是疾病证候的反应部分；针对出现阳性病理变化腧穴的治疗，可以获得较好的效应。

王执中腧穴"受病处"的概念，与《内经》中的"以痛为输"（《灵枢·经筋第十三》）、孙思邈的"阿是穴"（《备急千金要方》）、王国瑞的"不定穴"（《扁鹊神应针灸玉龙经》）、楼英的"天应穴"（《医学纲目》）等概念还是有差异的，前者更加突出和强调了腧穴与病证之间的关系。明代汪机提出的"治病无定穴"（《针灸问对》），与之相去甚远。

三、"受病处"理论的价值和意义

（一）邪气所至，腧穴乃受

腧穴"受病处"概念提示腧穴的本质内涵在于与疾病之间的关系——特定病证可以在相关腧穴上出现病理反应，相关腧穴出现的阳性反应是病证的组成部分，即邪气所至，腧穴乃受。疾病发生时，不仅病灶局部可出现病理反应，身体的远隔部位也可出现病理反应，尤其是当内脏组织器官发生疾病时，体表特定部位也可出现阳性反应。对病灶局部或远隔部位特定病理反应点（或区）的认知，是形成腧穴理论的主要实践基础。

《内经》时代的医家，已经认识到内脏病证可以在特定的肢体远隔部位出现阳性变化反应，如《灵枢·邪客第七十一》指出"肺心有邪，其气留于两肘；肝有邪，其气留于两腋；脾有邪，其气留于两髀；肾有邪，其气留于两腘"，后世医家有"凡病邪久留不移者，必于四支八溪之间，有所结聚，故当节之会处索而刺之"（张介宾《类经》）的进一步阐述。基于腧穴可以反映脏腑的生理功能和病理变化，撰写《内经》的医家建立了五脏原穴理论（《灵枢·九针十二原第一》）、五脏背俞穴理论（《灵枢·背腧第五十一》）、六腑下合穴理论（《灵枢·邪气脏腑病形论第四》）等。《内经》关于腧穴的认识，为后世医家研究和探讨病证与腧穴的关系、腧穴的病理学内涵等提供了思路和切入点。对腧穴反应病证规律的认识和探究，使南宋医家王执中在临床上有了进一步的发挥，他总结了一些病证对应的腧穴，如：

脑病（脑虚冷、脑衄、风寒入脑，久远头疼等）——囟会。

情志病（凡思虑过多、心下怔忪，或至自悲感慨，忽泣涕不可禁等）——百会。

肾病（足之不能行，腰脊伤，持重得病而入肾等）——肾俞。

现代医家也从临床实践和实验研究中，发现不同组织器官和不同性质的疾病可以在体表特定部位的腧穴出现阳性反应。如十二指肠溃疡患者中脘或下脘、右梁门压痛，胃炎（胃窦炎）病人中脘或下脘、右承满、右胃俞压痛，经穴压痛诊断结果与上消化道钡餐检查结果一致[6]；临床上我们发现抑郁症病人容易在督脉脊柱段身柱穴到至阳穴部位出现阳性压痛[7]。在当代临床实践中我们还发现一些部位与特定病证之间有密切联系，如颈椎穴（天宗穴直下 1.5～2 寸处）与颈椎病关系密切[8]，胰腺穴（胫骨内侧髁与内踝高点中央，胫骨内侧后缘 1 寸处，即漏谷穴上 1 寸处，或以三阴交上 4 寸敏感处）压痛是急、慢性胰腺炎特征性体征之一[9-10]。除了临床观察，动物实验中也有一样的发现：如卵巢炎症模型大鼠依文思蓝渗出点主要密集分布在关元 – 子宫穴区、肾俞 – 命门穴区[11]；急性胃黏膜损伤时，渗出点呈现神经节段分布，并与脾俞、胃俞等具体穴位高度相关[12]。现代生物医学还证实，无论是躯体性病症还是内脏性病症，都可以在远离病灶的部位发生牵涉痛，如项上部及枕部深组织及肌起点损伤可引起头痛，第 1 腰椎棘间韧带受刺激，可引起腰部、腹股沟部及阴囊部疼痛，并可引起睾丸回缩等，髋部、膝部的损伤，可引起膝部、髋部的疼痛，等等。

由此可见，在疾病状态下，人体身体特定部位的病理学反应是腧穴的主要内涵。黄龙祥曾这样总结："疾病状态的各类反应点，是古人形成'腧穴'概念及确定腧穴主治的重要依据，以这种方法总结的腧穴主治有较坚实的实践基础，并为越来越多的现代临床研究所证实。"[13]当代有医家认为："在生理状态下，人们并不能明显地感受到腧穴的存在，但在病理状态下，与疾病相关的腧穴部位会出现一些变化，病人可以感觉到。"[14]基于"在病理状态下穴区反映疾病和治疗疾病的功能将大大加强，其面积的大小和功能强弱会产生相应的变化，具有和生理状态完全不同的特征"，喻晓春等提出了"腧穴敏化"的概念，指出了腧穴反映疾病的具体体现[15]。因此，我们要重视特定组织器官病症和特定性质病理状态与相关腧穴之间的关系。

（二）腧穴受邪，表现各异

在疾病状态下，人体体表相关腧穴部位会出现异常反应，即腧穴的病理学改变。这种变化随着疾病的发生而产生，也随着疾病的减轻或治愈而减轻或消失。进一步研究发现，腧穴的病理学改变可以表现出多种形态和功能的变化，如局部形态结构的异常、局部皮肤颜色的改变、局部感觉的异常等。

腧穴具有一定的形态结构。张树剑通过考察《内经》对腧穴的认识，发现腧穴所在之处具有气穴、骨空、溪谷、络脉、脉动、筋结、压痛等明显的体表形态特征，当邪气所至，腧穴的形态结构就会出现多种病理变化，如"血脉者，在腧横居，视之独澄，切之独坚"（《灵枢·九针十二原第一》）提示腧穴部位血管形态与结构发生了变化，"在郄中结络如黍米"（《素问·刺腰痛篇第四十一》）提示腧穴处出现了如玉米粒样结节，"坚痛如筋者"（《素问·骨空论篇第六十》）提示腧穴部位出现了条索状结节。[16]王执中在临床上还关注特定部位的一些其他形态结构的变化，如云"凡灸椎骨，当灸骨节突处方验"（《针灸资生经·卷一·背俞第二行四十四穴》）、"凡灸肾俞者……更以手按其陷中，而后灸之，则不失穴所在矣"（《针灸资生经·卷三·虚损》）、"舍弟少戏举重，得偏坠之疾……当关元两旁相去各三寸青脉上灸七壮，即愈"（《针灸资生经·卷三·癀疝》）等。

此外，临床上我们还会在腧穴部位发现粟粒样、条索状或结节状等阳性反应物，或者发现大小、形态、硬度不一的实质性改变等。刘云鹤以触到结节、条索状物及指下感觉硬胀为阳性指征，发现孔最主呼吸道、皮肤疾患，温溜主大便不调，中都主肝炎、眼疾及高血压，地机主消化不良、胰腺疾患等。[17]

除了形态结构变化外，我们还可以发现腧穴部位的皮肤颜色、光泽等会发生变化，常见的颜色变化有青紫、苍白、灰黑、浅褐等，或出现局限性瘀斑等。一般来说，寒证、虚证或慢性病证病人的腧穴处皮肤多为苍白色、灰黑色且无光泽；热证、实证或急性病证病人的腧穴处皮肤多充血、现红晕且有光泽。

在病理状态下，腧穴部位还可以出现局部痛觉和温热觉的异常。疼痛和压痛是最常见也是最容易被发现的症状，因此较早被医书记载。《内经》中反复提到"以痛为输"，这既是当时医家对疼痛部位的关注，又说明当时医家将疼痛部位作为腧穴使用；而"欲得而验之，按其处，应在中而痛解，乃其腧也"（《灵枢·背腧第五十一》）的记载，强调了将压痛和按压后症状缓解作为判断腧穴所在位置的依据。孙思邈提出"阿是之法"，是以按压反应作为判断腧穴依据的又一例证。当代学者指出中医学中的压痛点主要是"从经穴中才发现"的[18]。学者们还关注腧穴与压痛点的关系，并形成了"穴位压痛辨病诊断法"[19]。近年来，还有学者关注西方医学中的 tenderness point（压痛点）和 trigger point（激痛点），并将其与中医学中的腧穴进行类比，如侯湘认为 G 氏压痛点与中医学中的腧穴压痛均为病症的炎症性病理反应[20]，彭增福则发现激痛点与中医传统腧穴两者完全一致或基本一致的情况达76%[21]。

近年来，基于腧穴部位的温度觉和艾灸运用中的各种临床现象，陈日新等还提出了"热敏点"的腧穴概念，并总结出腧穴热敏点具有喜热、透热、传热的特性[14,22]。

由此可见，疾病状态下腧穴呈现多种异常表现，包括形态结构异常、感觉异常等。这种变化，不仅可视、可触、可感知，而且还可以用各种生物物理学信号，如腧穴电阻、伏安特性、红外辐射等来检测，以此来反映人体内部的病理信息。因此，我们更应该关注病理状态下腧穴的变化规律。

（三）穴有定处，位有变移

定位是构建腧穴理论的主要内容之一。当描述一个腧穴概念时，需要确定腧穴的位置。因此，建立腧穴定位的方法和坐标，就成为标识腧穴和构建腧穴理论的主要内容。如何描述腧穴定位、腧穴位置是否固定以及腧穴位置变化的规律等，都属于腧穴定位研究的具体内容。

《内经》在描述腧穴的定位时，不仅描述了腧穴的具体部位，还详细描述了腧穴的形态特征，如云"少商者，手大指端内侧也……鱼际者，手鱼也……太渊，鱼后一寸陷者中也……经渠，寸口中也，动而不居……尺泽，肘中之动脉也，为合"（《灵枢·本输第二》）等。正因为腧穴的定位以形态特征为凭，所以腧穴定位的个体差异和病证差异必然存在，腧穴的位置也只能是相对固定，需要通过诊察进一步精确。如《灵枢》在记载十五络穴时就强调"人经不同，络脉异所别也"（《灵枢·经脉第十》），在记载五脏背俞穴的位置时，也有"则欲得而验之，按其处，应在中而痛解，乃其腧也"（《灵枢·背腧第五十一》）的说明。因此，腧穴定位只是确定一个相对固定的部位，有时还需要通过按压及其反应（"应在中而痛解，乃其腧"）来确定。

当代人在认识腧穴时更加强调精确化、标准化和规范化。黄龙祥在了解了腧穴定位的历史演变后认为："在《黄帝明堂经》对腧穴进行第一次系统的规范化研究之前，针灸治疗部位——'腧穴'的概念是很宽泛的，往往不局限于一个固定的点，因而其定位也比较笼统，随着规范化的不断深入，腧穴定位的描述越来越具体而精确。"[23]7 这种精确，一方面由于以"骨度分寸"折量为依据描述腧穴定位，实现了"腧穴定位从多坐标系向单坐标系的等值转换"[23]18；另一方面，在腧穴位置描述的语言上也有精确化趋势，如《灵枢·背腧第五十一》所说的"皆挟脊相去三寸所"，自《甲乙经》以后各文献都记载为"皆挟脊相去三寸"，一字之漏，却与临床实际相去甚远。此外，腧穴定位的标准化，也使得人们对腧穴位置的认识具有高度一致性，如宋朝政府颁布的《铜人腧穴针灸图经》，在腧穴名称、定位、主治和归经等方面对宋代以后针灸的发展产生了深远的影响，当今《经穴部位》（GB 12346—90）、《腧穴名称与定位》（GB 12346—2006）是人们必须遵守的标准。

在临床实践中，腧穴也许并不能按照标准化的定位出现，而是表现出越位和变移等现象。如基于阑尾或胆囊病变在下肢发现的阑尾穴、胆囊穴，其最初描述就是一个区域而非一个点，这比较符合临床实际。因此，我们应该认识到：腧穴位置是一个相对固定的区域，有一定的范围和面积。虽然我们尚不能确定每一个具体腧穴的大小，但是这种规律是可以逐渐被揭示的。

事实上，古代医家不仅有对于腧穴定位变异的认识和表述，还有进一步校验的方法。如《备急千金要方》有"人有老少，体有长短，肤有肥瘦，皆需精思商量，准而折之……又以肌肉纹理，节解缝会，宛陷之中，及以手按之，病者快然。如此子细安详用心者，乃能得之耳"的阐述，孙思邈将"以手按之，病者快然"作为腧穴定位的依据之一，张介宾也有"但按其俞穴之处，必痛而解，即其所也"（《类经》）等的阐述。

由此可见，我们需要强调腧穴定位标准的相对性和变异的绝对性。基于理论构建和学术交流、传承的需要，给出一个标准定位是必要的也是必需的，但这绝不意味着对腧穴部位的认知和探索的终结，恰恰相反，这意味着对腧穴部位的认知和探索才刚刚开始。

（四）临床运用时揣穴为先

"受病处"概念的提出，不仅充实了腧穴理论构建的病理学内涵，而且对针灸临床诊疗具有针对性的指导价值。

在针灸临床实践过程中，我们要注重对腧穴病理学变化的诊察，包括诊察腧穴局部形态结构和功能的改变。明清时期医家强调的"揣穴"，是腧穴临床运用的第一步。杨继洲在《针灸大成·卷四·三衢杨氏补泻》中首先指出："揣而寻之。凡点穴，以手揣摸其处，在阳部筋骨之侧，陷者为真。在阴部郄腘之间，动脉相应。"通过"揣穴"不仅可以了解腧穴形态结构的变化，而且可以把握腧穴位置的变移。这不仅深化了腧穴的病理学内涵，也使后续操作和治疗更有针对性。杨介宾教授对"审穴"进行了详细阐述："动手审穴还可以寻找敏感点，其法先辨明病属何经，即在该经下手审穴，一般选择五俞穴、俞募穴、原络穴、郄穴等特定俞穴审查按压，找出酸麻胀痛感最明显的俞穴，经指压后病情缓解或减轻此为真穴，如病情未减，即舍此穴而寻他穴。凡与病经相表里、相联系的经穴均可审按切压，总以'病者快然'为真。"[24]

由此可见，临床在运用经穴或特定穴时，需要首先进行揣穴和审穴，这样不仅可以使我们了解腧穴部位各种形态结构和功能的变化，还有助于后续开展更加有针对性的治疗。

四、小结

腧穴"受病处"的概念，以临床为视角诠释了腧穴的病理学内涵，其内涵即特定腧穴的变化，这种变化不仅是疾病阳性体征的一部分，而且是病邪影响到体表特定部位腧穴后的病理学改变。这种改变既包括腧穴部位组织结构和功能的异常，也包括腧穴定位的变异。有关特定组织器官的病证与相关腧穴的联系，尚需要更多、更深入的临床观察和总结。

腧穴"受病处"的概念提示在针灸临床诊疗过程中，需要注重对腧穴的诊察，尽可能发现阳性腧穴（发生异常病理学改变的腧穴），针对异常改变的腧穴进行治疗，消除阳性体征，以更快、更好地获得效应和疗效。

腧穴"受病处"的概念还提示在经穴特异性研究、非经穴设计中，需要考虑腧穴与病证的相关性以及两者之间的相关度。研究病理状态下的腧穴，将更加体现腧穴的实际内涵。

参考文献

[1] 姜青松. 对腧穴定义的质疑及思考 [J]. 中国针灸，2007，27（10）：791.

[2] 王富春. 对腧穴概念及分类的探讨 [J]. 中国针灸，2008，28（8）：564.

[3] 王执中. 针灸资生经 [M]. 北京：人民卫生出版社，2007：11.

[4] 高树良. 北京图书馆藏《针灸资生经》考 [C] // 中华中医药学会. 中华中医药学会第九届中医医史文献学术研讨会论文集萃. [出版地不详]：[出版者不详]，2006：70 - 73.

[5] 张树剑. 阿是取穴法源流论 [J]. 中国针灸，2013，33（2）：165 - 167.

［6］张文亮. 胃肠常见病经穴压痛诊断与治疗的临床观察［J］. 上海针灸杂志，1991（3）：13 – 15.

［7］张建斌，王玲玲. 抑郁症患者督脉脊柱段压痛点分布的临床研究［J］. 江苏中医药，2007，39（3）：16 – 18.

［8］宋玉文. 颈椎穴临床应用初探［J］. 中国针灸，1996（6）：316 – 317.

［9］薛有平，姜礼，黄腾辉，等. 胰腺穴对急性胰腺炎的诊断与治疗之临床研究［J］. 中国针灸，2002，22（12）：815 – 817.

［10］薛有平，高天虹，赵耀东. "胰腺穴"对慢性胰腺炎临床诊断与治疗分析［J］. 辽宁中医杂志，2009，36（1）：110 – 112.

［11］王少军，朱兵. 卵巢 – 体表的相关性与经穴关系的研究［J］. 中国针灸，2007，27（10）：761 – 765.

［12］程斌，石宏，吉长福，等. 与急性胃黏膜损伤相关体表敏化穴位的动态分布观察［J］. 针刺研究，2010，35（3）：193 – 197.

［13］黄龙祥. 中国针灸学术史大纲［M］. 北京：华夏出版社，2001：640.

［14］康明非，陈日新. 论"反应点"与腧穴［J］. 江西中医学院学报，2006，18（3）：37 – 38.

［15］喻晓春，朱兵，高俊虹，等. 穴位动态过程的科学基础［J］. 中医杂志，2007，48（11）：971 – 973.

［16］张树剑. 早期腧穴形态观念阐微［J］. 中国针灸，2011，31（12）：1127 – 1130.

［17］刘云鹤. 针灸病历与检查（附经络触知诊断法）［J］. 天津医药，1963（Z1）：338 – 340.

［18］张德润. 中医压痛点的发现与临床的关系［J］. 江苏中医，1963（7）：25 – 28.

［19］304 医院. 穴位压痛辨病诊断法［J］. 人民军医，1978（6）：8.

［20］侯湘. G 氏压痛点与中医穴位相关性的讨论［J］. 中国针灸，2007，27（12）：911 – 913.

［21］彭增福. 西方针刺疗法之激痛点与传统针灸腧穴的比较［J］. 中国针灸，2008，28（5）：349 – 352.

［22］陈日新，康明非. 一种新类型的疾病反应点——热敏点及其临床意

义 [J]. 江西中医学院学报，2006，18（2）：29－30.

　　[23] 黄龙祥，黄幼民. 针灸腧穴通考 [M]. 北京：人民卫生出版社，2011：7，18.

　　[24] 杨介宾. 审穴经验谈 [J]. 四川中医，1986（4）：52.

（张建斌、邹洋洋、胡光勇、武九龙、白洁净、张树剑，原文刊载于
《中国针灸》2014 年第 34 卷第 12 期）

第四节 腧穴诊断理论初探

腧穴诊断是针灸特色诊疗内容之一，其理论原理及对疾病诊察的确切性均经得起实践的反复检验。当前，我们更关注的往往是腧穴的治疗和刺激作用，而对其诊断理论及意义的思考与研究则极为欠缺。考古代医籍，发现未有专门、系统论述腧穴诊断内容者；在当代，研究腧穴诊断理论者亦寥寥可数，而从腧穴的病理、声光电等角度[1-5]探索腧穴基本内涵与效应机理，并将其作为体表－内脏相关研究向度之一者则较多，腧穴诊断理论建设已不能满足当前针灸临床乃至学科发展的需求。笔者不揣浅陋，就这一关键、重要理论问题略做抛砖探讨，以求引玉高论。

一、腧穴诊断的理论基础

"司外揣内"一直被普遍作为中医特色来认识（其实现代医学也同样重视"司外揣内"的方法，此是后话），这与中医学所构建的基于经络连通及"脏－体"呼应的人体内外联系的特殊生理规律（理论）密切相关。腧穴诊断虽依据此原理，但同时腧穴又有其自身特点和机制。《内经》认为腧穴是人体正邪交会的门户之一，如《灵枢·九针十二原第一》提出"神客在门"，《灵枢·小针解第三》将其解释为"神客者，正邪共会也……在门者，邪循正气之所出入也"。可见，邪气从腧穴可入，亦可从中而出，那么出邪及养正均可采用针灸类方法。反过来说，腧穴亦可反映或呈现其内"邪循正气"的状态，如《灵枢·官能第七十三》云："得邪所在，万刺不殆。""得邪所在"，即揣穴以诊治的过程。

以外穴诊（治）内疾有 2 条途径：一是经络的循行联系，如迎香穴通过手阳明大肠经连通，可反映大肠的问题，孙思邈所谓"凡孔穴者，是经络所行往来处"[6]；二是腧穴与脏腑的直接"感通"[7]，如上巨虚穴通过大肠腑与之"下合"通应，亦可反映大肠问题。这 2 条途径的存在，让身体内部（脏腑）问题在外部腧穴的呈现有了确实的生理机制与发生基础；当然，这个基础主要是用来解释腧穴可以治疗内部病患的。《内经》中明确提及腧穴可反映脏腑问题的内容仅见于《灵枢·九针十二原第一》，该篇曰："十二原者，五藏之所以禀三百六十五节气味也。五藏有疾也，应出十二原，十二原各有所出，明知其原，睹其应，而知五藏之害矣。"其中，"睹其应，而知五藏之害"指通过观察十二原穴的反应而诊察五脏之疾。但对于如何"睹其应"，怎样"知五脏之害"，《内经》未进行具体说明。

"标本""根结"，一般认为其主要说明针灸的效应关系[8]95-96,289-291，但据笔者研究，其亦有诊断意义。如《灵枢·卫气第五十二》曰："足厥阴之本，在行间上五寸所，标在背腧也。"孙思邈认为此处的"标"有"应"的意思（《备急千金要方·卷十一·肝脏脉论第一》云"厥阴之本在行间上五寸，应在背输，同会于手太阴"[9]），而背俞反映脏腑情况，对此《灵枢·背腧第五十一》似有初步表述，只不过是从揣穴的角度言之："愿闻五藏之腧，出于背者……则欲得而验之，按其处，应在中而痛解，乃其腧也。"《灵枢·本脏》说："视其外应，以知其内藏，则知所病矣。"十二原及背俞之外应，以察内脏之疾，可知矣。

二、腧穴诊断的意义

（一）古代文献中腧穴诊断内容缺失的深层原因

《内经》素来重视针灸治疗前的诊断，但其均是基于色脉的诊察。如《灵枢·九针十二原第一》谓："凡将用针，必先诊脉，视气之剧易，乃可以治也。"又如《素问·移精变气论篇第十三》言："治之要极，无失色脉，用之不惑，治之大则。"那么，基于色脉诊断，《内经》重在通过考察什么而施针治疗呢？《内经》亦给出了明确答案："善诊者，察色按脉，先别阴阳"（《素问·阴阳应象大论篇第五》），"用针之要，在于知调阴与阳"（《灵枢·根结第五》），"审知阴阳，刺之有方，得病所始，刺之有理"（《灵枢·寿夭刚柔第六》）。可见，重色脉而辨阴阳是《内经》中所载针灸诊断的核心要法。在针灸诊断的基础上针补泻及调阴阳，也就顺理成章了。这致使腧穴诊断等特色诊法理论即便初露端倪，却仍未被创立。后世医家沿承《内经》理论，亦偏于脉诊而疏于他诊，同时，即便是脉诊，也已失却"据脉而刺""以经脉、阴阳诊察为核心"的原义，而多以脉诊诊察脏腑、以汤药调理疾患为主，诊脉与针灸，二者已渐行渐远，临床上"据症而刺""据位而刺"已成为主流。

（二）腧穴诊断理论建设的价值

针灸学是一门理论体系相对独立且独特的学科，也是一门实践医学，其理论框架体系中必应包含诊断环节及内容。但随着以脉诊阴阳（据脉而刺）等诊法的全面退化，在古代针灸理论内核及当前既有的针灸理论体系框架中，我们几乎找不到诊法理论的影子。针灸治疗难道就不需要诊断，或仅需要病证及病位的诊察吗？若如此，既有理论中的治疗原则——"调理阴阳""调理脏腑"便成了一句空话，如果没有特定的诊察，就难以知晓阴阳的偏颇、脏腑的失和。再者，即便针灸治疗前可采用"大中医"的诊察方法，又怎可以其辨证经脉情况，又如何使得诊与治呼应？而进一步研究、应用针灸特色诊法，如人迎寸口对比脉诊法、腧穴诊断、经络切诊、血络诊察等，则可以解决以上问题。其中，腧穴诊断在针灸诊法理论体系中占有重要地位，它将诊察具象化、明朗化、简便化，因此腧穴诊断极具实践价值与理论发展意义。

另外，一般认为腧穴诊断和治疗取穴（揣穴）是密切结合在一起的，揣穴（观察穴位有无压痛、凹陷、结节等病理反应）或已揭示了穴诊的内涵与价值，其实不然。就临床实际观察及逻辑学角度而言，揣穴以治和穴诊不可互为因果，如某病按某穴有特殊痛感或其他病理反应，针之有效，那么反过来说，按此穴有特殊痛感，未必意味着可诊为此病。穴诊虽与针灸治疗关系紧密，但考察腧穴以诊察疾患，具有独立的诊断理论意义。

（三）被忽视的理论纳新

在针灸学体系创新及理论发展纳新研究中，无论是立项专家抑或是研究者，往往更多地关注集成各类获奖项目的成果，而对真正在理论建设方面有所创见的"无名"研究内容，则吸纳不足。早在20世纪50年代，已有关于经穴压痛对疾病诊断意义的研究与探讨[10-11]，但这些研究与探讨都是散在的；20世纪70年代初有研究组对病体阿是穴、压诊点、阳性物、敏感点进行研究，观察疾病变化与敏感点联系的规律，认为"有病必有点，这是规律"[12]；自1978年起，盖国才先生基于大量调查与临床观察，系统构建了腧穴诊断理论，揭示了俞、募、郄穴压痛主病规律，提出了疾病诊察的定位穴与定性穴，以及腧穴诊断的压痛评级、穴诊技术、辨病方法等[13]，后又将穴诊理论不断发展完善[14-16]。需要指出的是，盖氏腧穴诊断主要是与现代医学疾病相对应，与腧穴诊察的中医"味道"与原质认识有一定差别，即中医特色辨证在一定程度上被弱化了。

三、腧穴诊断理论结构的呈现

基于腧穴内涵与原质认识及其诊察理论原理的分析，结合个人临床观察，笔者构建了腧穴诊断理论结构（表3-1）。该结构主要包括原穴、（六腑）下合穴、背俞穴、募穴、郄穴、全息穴及其他特殊穴。诊断结论主要对应中医脏腑、经络、阴阳及气血的问题，体现了中医特色。这里面既有理论推理的成分，又有实践诠释的验证，可以保证诊察的准确性。

表3-1 腧穴诊断理论结构

诊察对象		穴诊方法	诊断结论	举例
原穴	阴经原穴	穴处脉动强弱	反映五脏阳气强弱	如太溪处脉动弱则肾阳虚
	五脏原穴	穴位凹陷与否	反映五脏阴气多少	如太溪处凹陷甚则肾阴虚
	阳经原穴	穴处脉动强弱	反映阳经气血强弱	如冲阳处脉动弱则足阳明经气血弱
		穴位压痛与否	反映阳经通畅与否	如冲阳压痛甚则足阳明经不通
（六腑）下合穴		穴位压痛与否	反映六腑通降与否	如足三里压痛则胃腑通降不利
背俞穴		穴位隆起、结节、压痛	对应脏腑实证	如肝俞隆起则肝火旺或肝气郁结
		穴位凹陷	对应脏腑虚证	如肾俞凹陷则肾气虚
募穴		穴位压痛、结节	对应脏腑气血失和	如中脘压痛则胃腑失和
郄穴		穴位压痛、结节	对应经脉不通或脏腑失和	如地机压痛则脾经不通或脾脏失和
全息穴		气色形态的变化	对应脏腑问题	如脐上心区（脐心穴）压痛则提示心有郁结，面部阙位色红提示心火旺
其他特殊穴		凹陷、压痛、结节	对应相应特殊情况的诊断	如百会穴凹陷甚则阳气升举不足，百会穴压痛甚则阴浊之气上犯

表 3 - 1 显示，腧穴诊断理论结构层次清晰，关系明确，将诊察对象、方法、结论、举例顺次排列，将抽象与具象相结合。表 3 - 1 说明了以下 3 个问题：①不同腧穴的切入观察角度均可以诊察脏腑情况，这符合中医多维视角认识人体的特点；②诊察的方法是对腧穴穴区气色形态的全面考察（包括原穴处脉动），病理变化是相对的，既可以同类腧穴间横向对比，又可以病人自身的腧穴纵向对比；③经实践验证，腧穴诊断结论的准确性与脉诊、舌诊、问诊等传统诊法相吻合。

四、小结

腧穴诊断理论不仅可以用来指导针灸临床，还可为中医其他各科所参考应用。该理论是针灸理论框架结构中亟需加强建设的理论，可被纳入大中医诊疗理论体系之中。对腧穴诊断理论的进一步研究，可使人们更加深入地理解腧穴的内涵与本质。无论是将腧穴概念理解为"人体脏腑经络之气输注出入的特殊部位，既是疾病的反应点，又是疾病的针灸治疗点"[17]，还是将其理解为"针灸刺激及诊察的体表特定部位"[8]1081-1082，就其"疾病反应点"及对"诊察"的"半壁江山"意义的研究、认识与应用来说，还有很长一段路要走。

参考文献

[1] 高骏，刘旭光，余曙光，等. 关于腧穴"动态性"的初步探讨 [J]. 中国针灸，2010，30（8）：643 - 646.

[2] 魏育林，屠亦文. 经络及腧穴的生物物理学特性的研究进展 [J]. 中国针灸，2005，25（11）：817 - 819.

[3] 梁柳，邓柏颖，苏莉，等. 经络和腧穴电学特性研究概况 [J]. 国医论坛，2006，21（6）：51 - 53.

[4] 郑娟娟，沈雪勇，赵毅. 经络腧穴红外辐射特性研究 [J]. 中国针灸，2010，30（10）：831 - 834.

[5] 柴文举. 穴位诊断法的研究概况 [J]. 中国针灸，1986（1）：29，47 - 48.

[6] 孙思邈. 备急千金翼方 [M]. 影印本. 北京：人民卫生出版社，

1955：337.

[7] 刘兵，朱璐. 身形之脉与经脉内涵探讨——从具象到抽象［J］. 中国针灸，2015，35（5）：500.

[8] 赵京生. 针灸学基本概念术语通典［M］. 北京：人民卫生出版社，2014.

[9] 孙思邈. 备急千金要方［M］. 影印本. 北京：人民卫生出版社，1982：207.

[10] 毛品恕. 经穴压痛法诊断急性上颌窦炎［J］. 山东医刊，1958（8）：27－28.

[11] 朱豫人. 经穴压痛点对神经衰弱的诊断与治疗［J］. 黑龙江医刊，1959（7）：59－62.

[12] 山西医学院第一附属医院穴区带疗法小组. 经络－穴区带疗法［J］. 山西医药，1972（2）：1－8.

[13] 盖国才. 穴位诊断法［M］. 北京：科学技术文献出版社，1981：5－54.

[14] 盖国才. 中国穴位诊断学［M］. 北京：学苑出版社，1997.

[15] 盖国才. 现代中医穴位诊断学［M］. 北京：学苑出版社，2003.

[16] 盖国才. 盖氏穴位诊断学［M］. 北京：学苑出版社，2012.

[17] 国家标准化管理委员会. 针灸学通用术语：GB/T 30232—2013［S］. 北京：中国标准出版社. 2014.

（刘兵，原文刊载于《中国中医基础医学杂志》2016 年第 22 卷第 5 期）

第五节 《内经》与《难经》针刺补泻理论之区别

补泻刺法是古代常用的一种针刺方法,《内经》对它的原则、方法和应用的记载颇为丰富,《难经》对其也有很多论述,但所载的原则和方法都与《内经》有所不同。现代女针灸学家朱琏曾经提出针灸治病的 3 个关键:刺激的部位、刺激的手法和刺激的时机。本文就从补泻原则以及上述 3 个关键方面来探讨《内经》《难经》所载补泻刺法的区别,以此来梳理和呈现在两部最重要的中医典籍中针刺补泻理论的特点及其变化。

一、针刺补泻的原则及内涵

(一)《内经》提出补虚泻实的总体原则

补泻针法是《内经》中诸种针刺方式之一,其指导思想是基于中国古代"损有余,益不足"的哲学观点[1]。《内经》强调在针刺补泻之前必须诊脉以判断虚实,《灵枢·九针十二原第一》曰:"凡将用针,必先诊脉,视气之剧易,乃可以治也。"《灵枢·九针十二原第一》又曰:"凡用针者,虚则实之,满则泄之,宛陈则除之,邪胜则虚之。"《灵枢·小针解第三》对此阐释为:"所谓虚则实之者,气口虚而当补之也。满则泄之者,气口盛而当泻之也……言实与虚若有若无者,言实者有气,虚者无气也。"由此可知,《内经》主要通过诊脉判断虚实,《灵枢·小针解第三》记载的诊察气口而定虚实,实际上也有可能是诊察每条经脉脉动处以别虚实。《内经》记载有多种诊脉法,如人迎寸口对比脉法、三部九候脉法、标本脉法等。

《灵枢·经脉第十》提出针灸治疗原则为"盛则泻之,虚则补之,热则疾之,寒则留之,陷下则灸之,不盛不虚,以经取之",《灵枢·禁服第四十八》也有相似记载,"禁服第四十八"与"经脉第十"中的"盛泻虚补"均是指依据人迎寸口脉对比法来诊察十二经脉盛虚,如《灵枢·终始第九》云"脉口三盛,病在足太阴,三盛而躁,在手太阴",《灵枢·经脉第十》云"肺手太阴之脉……盛者寸口大三倍于人迎,虚者则寸口反小于人迎也",此时采取表里经脉同时补泻的方法，如果病人没有出现阴阳经脉盛虚偏颇的情况，就只取本经治疗，故《灵枢·终始第九》曰："必先通十二经脉之所生病，而后可得传于终始矣。故阴阳不相移，虚实不相倾，取之其经。"这种表里经脉的"盛泻虚补"属于《内经》针刺补泻中的一种特殊情形。《素问·三部九候论篇第二十》则载有"三部九候脉法"，即诊察头面部、上肢、下肢三部体表脉动处，其曰："人有三部，部有三候，以决死生，以处百病，以调虚实，而除邪疾……帝曰：何以知病之所在？岐伯曰：察九候独小者病，独大者病，独疾者病，独迟者病，独热者病，独寒者病，独陷下者病。"《素问·八正神明论篇第二十六》有"知诊三部九候之病脉处而治之"的记载，《素问·离合真邪论篇第二十七》有"审扪循三部九候之盛虚而调之"的记载。因此，《素问》较重视三部九候脉法，医者运用它来诊断疾病，治疗时也应用了补虚泻实的指导思想。可见，《内经》主要以诊脉判断虚实，提出了针刺补虚泻实的总体治疗原则。

（二）《难经》提出针刺"补母泻子法"

《难经》提出"独取寸口"的脉法，云"寸口者，五藏六府之所终始，故法取于寸口也"（《难经·一难》）、"切脉而知之者，诊其寸口，视其虚实，以知其病病在何脏腑也"（《难经·六十一难》）。除了依据寸口脉判断虚实，《难经》还从病证表现、诊之痛痒等方面来判断虚实。《难经·四十八难》曰："有脉之虚实，有病之虚实，有诊之虚实也。脉之虚实者，濡者为虚，牢者为实。病之虚实者，出者为虚，入者为实；言者为虚，不言者为实；缓者为虚，急者为实。诊之虚实者，痒者为虚，痛者为实；外痛内快，为外实内虚；内痛外快，为内实外虚，故曰虚实也。"

判断虚实之后，《难经》再依据不同经脉所属五脏配属五行的原理，将针刺补泻原则演变为"虚者补其母，实者泻其子"的补母泻子法。

有正经自病，有五邪所伤，何以别之？然：经言忧愁思虑则伤心；形寒饮冷则伤肺；恚怒气逆，上而不下则伤肝；饮食劳倦则伤脾；久坐湿地，强力入水则伤肾。是正经之自病也。（《难经·四十九难》）

经言虚者补之，实者泻之，不实不虚，以经取之。何谓也？然：虚者补其母，实者泻其子，当先补之，然后泻之。不实不虚，以经取之者，是正经自生病，不中他邪也，当自取其经，故言以经取之。（《难经·六十九难》）

杨玄操在《难经集注》中注释曰："春得肾脉为虚邪，是肾虚不能传气于肝，故补肾，肾有病则传之于肝，肝为肾子，故曰补其母也。春得心脉为实邪，是心气盛实逆来乘肝，故泻心，心平则肝气通，肝为心母，故曰泻其子也。不实不虚，是诸藏不相乘也，春得弦多及但弦者，皆是肝藏自病也，则自于足厥阴少阳之经而补泻焉，当经有金木水火土随时而取之也。"徐灵胎在《难经经释》中曰："母，生我之经，如肝虚则补肾经也，母气实，则生之益力。子，我生之经，如肝实则泻心经也，子气衰，则食其母益甚。详见下文七十五难……正经自病，如四十九难所云之类是也。自取其经，即于本经取所当刺之穴，不必补母泻子也。"根据五脏配属五行，以及子母相生的原理来确定针刺补泻所取经脉，此法与《灵枢》记载的表里经脉补泻方法有所不同。

除了根据补母泻子原则选取特定经脉进行针刺补泻外，《难经》还将各经脉五输穴归属五行，运用补母泻子法选取针刺补泻的特定腧穴，有关内容将在下面详细论述。

二、针刺补泻部位的选取

（一）《内经》选取五输穴或脉动处、血络

《灵枢》各篇记载了补泻刺法的具体刺激部位，但不是很系统，现对《灵枢》中的相关内容进行整理，前后观照起来分析，可知刺激部位多为四肢肘膝以下的五输穴。

病在脉，气少当补之者，取以鍉针于井荥分输……病在五藏固居者，取以锋针，泻于井荥分输，取以四时……凡刺有九，以应九变。一曰输刺；输刺者，刺诸经荥输藏腧也。二曰远道刺；远道刺者，病在上，取之下，刺府腧也。（《灵枢·官针第七》）

故本腧者，皆因其气之虚实疾徐以取之，是谓因冲而泻，因衰而补，如是者，邪气得去，真气坚固，是谓因天之序。（《灵枢·邪客第七十一》）

知解结，知补虚泻实，上下气门，明通于四海，审其所在……明于五输，徐疾所在……是故工之用针也，知气之所在，而守其门户，明于调气，补泻所在，徐疾之意，所取之处。（《灵枢·官能第七十三》）

经言气之盛衰，左右倾移，以上调下，以左调右，有余不足，补泻于荥

输……此皆荣卫之倾移，虚实之所生，非邪气从外入于经也。（《素问·离合真邪论》）

上述原文中的"气门""门户"同指腧穴。井荣分输、诸经荣输、本腧、五输均指十二经脉之五输穴。南宋医学家史崧在《灵枢》叙中曰："神气之所游行出入者流注也，井荣输经合者本输也。"《灵枢·官针第七》中的"脏腧"为阴经五输穴之"输"，是五脏原穴，"府腧"为六腑下合穴，这些腧穴是脏腑原气出入之处，与脏腑密切相关，具有远道治疗的作用，主治脏腑病，因此多为补泻刺法调虚实所取部位。

此外，《内经》还记载了直接取病脉处进行针刺补泻治疗的方法，这属于更早期的刺法。如《素问·离合真邪论篇第二十七》中的三部九候脉法即取三部九候病脉处治之，《素问·八正神明论篇第二十六》亦有"知诊三部九候之病脉处而治之"的记载。《灵枢·终始第九》记载："三脉动于足大指之间，必审其实虚……凡刺此者，以指按之，脉动而实且疾者疾泻之，虚而徐者则补之，反此者病益甚。其动也，阳明在上，厥阴在中，少阴在下。"《灵枢·经脉第十》记载："脉之卒然动者，皆邪气居之，留于本末；不动则热，不坚则陷且空，不与众同，是以知其何脉之动也。"此处三脉分别指的是足阳明、足厥阴、足少阴经脉，《灵枢·终始第九》还说明了刺取脉动处的原因。《内经》中多处记载的刺血络以调虚实的方法，如《灵枢·经脉第十》记载的"诸刺络脉者，必刺其结上，甚血者虽无结，急取之以泻其邪而出其血……凡刺寒热者皆多血络，必间日而一取之，血尽而止，乃调其虚实"及《灵枢·血络论第三十九》记载的"血脉者，盛坚横以赤，上下无常处，小者如针，大者如筯，则而泻之万全也"与张家山汉简《脉书》记载的"脉盈而洫（泄）之"一脉相承。

黄龙祥研究员指出，在早期，"穴"与"脉"之间有密切联系，流传至今的腧穴有不少正是由"脉"演变而来，十二经脉的第一个穴即由相应经脉脉口演化而来，只是在早期，穴的名称与相应脉口的名称完全相同。后来受阴阳学说的影响，医家分别以三阴三阳命名十二经脉，例如"足阳明"既指整条足阳明经脉，又指足阳明脉口[2]213。古代医家在手足腕踝脉动处诊脉，并在手足脚踝脉运处进行刺或灸，也就是说腕踝部脉动处身兼二职，既是诊脉部位，又是针灸治疗部位[2]220。赵京生认为："脉动和诊脉处多在腕踝，而五输穴尤其五脏的'输'穴亦多在腕踝上下，刺法之视脉'气之盛衰'而

'补泻于荥输',提示了补泻刺法的着眼所在,即于四肢远端(腕踝上下)脉动处腧穴,以相反相成的两种规定针刺操作方法,调(经)脉气虚实。"[3]

因《内经》原文来源于早期多种文献,所以上述针刺补泻所取部位不一,有刺脉动处,有刺血络处,也有刺取肘膝以下五输穴处。因五输穴多由脉动处演变而来且具有较好的远道治疗作用,能主治脏腑病证,故后来成为针刺补泻的常见施治部位。

(二)《难经》采用五行原理选取五输穴

《难经》很重视井、荥、俞、经、合五输穴和原穴,针刺补泻选取的部位也基本为经脉五输穴,这比《内经》的补泻部位选取简单。《难经》将阴经、阳经的五输穴分别与金、木、水、火、土五行进行配属,阴经按井、荥、输、经、合的顺序分别归属为木、火、土、金、水,阳经按顺序依次为金、水、木、火、土,排列次序均按照五行相生的原则,但阴经、阳经的起始腧穴(井穴)属性有别。

《十变》又言,阴井木,阳井金;阴荥火,阳荥水;阴俞土,阳俞木;阴经金,阳经火;阴合水,阳合土。(《难经·六十四难》)

经言迎而夺之,安得无虚?随而济之,安得无实,虚之与实,若得、若失;实之与虚,若有、若无。何谓也?然:迎而夺之者,泻其子也;随而济之者,补其母也。假令心病,泻手心主俞,是谓迎而夺之者也;补手心主井,是谓随而济之者也。所谓实之与虚者,牢濡之意也。气来实牢者为得,濡虚者为失,故曰若得、若失也。(《难经·七十九难》)

《难经》针刺补泻的选穴原则很明确,即运用补母泻子法选取相应经脉上的五输穴,正如《难经·七十九难》所述:"心经属火,补母泻子,补则取手心主(早期手少阴心经腧穴多以手心主经代替)井穴,属木;泻则取手心主俞穴,属土,此为本经之补母泻子法。"此外,《难经》中还有不同经脉间的补母泻子法,对此本文前面已述。

《难经》依据子母补泻原则选取特定五输穴进行补泻,因此在施行具体针刺操作手法之前,补虚泻实的治疗理念已经部分体现。这种将中国传统哲学原理中的五行学说与针刺补泻选穴相结合的思想在《内经》中没有体现,这是两部经典中针刺补泻思想的区别之一。

三、针刺补泻的操作手法

（一）《内经》综合运用多种补泻方法

《内经》记载了多种针刺补泻的操作方法，如徐疾、迎随、开阖、方员（捻转）、呼吸补泻等，这些针刺补泻方法常配合使用，《内经》中的针刺补泻代表性原文与操作方法见表 3 - 2。

表 3 - 2　《内经》中的针刺补泻代表性原文与操作方法

代表性原文	操作方法
大要曰：徐而疾则实，疾而徐则虚。（《灵枢·九针十二原第一》）	徐疾补泻
刺之微在数迟者，徐疾之意也……知其往来者，知气之逆顺盛虚也……迎而夺之者，泻也。追而济之者，补也……徐而疾则实者，言徐内而疾出也。疾而徐则虚者，言疾内而徐出也。（《灵枢·小针解第三》）	
泻者迎之，补者随之，知迎知随，气可令和。（《灵枢·终始第九》）	迎随补泻方员、
泻必用员，切而转之，其气乃行，疾而徐出，邪气乃出，伸而迎之，遥大其穴，气出乃疾。补必用方，外引其皮，令当其门，左引其枢，右推其肤，微旋而徐推之，必端以正，安以静，坚心无解，欲微以留，气下而疾出之，推其皮，盖其外门，真气乃存。（《灵枢·官能第七十三》）	徐疾、开阖 补泻的综合 运用
吸则内针，无令气忤，静以久留，无令邪布，吸则转针，以得气为故，候呼引针，呼尽乃去，大气皆出，故命曰泻。……呼尽内针，静以久留，以气至为故，如待所贵，不知日暮，其气以至，适而自护，候吸引针，气不得出，各在其处，推阖其门，令神气存，大气留止，故命曰补。（《素问·离合真邪论篇第二十七》）	呼吸补泻
入实者，左手开针空也。入虚者，左手闭针空也。（《素问·刺志论篇第五十三》）	开阖补泻

《灵枢》记载了徐疾、开阖、方员、迎随等多种针刺补泻方法，《素问》则记载了呼吸补泻方法，针刺补泻不同效果的实现与上述几组性质相反的操作方法密切相关。

（二）《难经》运用经脉迎随补泻、提插补泻方法

《难经》对补泻操作方法的记载较少，主要记载了经脉迎随补泻、提插补泻两种补泻方法，《难经》中的针刺补泻代表性原文与操作方法见表3-3。

表3-3　《难经》中的针刺补泻代表性原文与操作方法

代表性原文	操作方法
经言能知迎随之气，可令调之；调气之方，必在阴阳。何谓也？然：所谓迎随者，知荣卫之流行，经脉之往来也。随其逆顺而取之，故曰迎随。调气之方，必在阴阳者，知其内外表里，随其阴阳而调之，故曰调气之方，必在阴阳。（《难经·七十二难》）	迎随补泻
何谓补泄？当补之时，何所取气，当泻时，何所置气？然：当补之时，从卫取气；当泻之时，从荣置气。其阳气不足，阴气有余，当先补其阳，而后泻其阴；阴气不足，阳气有余，当先补其阴，而后泻其阳。荣卫通行，此其要也。（《难经·七十六难》）	提插补泻（又称"营卫补泻"）
针有补泻，何谓也？……当刺之时，先以左手厌按所针荣俞之处，弹而努之，爪而下之，其气之来，如动脉之状，顺针而刺之。得气因推而内之，是谓补；动而伸之，是谓泻。（《难经·七十八难曰》）	提插补泻

　　虽然《内经》《难经》中都有迎随补泻法，但两者所述"迎随"的含义不同。分析《灵枢·九针十二原第一》中的"机之动，不离其空……迎之随之，以意和之"可知，其迎随的对象为腧穴中经气的来去盛衰变化，医者须细心体察针尖下的经气变化而施行补泻，泻则"逆而夺之"，补则"追而济之"，通过泻邪气、补正气，从而达到调和经气虚实的目的。《难经·七十二难》中的"迎随"则是针对经脉营卫之气的循行方向而言，针刺方向逆经脉循行方向为迎，反之为随。《难经》对"迎随"的理解对后世补泻刺法的发展影响深远，元代杜思敬、窦汉卿《标幽赋》、王国瑞《扁鹊神应针灸玉龙经》及明代杨继洲《针灸大成》等皆宗其说，使得"针向迎随"补泻法成为对"迎随"的主流认识并影响至今[4]。

　　除了迎随补泻法，《难经》中还有提插补泻（又称"营卫补泻"）的方法。《难经·七十一难》曰："刺荣无伤卫，刺卫无伤荣。"滑伯仁在《难经本义》中注曰："荣为阴，卫为阳。荣行脉中，卫行脉外。各有所浅深也。"

《难经本义》中以荣、卫分阴阳和深浅的说法，与《难经》中"补（泻）阳""补（泻）阴"的说法较一致。《难经·七十六难》曰："当补之时，从卫取气；当泻之时，从荣置气。"此处借用荣、卫说明针刺的深浅，补须由浅入深，将气纳入，泻则由深出浅，将气放出。《难经·七十八难》有"得气因推而内之，是谓补；动而伸之，是谓泻"的记载，"推而内之"即插针法，可将气补入，"动而伸之"为提针法，可将气放出，"推而内之""动而伸之"与"从卫取气""从荣置气"的原理一致，现代临床常用的提插补泻方法即由此演变而来。由此可见，《难经》补泻方法主要有两种：一是合于人体纵向的，针刺顺或逆于经脉循行方向的迎随补泻法；另一种是横向的，针刺由深出浅或由浅入深的提插补泻法。

四、补泻操作时机的判断

（一）《内经》认为候呼吸之气或针下气至

补泻时机是影响针刺补泻效果的一个关键因素，《内经》中载有两种判断时机的方法：一是候呼吸之气，一是候针下气至。前者多见于《素问》，后者在《灵枢》《素问》中均有论述，下面对两种方法分别进行论述。

吸则内针，无令气忤，静以久留，无令邪布，吸则转针，以得气为故，候呼引针，呼尽乃去，大气皆出，故命曰泻。帝曰：不足者补之奈何？岐伯曰：必先扪而循之，切而散之，推而按之，弹而怒之，抓而下之，通而取之，外引其门，以闭其神，呼尽内针，静以久留，以气至为故，如待所贵，不知日暮，其气以至，适而自护，候吸引针，气不得出，各在其处，推阖其门，令神气存，大气留止，故命曰补。（《素问·离合真邪论篇第二十七》）

《素问·离合真邪论篇第二十七》要求进出针都依据呼或吸的动作，针随吸入并随呼出为泻，反之为补，以此来区分针法补和泻的不同。《素问·八正神明论篇第二十六》也关注呼吸产生的气盛与气虚情况，该篇记载泻法为待吸气后气盛时进针，待呼气时出针；补则相反。《素问·调经论篇第六十二》综合了《素问·离合真邪论篇第二十七》《素问·八正神明论篇第二十六》等内容，提出针刺补泻时进出针候呼吸气盛、虚之时。《灵枢》则多采用候针下气至的方法以判断补泻时机。

刺之微，在速迟，粗守关，上守机，机之动，不离其空，空中之机，清静而微，其来不可逢，其往不可追。知机之道者，不可挂以发，不知机道，叩之不发，知其往来，要与之期，粗之暗乎，妙哉工独有之。(《灵枢·九针十二原第一》)

马莳曰："速迟者即用针有疾徐之意也……上工则能守其机，即知此气之往来也……其间气有虚实，而用针有疾徐，故空中之机，至清至静至微。针下即已得气，当密意守之勿失也……知机之道者，唯此一气而已，犹不可挂一发以间之。"[5] 可见，正气与邪气交会的门户在腧穴，其变化细微而迅速，故"知机之道者，不可挂以发"，"上守机"即静守针下气之盛衰虚实，以准确把握进出针时机。

《灵枢·官能第七十三》细致论述了针刺所取处为"气之所在"，进出针必然与候气密切相关。

是故工之用针也，知气之所在，而守其门户，明于调气，补泻所在，徐疾之意，所取之处。泻必用员，切而转之，其气乃行，疾而徐出，邪气乃出，伸而迎之，遥大其穴，气出乃疾。补必用方，外引其皮，令当其门，左引其枢，右推其肤，微旋而徐推之，必端以正，安以静，坚心无解，欲微以留，气下而疾出之，推其皮，盖其外门，真气乃存。用针之要，无忘其神。(《灵枢·官能第七十三》)

《灵枢·九针十二原第一》《灵枢·官能第七十三》记载：补法主要为左手催气后慢刺入，气下后快出针；泻法为察邪气所在而迅速刺入，慢出针引邪气出，针体可看作是导引正气入或邪气出的中间媒介，气至后出针。根据《灵枢》在针灸理论构建中的准则性地位，可知候针下气至法倍受重视。

(二)《难经》认为候左手得气

《难经》对《内经》判断针刺补泻时机的两种方法有明确取舍，不仅如此，在具体候气方法上，《难经》也有与《内经》不同之处。

针有补泻，何谓也？然：补泻之法，非必呼吸出内针也。知为针者，信其左；不知为针者，信其右。当刺之时，先以左手厌按所针荣俞之处，弹而努之，爪而下之，其气之来，如动脉之状，顺针而刺之。得气因推而内之，是谓补；动而伸之，是谓泻。(《内经·七十八难》)

经言有见如入，有见如出者，何谓也？然：所谓有见如入、有见如出者，谓左手见气来至，乃内针，针入见气尽，乃出针。是谓有见如入、有见如出

也。(《内经·七十八难》)

观《难经》原文，发现"补泻之法，非必呼吸出内针"有两层含义，一是作者知晓候呼吸之气进出针的方法，二是这种方法并不是唯一和必须采用的。《难经》突出强调了针刺前左手的催气动作，并据左手下气至（如动脉之状）而进针，候气尽后出针。元代滑寿《难经本义》曰："气至指下，如动脉之状，乃乘其至而刺之。顺，犹循也，乘也。停针待气，气至针动，是得气也……此越人心法，非呼吸出内者也……有见而入出者，谓左手按穴待气来至乃下针，针入候其气应尽而出针也。"[6]《难经》强调左手催气且得气后，将所激发之气进行提插导引而实现补泻，这与《内经》通过进出针快慢不同实现补或泻不同。《难经》认为得气是补泻的前提，而《内经》认为针下气至是判断出针时机的指标。《难经》将针刺前左手催气提升到比右手行针还重要的地位，强调左右手配合操作，这对元明清时期多种复式补泻手法的发展产生了很大影响。

五、《内经》《难经》补泻理论存在区别的原因及其影响

《内经》与《难经》对针刺补泻原则、刺激部位、操作手法、补泻时机的判断的记载各具特色，且两者所载内容明显不同，这与两者的文献来源不同有密切关系。《内经》的文献来源十分复杂，该书可能是多种文献的合编。《难经》成书较《内经》晚，阎珂等分析诸多材料后认为："《难经》一书，当属扁鹊学派，其所解之经，也应为扁鹊学派的著作"。[7]黄龙祥认为："《难经》一书采用的是扁鹊医书的晚期传本，其学术思想较之早期、中期的扁鹊医学已有较明显的差异。"[8]可见，《内经》和《难经》的文献来源明显不同，由此导致两者在内容上存在显著差异。五行学说在两书中的具体体现和应用也不同。《内经》中有很多内容运用了五行学说，如《灵枢·本输第二》将五输穴之井穴与五行相配，但与针刺补泻理论的结合不明显。《难经》根据补母泻子原理选取五输穴，使针刺补泻理论与五行学说的结合更为紧密。

《内经》依据诊脉判断虚实的方法比较复杂，有人迎寸口脉法、三部九候脉法等多种方法。《难经》则提出除诊脉外，还可依据病证表现、诊之痛痒等来判断虚实，由此淡化了脉诊在判断虚实中的决定性作用，后人逐渐认为针刺前医者未必需要诊脉。《内经》中记载的多种补泻手法，如徐疾、开阖、呼吸补泻

等，后世医家也有较多运用。《难经》更注重左手催气，提倡得气后再进行提或插的操作，这对针刺 "得气" "气至" 的理解产生了重要影响，针刺补泻的具体操作也由此发生了明显变化，"后世有关得气的论述，基本上都要求先得气，然后才进行补泻操作"[9]，故《难经》对后世针刺补泻思想的影响不可忽视。

有学者认为：《内经》非常重视诊脉的虚实，针刺之时特别注意手法、呼吸等操作细节，所有的补泻都是通过针刺操作来实现的；《难经》则特别重视腧穴的五行属性，十二经脉的所有五输穴都配以 "木火土金水" 的属性，基本补泻原则，如 "虚则补其母，实则泻其子" "刺井泻荥" "泻南补北"，都是以穴位五行属性为原则[9]。任应秋在《中医各家学说》一书中也指出："越人在当时在某些医学问题上，确是一位与《内经》具有不同见解，而另立一个学派的大医学家。"[10]

六、小 结

本文从针刺补泻的原则及内涵、针刺补泻部位的选取、补泻的操作手法、操作时机 4 个方面对《内经》《难经》的论述进行了梳理。在全面比较了《内经》《难经》两部经典有关补泻刺法的论述后，笔者也发现两者虽然有一些相承关系，但确实存在许多明显的差别，故推断《内经》《难经》中的针刺补泻内容可能出自不同学派的医学理论。

参考文献

［1］赵京生. 针灸经典理论阐释［M］. 2 版. 上海：上海中医药大学出版社，2003：112.

［2］黄龙祥. 中国针灸学术史大纲［M］. 北京：华夏出版社，2001：220.

［3］赵京生. "补泻" 与 "对症" 两类刺法分析［J］. 中国针灸，2012，32（9）：837 – 841.

［4］赵京生. 针灸关键概念术语考论［M］. 北京：人民卫生出版社，2012：370.

［5］马莳. 黄帝内经灵枢注证发微［M］. 北京：科学技术文献出版社，1998：3.

［6］滑寿. 难经本义［M］. 北京：商务印书馆，1956：73 – 74.

［7］阎珂，孙鲁，李静.《难经》非解《内经》之作［J］. 山东中医药大学学报，2002，26（2）：134－137.

［8］黄龙祥. 扁鹊医籍辨佚与拼接［J］. 中华医史杂志，2015，45（1）：33－43.

［9］吕文超.《黄帝内经》与《难经》中针刺补泻的比较研究［D］. 济南：山东中医药大学，2013：14.

［10］任应秋. 中医各家学说［M］. 上海：上海科学技术出版社，1980：8.

（李素云，原文刊载于《针刺研究》2017 年第 42 卷第 1 期）

第六节　针灸多维视角辨治理论探讨

人体是一个复杂系统[1]，人们对其有着多维的认识视角。基于此，对于同一种病证，不同医者或同一医者在不同阶段可能有完全不同的治疗方案，而从不同角度治疗疾病会达到不同的治疗效果。既有针灸辨治理论虽已尽可能呈现针灸的特点或突出针灸的特色，但其仍存在以下尚未解决的问题：①对经典文献中辨治规律总结不够，对原质认识挖掘不足，未能较全面揭示经典理论的关键核心问题；②现有针灸辨治理论体系对针灸疗法本身的特点，如体表刺激、方法多样性及治疗灵活性特点（临床上针灸医生可随时增减腧穴）等体现不足；③对局部取穴的依赖，以及某些重点腧穴的多维效应（如《黄帝明堂经》《甲乙经》载太冲可治近 50 种病证）与腧穴的泛控效应，导致临床对辨治理论（尤其是其高层理念）本身的需求不够，当然这也与理论的模糊表达与"文献化"呈现（古代理论的现代诠释不足）有关。纵观古今相关文献，并结合现代针灸临床实际，发现针灸辨治理论建立难度之大，其指导临床效度之难，让人颇费思量。因对针灸辨治理论规律性内容的研究很有意义，故该方面的研究亟待加强。本文以"辨"为纲，就针灸辨治理论进行初步探讨。

一、辨阴阳而治——据脉而刺

辨阴阳而治，是将人体当下的状态放在阴阳（平与不平，偏颇多少）的角度和高度来考量，而针刺的唯一目的是进行人体阴阳的纠偏使之平衡，这种辨治方法不关注症状与所病脏腑（《素问·三部九候论篇第二十》所谓"无问其病，以平为期"），而是直接针对阴阳（气），当阴阳用针刺调平了，症状自然消失，脏腑自然复和。而判断阴阳状态的诊查方法也仅是据脉——人迎寸口对比脉诊法。

人迎寸口对比脉诊法在《内经》诸篇，如《灵枢·禁服第四十八》《灵枢·终始第九》《灵枢·四时气第十九》等篇中均有论述，其中，《灵枢·终始第九》所载内容最为详尽，其论述之要为："凡刺之道，毕于终始……终始者，经脉为纪，持其脉口人迎，以知阴阳有余不足，平与不平，天道毕矣。所谓平人者不病，不病者，脉口人迎应四时也，上下相应而俱往来也，六经之脉不结动也，本末之寒温之相守司也，形肉血气必相称也，是谓平人。"《灵枢·终始第九》关于据人迎寸口脉法辨治的记述见表3-4。

表3-4　《灵枢·终始第九》关于据人迎寸口脉法辨治的记述

针刺阴阳纠偏	← 所病阴阳	← 人迎脉病	寸口脉病 →	所病阴阳 →	针刺阴阳纠偏
泻足少阳而补足厥阴	病在足少阳	人迎一盛	脉口一盛	病在足厥阴	泻足厥阴而补足少阳
泻足太阳而补足少阴	病在足太阳	人迎二盛	脉口二盛	病在足少阴	泻足少阴而补足太阳
泻足阳明而补足太阴	病在足阳明	人迎三盛	脉口三盛	病在足太阴	泻足太阴而补足阳明
泻手少阳而补足厥阴	病在手少阳	一盛而躁	一盛而躁	在手心主	泻手厥阴而补足少阳
泻手太阳而补足少阴	病在手太阳	二盛而躁	二盛而躁	在手少阴	泻手少阴而补足太阳
泻手阳明而补足太阴	病在手阳明	三盛而躁	三盛而躁	在手太阴	泻手太阴而补足阳明

通过上述内容可以初步得出以下结论：①人迎和寸口脉病之盛是与彼此脉动大小比较而言，与"人迎一盛"相类的表述有《灵枢·经脉第十》记载的"人迎大一倍于寸口"；②据《灵枢·终始第九》所载"持其脉口人迎，以知阴阳有余不足，平与不平"及《灵枢·四时气第十九》所载"气口候阴，人迎候阳也"的内容，可知表3-4中人迎及寸口脉病所对应的"病在足（手）-阳（阴）"之形式表达，主要反映人体阴阳的偏颇（偏颇程度以手足三阴三阳计量），属于辨阴阳范畴，而非传统意义上的经络辨证（与经脉的循行或病候等无关）；③阴阳的偏颇通过补泻表里阴阳经来纠正，如阳盛（一盛）阴衰可泻具有一阳属性的足少阳，补具有一阴属性的足厥阴，依此类推。

《内经》还指出人迎寸口对比脉诊法中人迎脉或寸口脉一者过大，或两者俱大、俱小而不适宜针刺的情况，如《素问·六节脏象论篇第九》记载："故人迎……四盛已上为格阳。寸口……四盛已上为关阴。人迎与寸口俱盛四倍以上为关格，关格之脉赢，不能极于天地之精气，则死矣。"《灵枢·终始第九》记载："少气者，脉口人迎俱少而不称尺寸也。如是者，则阴阳俱不足，补阳则阴竭，泻阴则阳脱。如是者，可将以甘药，不可饮以至剂。如此者弗灸，不已者因而泻之，则五藏气坏矣。"

《内经》已建立起十分完备的以人迎寸口对比脉诊法为诊断依据的阴阳辨治理论体系，可惜后世医家并未全面梳理并传承该理论，该理论在后续中医发展史上几近消亡。直到今天，这一重要理论才陆续引起一些学者的关注[2]65-76,[3-8]，并且被极少数临床医者如祝华英先生应用[9]。值得一提的是，有医者认为人迎寸口对比脉诊法实为双手左右桡动脉的对比，即左手（关前一分）为人迎，右手（关前一分）为寸口，依此可辨别阴阳偏颇情况，并可精确判断六经病及达到处方"一剂知，数剂已"的治疗效果[10]。这很值得我们研究、思考与实践验证。

二、辨经络（脏腑）而治

就现有文献来看，经络辨治与经络理论几乎是同时出现的。经络辨治内容最早载于出土医帛书（《足臂十一脉灸经》《阴阳十一脉灸经》）及医书竹简（《脉书》），完备于《灵枢》。经络辨治是最早的中医辨证方法，早于《伤寒论》记载的六经辨证。

作为针灸理论最基本及重要的构成，经络及其理论似应作为针灸辨治的主要切入视角，但有专家指出，经络辨证仍处于理论探讨多于实际应用的状态，其方法仍被淡化，病证的诊治多沿用内科辨证施治体系[11]。其实，经络辨证对于临床的实际指导意义很大，如治疗肩周炎（肩痹）一病，若分经论治，肩前痛取手太阴经鱼肩穴，肩上痛取手阳明经三间穴，肩后痛取手太阳后溪穴，同时找准腧穴针入（找准条索状物，《灵枢·周痹第二十七》谓"故刺痹者，必先切循其下之六经，视其虚实，及大络之血结而不通，及虚而脉陷空者而调之，熨而通之，其瘛坚，转引而行之"），皆能针入痛解或使肩部活动立刻改善[12]58-61。经笔者实践，发现肩周炎分经论治，其疗效之速及远期康复效果（加针足阳明胃经腧穴后）远超肩周局部针灸治疗。

经络辨治不仅仅是对人体纵向规律的总结与应用，还是对经络本身的气血阴阳特点等的总结。经络辨治的思路主要有以下几点：①病痛（病变）部位的经络循行归属（包括经别、经筋、皮部）判断；②据病变症状判断何经脉病候（取五输穴以治）或何络脉病候（取络穴以治）；③据病情判断气血状况而为何经所主，如《灵枢·根结第五》记载"痿疾者取之阳明"，痿证的发生多为气血不足，筋肉失养，而"阳明常多气多血"（《素问·血气形志篇第二十四》），痿证可辨为阳明经病，而治疗则可"独取阳明"（《素问·痿论篇第四十四》）；④根据病变层次与特点及经络阴阳属性而辨治，如"太阴主内，太阳主外"（《灵枢·营卫生会第十八》），外证、表证可以从（足）太阳入手辨治；⑤根据疾病发作或加重的时间辨经络归属（经脉主时），然后取本经输穴（五输之输）治疗（《灵枢·顺气一日分为四时第四十四》云"病时间时甚者，取之输"）；⑥根据皮部"血络"诊查，辨所病经络（何经所循行区），"视其血络，尽出其血"（《灵枢·寿夭刚柔第六》），再"视其受病之经，灸刺之"（《医学纲目·卷十五·头风痛》）[13]。辨明何经所病之后，针灸取穴的思路很多，医者可考虑"依经以探穴"及结合五输穴特点、经脉起止穴、全息规律的应用等来取穴。

脏腑辨治主要是依据特征性兼症（咳嗽兼遗尿辨为膀胱咳）、一组相关症候群及病变组织官窍的脏腑归属来判定病在何脏何腑，而取穴时既可取以脏腑立论的腧穴，如俞募穴、原穴、下合穴[2]95-98，也可以取相应本经腧穴治疗；另有一种判别方法来源于对腧穴的诊查，如俞募穴的阳性反应（如腹痛证，天枢按压痛辨大肠，关元按压痛甚辨小肠）、原穴的脉动与凹陷等[14]。《内经》关于脏腑辨治内容的论述颇多，现代关于该内容的探讨及临床应用亦较多，本文不进行赘述。

脏腑辨治与经络辨治的关系，在"辨"上存在认识人体视角的差异性；在"治"上，因于脏腑－经脉的一体关联，二者可有取穴思路的一致性，也可依不同的腧穴立论原理而取穴施治。如用针灸治疗表证，采用脏腑辨治需从肺（经）入手，采用经络辨治则需从（足）太阳入手（而肺与足太阳也存在相关性，为"别通关系"）。再如鼻病，从脏腑视角多辨为肺病（取肺之俞募或肺经腧穴治疗皆可），而从经络视角可辨为手阳明、足阳明、足太阳等病（《灵枢·热病第二十三》曰"苛轸鼻，索皮于肺"，《素问·热论篇第三十一》曰"阳明受之，阳明主肉，其脉侠鼻络于目，故身热目疼而鼻干"）。脏腑辨治与经络辨治的辨治思路对同一个病证均有较好的治疗作用，脏腑辨治主要为"泛控"及"点控",而经络辨治主要为"线控"。

三、身形辨治

身形辨治的主要内容包括部位辨治与五体(皮、肉、脉、筋、骨)辨治,对此《内经》多篇均有记载。部位辨治中"辨"的内容比较简单、直接,就是立足于病变部位(不考虑其所归属经脉和脏腑所主),而"治"的视角则很广泛,主要有:①患病局部针灸(如《灵枢·经筋第十三》言"治在燔针劫刺,以知为数,以痛为输");②身体各处全息对应部位针刺(如《灵枢·五色第四十九》载"阙上者,咽喉也"),针阙上治咽喉痛效佳;③人体病患之交叉、前后、左右、上下对应部位治疗(如《素问·缪刺论篇第六十三》所载巨刺、缪刺之法,《素问·阴阳应象大论篇第五》"故善用针者,从阴引阳,从阳引阴,以右治左,以左治右"之论等);④比类取象治疗(《素问·示从容论篇第七十六》谓"夫圣人之治病,循法守度,援物比类,化之冥冥,循上及下,何必守经"),如三角肌外在形态可取象于鼻,故三角肌正中点(董氏奇穴称为"肩中穴")和三角肌两侧凹陷(象形鼻孔)可治疗鼻疾,再如,头部疾患可针手指头或脚趾头的任意点来进行治疗,因指(趾)头可取象于头部。

关于五体辨治,《素问·痹论篇第四十三》载有五体痹之"辨":"痹在于骨则重,在于脉则血凝而不流,在于筋则屈不伸,在于肉则不仁,在于皮则寒。"《内经》诸篇又提出五体痹之"治":"病在筋……刺筋上为故……病在肌肤……刺大分小分……病在骨……深者刺无伤脉肉为故"(《素问·长刺节论篇第五十五》);"在骨守骨,在筋守筋"(《灵枢·终始第九》);"病在脉,调之血;病在血,调之络;病在气,调之卫;病在肉,调之分肉;病在筋,调之筋;病在骨,调之骨"(《素问·调经论篇第六十二》)。五体辨治的意义不仅仅在于局部治疗("以痛为腧")及针灸层次,更在于五体的效应,如筋病刺远离病患部位相关之筋亦可产生治疗效应(男性前阴之"筋"病,可刺示指桡侧之筋治之),即全身之筋(皮、脉、肉、骨)具有"共鸣"效应。

另外,刺中不同的组织结构还有其相应的脏腑效应。《灵枢·官针第七》记载:"凡刺有五,以应五藏……半刺者……以取皮气,此肺之应也……豹文刺者……中脉为故……此心之应也……关刺者……尽筋上……此肝之应也……合谷刺者……针于分肉之间……此脾之应也……输刺者……深内之至骨……此肾之应也。"《灵枢·九针十二原第一》提出："皮肉筋脉各有所处，病各有所宜，各不同形，各以任其所宜。"反过来说，若出现不同脏腑疾患取同一腧穴治疗的情况，可以选择在"治"上刺中不同组织结构，如心病取太冲可刺中太冲脉动处，肝病取太冲可刺中太冲筋上。

四、四海辨治

四海指人体具有集合气、血、水谷、髓 4 类物质与功能的身体组织或区域，是针灸理论中颇具特色的内容。《灵枢·海论第三十三》对其发生病变的情况有着明确的记载，且对其相应指向性刺激部位（输、合）也有明确规定，具体记述内容见表 3 – 5。

表 3 – 5 《灵枢·海论第三十三》关于四海辨治的记述

四海		病证表现	取穴治疗思路
气海	有余	气满胸中，悗息面赤	其输上在于柱骨之上下，前在于人迎
	不足	气少不足以言	
血海	有余	常想其身大，怫然不知其所病	其输上在于大杼，下出于巨虚之上下廉
	不足	常想其身小，狭然不知其所病	
水谷之海	有余	腹满	其输上在气街，下至三里
	不足	饥不受谷食	
髓海	有余	轻劲多力，自过其度	其输上在于其盖，下在风府
	不足	脑转耳鸣，胫酸眩冒，目无所见，懈怠安卧	

由表 3 – 5 不难看出，《内经》将一组相关症候群非常清晰地辨为其中一海之病（有余或不足），并提出相应的治疗方案。例如，临床上治疗精神分裂症（表现为"髓海有余，则轻劲多力，自过其度"）时，常采用在头顶（即所谓"盖"）散刺出血及在风府穴针刺（用泻法）的方法，该方法具有较好的疗效[12]63。

五、其他辨治

除以上辨治方法外，针灸学中还有营卫辨治、标本根结辨治、虚实寒热表里辨治、六淫七情辨治等方法。如对于营卫辨治，针灸有自身特殊的立意与角度，对此前人的相关论述已有不少，笔者在此仅探究关键问题。针灸学中的"辨"与中医内科学中的"辨"相差无几，针灸学中的"治"则颇有讲究，《灵枢·寿夭刚柔第六》记载："有刺营者，有刺卫者……刺营者出血，刺卫者出气。"也就是说，针灸时刺血，或在用毫针针刺时出现出针出血的情况，均可视为调营，而并非一定刺中"脉"（尽管《灵枢·营卫生会第十八》有"营在脉中，卫在脉外"之论）才是调营之病。再如对于根结辨治中的"根"与"结"这对逻辑关系，学者们大都倾向于强调"根"的重要作用，强调其之于"结"具有根本性治疗效应[15]。其实，"结"在"辨"中的意义重大——"根"是治疗的一端，"结"是诊断的一端。《灵枢·根结第五》谓："厥阴根于大敦，结于玉英，络于膻中。"若玉英发生病变，或膻中压痛，可诊为足厥阴之病，治疗可取大敦穴。又如六淫辨治，针灸学是仅需辨明所病病邪而治，其所对应的取穴或方法则可分别选用泻火穴（或泻火方法）、利湿穴（或祛湿方法）、祛风穴等，这些选穴虽与脏腑经脉不无关联，然与其腧穴部位特点密切相关，这在《素问·水热穴论篇第六十一》中有所体现。

针灸辨治还有一些相对简单的思维，今之临床也颇常使用。辨"症"而治和辨"病"而治，即根据发病主症或西医病名，选取具有特异性效应的相关腧穴或方法进行治疗。依症（西医病）而治的这种具有线性思维的针灸治疗理论更易跨文化与跨学科交流与传播，适合初学者及大众学习。

六、小结

以上所述辨治思路，均具有独立辨治意义，医者可依某一视角专注而践，亦可根据临床具体情况择宜而用，或综合多个角度辨治。人体的各部位、组织结构、深浅层次等之间的复杂联系与效应关联，使得针灸多维视角的辨治皆可取效（没有所谓标准或指南可言）。笔者甚至认为，针灸疗法是认识人体生命科学规律（尤其是体表刺激对内脏的效应规律）最重要的法门与突破口。

不论是从中医视角还是从西医视角看，人体都是极为复杂却又有规律可循的系统，当以不同的辨治视角采用针灸治疗均取得佳效时，会让我们对针灸疗法，乃至对人体生命科学充满敬畏。然而当一个研究者或临床家按照他所坚持的思路在研究或实践中获得了他所预期的结果或取得特别好的治疗效果时，他却往往会执着于己见，而忽视或否认其他规律存在的可能性，甚或走进"盲人摸象"的误区。认知的提升，在于先打破"我执"，站得远与高才能去观察与感受真理。谨以此，共勉之。

参考文献

［1］佘振苏，倪志勇. 人体复杂系统科学探索［M］. 北京：科学出版社，2012：105 - 115.

［2］赵京生. 针灸经典理论阐释［M］. 2 版. 上海：上海中医药大学出版社，2003.

［3］孙英霞. 人迎寸口脉法经脉辨证意义的研究［D］. 南京：南京中医药大学，2001.

［4］高建芸，赵京生. 人迎寸口脉法及其对针灸临床的指导意义［J］. 中国针灸，2003，23（7）：427 - 428.

［5］刘兵. 表里关系的经脉理论研究——基于两种经脉模式认识的古代文献理论分析［D］. 南京：南京中医药大学，2011.

［6］陈振华.《内经》人迎寸口脉法演变理论探讨［D］. 北京：北京中医药大学，2011.

［7］王栋，常虹，刘兵，等.《黄帝内经》人迎寸口脉法的解读与思考［J］. 中华中医药杂志，2014，29（10）：3059 - 3061.

［8］黄英恒，李瑞.《内经》与《脉经》人迎寸口脉法之辨析［J］. 中国针灸，2015，35（5）：493 - 496.

［9］祝华英. 黄帝内经十二经脉揭秘与应用［M］. 北京：世界图书出版公司，1998：11 - 17.

［10］王伟. 拨开迷雾学中医：重归中医经典思维［M］. 北京：中国中医药出版社，2014：42 - 51.

［11］赵吉平，陈晟. 从"辨"与"治"谈针灸临床中辨证方法的择宜而用［J］. 北京中医药大学学报（中医临床版），2012，19（5）：1 - 6.

［12］高树中. 一针疗法——《灵枢》诠用［M］. 修订版. 济南：济南出版社，2007.

［13］刘兵. 血络诊法及意义［J］. 中国针灸，2016，36（9）：975 - 978.

［14］刘兵. 腧穴诊断理论初探［J］. 中国中医基础医学杂志，2016，22（5）：666 - 667，705.

［15］赵京生. 针灸学基本概念术语通典［M］. 北京：人民卫生出版社，2014：289 - 291.

（刘兵，原文刊载于《中国针灸》2017 年第 37 卷第 6 期）

第四章　理论中的"术"

第一节 论《脉书》"相脉之道"的诊断价值

"相脉之道",是张家山《脉书》中论述脉诊法的重要内容,位于全篇之末。其主要内容共 68 字,缺 5 字,原文如下:

"相脉之道,左×××××按之,右手直踝而篲之。它脉盈,此独虚,则主病。它脉滑,此独涩,则主病。它脉静,此独动,则生病。夫脉固有动者,骭之少阴,臂之钜阴、少阴,是主动,疾则病。"

具体来看,此处提到的脉诊法主要有 3 种,依其诊法特征,试分别命名为弹脉法、多部比较脉法和固动脉法,笔者将对此 3 种脉诊法分别进行阐述。

一、弹脉法

弹脉法,《脉书》记述为"左×××××按之,右手直踝而篲之"。类似内容在《素问·三部九候论篇第二十》中也有记载,《素问·三部九候论篇第二十》云:"以左手足上,上去踝五寸按之,庶右手足当踝而弹之。"马继兴对比了《甲乙经》及《太素》中的相关内容,认为《素问》中的文字存在错讹现象,致使文义难明,当以《甲乙经》本为是,即"以左手于足上去踝五寸而按之,以右手当踝而弹之"为是。[1] 后在敦煌医药残卷(以下简称"残卷")中我们发现了这段文字的古本轶文:"以左手去足内踝上五寸,指微按之;以右手指当踝上微而弹之。"这进一步确证了马继兴以《甲乙经》本为是的观点。

马继兴将此法的操作步骤用现代语言表述为:"医生将左手放在病人足内踝的上方五寸处压按,同时用右手手指弹动内踝,在左手处即可出现相应的波动感觉"。[1] 通过对既往注家论述及现代解剖学内容的研究,孟琳升认为弹脉法的诊察对象为下肢大隐静脉在内踝前方的一段。[2]《脉书》并未提及弹脉法的诊断价值,但《素问》和残卷对此均有记述。

其应过五寸以上,蠕蠕然者不病;其应疾,中手浑浑然者病;中手徐徐然者病;其应上不能至五寸,弹之不应者死。是以脱肉身不去者死。(《素问·三部九候论篇第二十》)

其脉中气动，应过五寸已上，需需然者，不病也（蠕蠕者，来有力）；其气来疾，中手悍悍然者，病也（悍悍者，来无力也）；其气来徐徐，应上不能至五寸，弹之不应手者，死也（徐徐者，似有似无也）。其肌肉身充，气不去来者，亦死（不去来者，弹之全无）。（残卷编号 P. 3287）

对比这两段文字，发现其大义基本相同，即通过对左手指下脉动感觉的辨识，来判断疾病的有无和预后死生。对比正常脉象与死脉象后不难发现，二者主要区别在于"应"是否能到达踝以上 5 寸处。所谓"应"，即"右手当踝而弹"时，左手指下出现的波动感。正常脉象可过于 5 寸处，而死脉象则不能达到 5 寸处。也就是说，在应用弹脉法时，通过诊察脉动感是否可以传导至踝上 5 寸处，可判断病人死生。

对于脉象中"中手（气来）徐徐"一条，《素问》与残卷记载有异，《素问》云主病，残卷谓主死。考《甲乙经》及《太素》文，其义均同《素问》。《说文·彳部》曰："徐，安行也。"《广雅·释诂四》曰："徐，迟也。"《广韵·鱼韵》曰："徐，缓也。"王冰注曰："徐徐，缓也。"马莳、张介宾、张志聪等注家所注皆同此义，可知此处"徐"为迟、缓之义，残卷注文"似有似无"于义欠妥。如此，"中手（气来）徐徐"，指左手指下波动感传递速度较慢，但仍可到达踝上 5 寸处。根据以上"决死生"的判断原则，"徐"不属于死脉，当属病脉象。

另一病脉象为"其应疾，中手浑浑然"。其中"浑浑然"，残卷作"悍悍然"。《说文》记载的"悍，厚重也"与"其应疾"之义颇为不合，残卷注"来无力也"亦与之不合，故"悍"为"浑"之误。"浑浑然"，历代医家多注释为"混浊""乱"。崔锡章对此有详细考证，他认为"浑浑"音、义皆同"滚滚"，为"水奔流不绝貌"[3]。此二病脉象中，"浑浑然"与"徐徐然"相对。张志聪指出："其应疾而中手浑浑然者，急疾而太过也。徐徐然者，气之不及也。故皆主病。"故前者有余，后者不足，均主病。

相比之下，正常脉象为"蠕蠕然"。对于"蠕蠕然"，杨上善注"动不盛也"，张介宾云"蠕蠕，虫行貌，谓其柔滑而匀和也"，张志聪曰"蠕蠕，微动貌，气之和也"，各医家所注均大致相同。再考"蠕"之本义，《集韵·獮韵》曰"蝡，或作蠕"，《说文》曰"蝡，动也"，《辞源·虫部》记载"蠕，虫爬行貌，微动"。"蠕蠕然"即微动平和貌，与"浑浑然"之太过、"徐徐然"之不及形成对比。

可见，弹脉法的诊断价值主要体现为判断疾病的有无和预后。对从事诊疗工作的医生而言，判断疾病的有无和预后无疑是首先需要面对的问题。此外，关于弹脉法对疾病属性的判断，《脉书》与《素问·三部九候论篇第二十》中均未明确提及。不过，从《素问·三部九候论篇第二十》将病脉象"浑浑然"与"徐徐然"相对举的表达形式上看，著述者已经意识到弹脉法对病性虚实具有一定的诊断价值。

二、多部比较脉法

《脉书》记载："它脉盈，此独虚，则主病。它脉滑，此独涩，则主病。它脉静，此独动，则生病。"从内容上看，比较脉法主要通过对人体不同脉动部位的脉象进行对比来判断病位所在。《素问·三部九候论篇第二十》记载："帝曰：何以知病之所在？岐伯曰：察九候独小者病，独大者病，独疾者病，独迟者病，独热者病，独寒者病，独陷下者病。"

比较脉法判断病位的依据，是在多个脉动部位中，发现脉象与众不同的一处，并将该处作为病位所在，简言之，即"独处藏奸"。不过，如果病脉并非一处，或数脉同病，或病虽有先后，但就诊时已无法区别，此时可能出现3处脉滑、3处脉涩，或2处脉动、3处脉静的情况，这时应用比较脉法则难以准确判断病位所在。

三、固动脉法

《脉书》谓："夫脉固有动者，骭之少阴，臂之钜阴、少阴，是主动，疾则病。"也就是说，在正常状态下，足少阴、手太阴、手少阴3条脉的脉象为"动"脉。若此3条脉的脉象有异，说明该经脉处有疾病发生。

固动脉法与比较脉法在诊断原理上存在明显差异。比较脉法属于对比脉诊法，其判断脉动是否异常的依据，是不同经脉之间脉动程度的差异[4]。而固动脉法判断脉动是否异常的依据，为该脉脉象是否符合正常脉象。如果说二者都是通过对比来判断疾病的有无，那么比较脉法对比的内容是不同脉动处的脉象，而固动脉法对比的则是同一脉动处的脉象。不过，固动脉法判断有无疾病的标准是"是主动，疾则病"，这颇令人费解。这里提到了"动"

和"疾"两个脉象，其义可与《素问》所载弹脉法内容相参。

按上文分析，弹脉法中的平人脉象为"蠕蠕然"。蠕的本义，虽为描述虫爬行的状态，但如《说文》所云，其关键在于"动"。弹脉法中的"动"与上文"应"的实际意义并无差别，均指"右手当踝而弹"时，左手指下出现的波动感。不过，通过"蠕蠕然"的脉象描述，杨上善将平人脉象的"动"解释为"动不盛也"，张志聪将其解释为"微动貌"。

在弹脉法中，与"动"相对的脉象为"不动"，即"应上不能至五寸，弹之不应"，为死象。"徐"与"疾"作为一对脉象，在弹脉法中分主虚实属性的疾病。而在固动脉法中，与"动"相对的脉象为"疾"。"动"脉主常，"疾"脉主病。这种根据脉象判断疾病有无的方法，在本质上与弹脉法相吻合。

同时，弹脉法与固动脉法在诊断意义上存在明显差异。弹脉法除用以判断疾病有无外，还有一个更重要的价值，即"决死生"，弹脉而气不至则死。而足少阴、手太阴、手少阴三脉动处的诊断价值在于判断本脉疾病的有无，而不在于"决死生"。故《灵枢·逆顺肥瘦第三十八》说："少阴之脉独下行何也？……故别络结则跗上不动，不动则厥，厥则寒矣。"

四、"相脉之道"的启示

从上文可知，"相脉之道"中提到的3种脉诊方法，即弹脉法、比较脉法和固动脉法，具有各自的诊断价值。弹脉法的价值主要是决预后死生，断有无疾病。比较脉法和固动脉法的诊断价值则是通过不同的方式，判断病位所在。从临床医生的角度来看，这3种脉法所体现的正是临床诊病的过程。首先明确预后死生，将可确定的死证病人排除；其次判断有生机的病人是否存在疾病，将平人与病人区别开来；最后判断病位，决定针灸治疗的位置和次第。三者中，又以断病位的诊察内容最为复杂，故医者须参合比较脉法与固动脉法对其详加辨析。

有关通过脉诊以决死生、定平病、断病位的内容，在《内经》中有大量记载，如《素问·脉要精微论篇第十七》《素问·平人气象论篇第十八》《素问·玉机真脏论篇第十九》《素问·三部九候论篇第二十》等，均为论述诊法（尤其是脉诊法）内容的专篇。从以上各篇所载内容之丰富，论述之严谨来看,《内经》脉诊法的理论化程度远高于《脉书》。而《脉书》精炼的文字和内容为脉诊法确立了基本的诊断原理,如通过脉象的有余和不足可确定病性的虚实,通过对比不同脉动部位的脉象或通过与正常脉象进行对比可确定病位所在。这些脉诊原理在《内经》中得到了广泛应用。《脉书》记载的弹脉法在决死生方面的价值具有不可替代性。然而,这一诊法及其独特的诊断价值在《内经》中已经不甚显明[5],其原因何在?对预后死生具有重要指导价值的弹脉法,其临床价值究竟如何?这些都是值得我们认真研究的问题。

五、小结

本文通过分析《脉书》"相脉之道"中论及的3种脉诊法,即弹脉法、多部比较脉法和固动脉法,介绍了不同脉诊法的诊断价值。笔者认为,弹脉法的价值主要是判断疾病的有无和预后,比较脉法和固动脉法的诊断价值主要是判断病位所在。

参考文献

[1] 马继兴. 继敦煌残卷中发现《内经》古诊法后的再发现 [J]. 甘肃中医学院学报,1990,7 (4):10 - 12.

[2] 孟琳升.《素问·三部九候论》"弹踝"启悟 [N]. 中国中医药报,2007 - 08 - 09 (5).

[3] 崔锡章. 中医要籍重言研究:阅读中医古籍必懂的词汇 [M]. 北京:学苑出版社,2008:12 - 15.

[4] 赵京生. 经脉与脉诊的早期关系 [J]. 南京中医药大学学报(自然科学版),2000,16 (3):168 - 171.

[5] 赵京生. 针灸经典理论阐释 [M]. 2 版. 上海:上海中医药大学出版社,2003:64.

(王宝华,原文刊载于《北京中医药》2015 年第 34 卷第 9 期)

第二节　血络诊法及意义

血络一词，首见于《内经》。血络是体表显现的颜色和充盈度异于周围的小血管，病理性血脉与此概念相同。[1]临床常见的刺络放血，即刺破血络来治疗疾患的方法，被认为是治疗疑难杂症[2]和顽固性病症[3-5]的重要方法之一，古埃及医生[6-7]及藏医[8]也常用此法治病。《灵枢·九针十二原第一》提出："审视血脉者，刺之无殆。"刺络的前提是要对血脉（血络）进行清晰的诊察（审视）。

一、血络诊法的内涵

（一）察血络之色

关于血络颜色的诊察，《内经》多篇都有论及，不同篇章所述内容大致相同（见表 4-1），只是《素问·皮部论篇第五十六》构建了似更全面的五行五色理论模式，使色与病的对应关系与中医基本色诊规律保持一致。

表 4-1　《内经》不同篇章对血络色诊的描述

颜色	《灵枢·经脉第十》	《灵枢·论疾诊尺第七十四》	《素问·皮部论篇第五十六》
赤	赤则有热	多赤多热	黄赤则热
青	青则寒且痛	多青多痛	多青则痛
黑	留久痹	多黑为久痹	多黑则痹
白	—	—	多白则寒
多色皆见	寒热气	寒热身痛	寒热

就《内经》对这些内容的反复表述来看，血络颜色与病相关的真实性相对较高，即有其色则有其相应病证。但《素问·经络论篇第五十七》却云："夫络脉之见也，其五色各异……阴络之色应其经，阳络之色变无常，随四时而行也。寒多则凝泣，凝泣则青黑，热多则淖泽，淖泽则黄赤，此皆常色，谓之无病。"同样是络脉颜色的异常，前者诊有疾，后者断无病，这是为何？

欲解答这个疑问，首要回答的问题是阳络是否就是血络。张介宾认为"浅而在外者，是为阳络"，高士宗指出"阳络在外，外浮于皮"，可见阳络是外浮于体表的络脉，阳络之义与《素问·皮部论篇第五十六》中的浮络之义一致；而血络是对病理状态下的浮络的特殊称呼。那么阳络随四时而发生颜色的变化，为何"谓之无病"呢？这与中医学"因时制宜"的观念有关，一如脉诊中的"春浮、夏洪、秋弦、冬沉"。

（二）诊血络形态

对于血络形态，《内经》进行了形象化的描述，这些描述直观且朴素，如《素问·刺腰痛篇第四十一》言"累累然""结络如黍米"等，《灵枢·九针十二原第一》言"血脉者，在腧横居，视之独澄，切之独坚"，《灵枢·血络论第三十八》指出"血脉者，盛坚横以赤，上下无常处，小者如针，大者如箸"。明代医家张介宾将《灵枢·经脉第十》中的"故诸刺络脉者，必刺其结上"一句中的"结"解释为"粗突倍常"，张介宾认为皮肤所浮现络脉的异常充盈之处即血络所在。由血络形态的异常，不难推测出其直接病理当为"邪血所聚"，张介宾言"此以血之所聚……若血聚已甚，虽无结络，亦必急取之以去其邪血"，张志聪谓"血气有所留积，则失其外内出入之机"。《内经》将血络中所流积之血称为"恶血"（《灵枢·五邪第二十》）。

（三）诊治与转归

《内经》对血络的初始态度往往是诊、治合一的，并强调需使血络中的"恶血""尽出"。《灵枢·血络论第三十八》曰："血脉者……则而泻之万全也。"《灵枢·寿夭刚柔第六》曰："视其血络，尽出其血。"《素问·疟论篇第三十五》曰："审候见之在孙络盛坚而血者皆取之。"《素问·缪刺论篇第六十三》曰："皮部有血络者尽取之。"《内经》还提出血络"诊而未治"的两个转归，即奇邪入经和留而发痹。①奇邪入经，《内经》认为若血络中邪血不出，易入于经脉，导致他疾，如《素问·调经论篇第六十二》说："视其血络，刺出其血，无令恶血得入于经，以成其疾。"《素问·离合真邪论篇第二十七》言："邪去络入于经也，舍于血脉之中。"②留而发痹，《灵枢·经脉第十》提出："诸刺络脉者，必刺其结上，甚血者虽无结，急取之以泻其邪而出其血，留之发为痹也。"有意思的是，《内经》认为在发痹而又见血络的情况下，仍应刺血，如《灵枢·寿夭刚柔第六》言："久痹不去身者，视其血络，尽出其血。"总之，见血络，必刺之。

（四）反应性诊断

反应性诊断，即在刺血络后观察病人出血状况及身体反应，以进一步深入分析病人病机或体质，并得出辨证结论。这是一种反推式的诊断方法，是《内经》所载诊断理论中极具特色的内容，但现代文献中却少有关于此问题的探讨。《灵枢·血络论第三十八》对刺血络反应性诊断的描述见表4-2。

表4-2　《灵枢·血络论第三十八》对刺血络后反应性诊断的描述

刺血络后的反应	对病人机体状态的判断
刺血络而仆	脉气盛而血虚
血出而射	血气俱盛而阴气多
血少黑而浊	阳气蓄积，久留而不泻
血出清而半为汁	新饮
发针而肿	阴气积于阳
血出若多若少而面色苍苍	阴阳之气，其新相得而未和合
发针而面色不变而烦悗	虚经之属阴
多出血而不动摇	阴阳俱有余

由表4-2不难看出，刺血络后的不同反应对应病人机体的不同状态，根据这些诊断结论进行后续调理是必要且可行的，这比见血络而知"邪血所聚"的初级诊断要高深许多，是血络诊法理论内容的延伸与提升。

（五）特殊血络诊

这里所关注的主要是眼睛血络的特殊诊法。《内经》分别从所病经脉及判断死生角度对眼睛血络的特殊诊法进行了论述。《灵枢·论疾诊尺第七十四》曰："诊目痛，赤脉从上下者，太阳病；从下上者，阳明病；从外走内者，少阳病。"《灵枢·寒热第七十》载："反其目视之，其中有赤脉，上下贯瞳子，见一脉，一岁死；见一脉半，一岁半死……见赤脉不下贯瞳子，可治也。"之后随着中医眼科学的发展尤其是"五轮""八廓"学说的提出，眼睛血络的特殊诊法不断提高，人们通过诊察眼睛血络可辨别具体脏腑病位及病况，如

《证治准绳·杂病》谓："五轮……故凡病发则有形色丝络显见，而可验内之何脏腑受病也。"《审视瑶函·勿以八廓为无用论》言："轮以通部形色为证，而廓惟以轮上血脉丝络为凭。或粗细连断，或乱直赤紫，起于何位，侵犯何部，以辨何脏何腑之受病，浅深轻重，血气虚实，衰旺邪正之不同，察其自病传病，经络之生克逆顺而调治之耳。"

二、理论与临床意义

（一）理论意义

作为传统医学中相对独立的一门学科，针灸学拥有自身特色理论体系这一点已为业界所共识。但通过对当前所知针灸理论框架结构的分析，发现目前人们对针灸诊法理论的探索明显不足，甚至整体缺失。针灸诊法理论内容其实颇为丰富，包括特色脉诊、血络诊法、穴位诊断、标本根结诊察、身形诊察、经脉按诊、经脉病候问诊等，其中，脉诊显然是以辨气（据"脉中气动"辨阴阳、辨脏腑、辨经脉、辨部位）为主，而血络诊则以辨血（据"邪血所聚"辨何络、何经、何皮部所病）为主，二者互补，共同构成针灸气血辨证理论的基础，同时二者也是针灸特色诊法理论的核心。

按医学理论的一般体系构成来说，血络诊法是针灸刺络理论之动态结构的先行要素，它深刻影响着刺络理论中的刺法理论和治疗理论（见图 4-1）。刺法涉及"如何刺"的问题，《灵枢·经脉第十》指出："诸刺络脉者，必刺其结上。""结上"是对血络形态的判断，而"必刺其结上"是刺法的操作要领。治疗，一则使"恶血尽出"，再则需"后视其受病之经，灸刺之"（《医学纲目·卷十五·头风痛》）。显然，刺法和治疗的操作与治则不同。将刺法和治疗区分开来，有利于针灸诊疗流程与理论的规范。

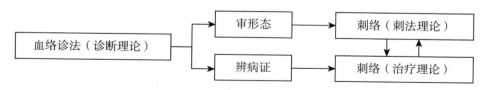

图 4-1　血络诊法与刺络疗法的关系

古人早期对络脉理论、皮部理论的认识与构建，与其对血络的诊察密不可分。血络即浮现于体表皮部的病理性络脉。《灵枢·经脉第十》论述了络脉与血络诊察（形态与颜色）的微妙关系，云："诸脉之浮而常见者，皆络脉也……诸络脉皆不能经大节之间，必行绝道而出，入复合于皮中，其会皆见于外。故诸刺络脉者，必刺其结上……凡诊络脉，脉色青则寒且痛，赤则有热。"基于古人对血络直观、朴素的认识，可以推测出络脉具有"皆不能经大节之间""复合于皮中"的循行特点。《灵枢·刺节真邪第七十五》记载："一经上实下虚而不通者，此必有横络盛加于大经，令之不通，视而泻之，此所谓解结也。""横络"为络脉"支而横者为络"（《灵枢·脉度第十七》）的内涵提供了病理表现的佐证，并使络脉与经脉区分开来。《素问·皮部论篇第五十六》曰："欲知皮部以经脉为纪者，诸经皆然……阳明之阳……视其部中有浮络者，皆阳明之络也，其色多青则痛……络盛则入客于经。"这是以经"纪"皮部，以皮部"纪"浮络，将"经脉－皮部－浮络"划归统一区域（共12个区）的方法。同时，因易于审察，浮络反过来成为探索和分析皮部及经脉的先行要素。

（二）临床意义

《内经》对病理性络脉的认识是建立在古代诊察方法基础上的，该认识有着很强的实践性[9]。《内经》以审（《灵枢·九针十二原第一》云"审视血脉"）、视（《素问·皮部论篇第五十六》云"视其部中有浮络者"）、相（《灵枢·血络论第三十八》云"相之奈何"）、索（《素问·三部九候论篇第二十》云"索其结络脉"）等字来表达血络诊察，其用意可见一斑。由本文前面所述可知，及时并仔细诊察血络，且将"恶血"除之，有利于防止他病（"奇邪入经"或"留而发痹"）产生，具有提早诊断的意义，甚至有"治未病"的价值。另外，对于某些病人来说，若不将血络诊察出来并刺络放血，而仅针刺穴位，往往疗效不佳，尤其是对于临床多次针刺无效者，更应考虑血络治疗。高树中教授治疗经前期头痛病人，初用头维针刺，无效，后在头维处刺血络出血（高师所辨：经期头痛，在血不在气，在血者当刺血，在气者才调气），当即痛止[10]。

血络诊法除可诊断体内有"邪血所聚"之外，对具体疾病的判断也有着积极的意义。特定部位的血络可以直接判别相关病证情况，如《灵枢·经脉第十》论及鱼际处血络与胃的关联时曰："胃中寒，手鱼之络多青矣；胃中有热，鱼际络赤，其暴黑者，留久痹也；其有赤有黑有青者，寒热气也。"《灵枢·水胀第五十七》曰:"鼓胀何如?……腹胀身皆大,大与肤胀等也,色苍黄,腹筋起,此其候也……先泻其胀之血络,后调其经,刺去其血络也。"有医者通过临床观察发现:痛证病人异常血络出现的部位基本固定,且有一定规律性,即循经性,如腰痛病人多在腰骶部及委中、委阳附近有血络出现,偏头痛病人血络常出现在太阳、丝竹空附近及耳背处。[1]

临床根据血络位置的不同,辨别其所在皮部及所属经脉(循行),便可系统调治病人身体。明代医家楼英在《医学纲目·卷十五·头风痛》中云:"尝治一老妇人头痛,久岁不已,因视其手足有血络,皆紫黑,遂用三棱针尽刺出其血,如墨汁者数盏,后视其受病之经,灸刺之,而得全愈。即经所谓大痹为恶,及头痛,久痹不去身,视其血络,尽出其血是也。"楼氏言"视其受病之经,灸刺之",这说明血络诊法的治疗意义绝非仅是刺血络出血,还要根据血络所在经脉进一步进行针灸治疗(循经取穴后,或针或灸)。据前文可知,进一步观察刺血络后病人的反应,还可全面审查病人整体身体状态、病机、体质等。总之,血络诊法在临床中具有实际意义,当前我们对它的了解与应用多流于浅表,应进一步进行研究与临床实践。

三、小结

综上所述,血络诊法既具有丰富而深刻的内涵,又具有独特而深远的理论意义及临床价值。血络诊法可以作为针灸临床乃至中医各科临床的诊察指导和应用参考,在针灸理论体系中有着不可或缺的地位。同时,针灸理论及其临床研究启示我们,不能囿于既有理论框架和当前临床现象,而是要深入理论产生的源头,尽量科学、客观地还原理论建立的本真含义,挖掘其临床价值,如是,才能推动针灸理论及临床的发展。

参考文献

[1] 赵京生. 针灸学基本概念术语通典. [M]. 北京:人民卫生出版社,2014:1387,1392.

[2] 郑良希,谢克庆,谢克蓉,等. 刺络治病在临床疑难杂症中的运用[J]. 四川中医,1997,15(7):53-54.

[3] 张静莎,陈波,郭义. 浅论刺血疗法的补泻[J]. 中国针灸,2012,

32（4）：356 – 358.

[4] 曹文忠，赵辉，张志国，等. 针刺合"三重法"治疗顽固性面瘫199 例 [J]. 中国针灸，2012，32（4）：339 – 340.

[5] 张副兴，管斯琪，胡军旗，等. 从瘀论治顽固性失眠 [J]. 中医学报，2015，30（2）：281 – 283.

[6] 朱兵. 系统针灸学——复兴"体表医学" [M]. 北京：人民卫生出版社，2015：12 – 13.

[7] 王芬，罗汀，郭义，等. 近 40 年刺络放血疗法的临床运用概况 [C]//中国针灸学会刺络与拔罐专业委员会. 全国首届刺络放血学术交流会论文汇编. 天津：[出版者不详]，2003：88 – 95.

[8] 宇妥·元丹衮波. 医学四续 [M]. 毛继祖译注. 上海：上海科学技术出版社，2012：316 – 319.

[9] 张建斌，王玲玲. 对《内经》中病理性络脉的分析 [J]. 江苏中医，2001，22（10）：43 – 45.

[10] 高树中. 一针疗法——《灵枢》诠用 [M]. 修订版. 济南：济南出版社，2007：38 – 39.

[11] 黄月莲. 诊察血络及刺络放血法在痛症中的应用 [J]. 针灸临床杂志，2000，16（12）：16 – 17.

（刘兵，原文刊载于《中国针灸》2016 年第 36 卷第 9 期）

第三节 《内经》针刺补泻两种
候气进出针方法探讨

《内经》记载徐疾补泻是重要的针刺补泻方法之一,《灵枢·九针十二原第一》开篇记载的"刺之微,在速迟……徐而疾则实,疾而徐则虚",意即通过进出针快慢的不同实现补或泻的效果。正确判断进出针时机是补泻操作中的关键内容,"知机之道者,不可挂以发,不知机道,叩之不发"就是对进出针时机重要性的强调。《内经》中载有候呼吸之气、候针下气至两种判断进出针时机的方法。此外,《内经》中还有依据日月寒温、天地之气变化、卫气循行规律而选择恰当针刺时机的论述,这与本文关注的层面不同,因此不将其列入本文讨论范围。

一、候呼吸之气进出针的阐微与溯源

《内经》中与候呼吸之气进出针有关的内容主要出现在《素问》"离合真邪论篇第二十七""八正神明论篇第二十六""调经论篇第六十二"等篇。

吸则内针,无令气忤,静以久留,无令邪布,吸则转针,以得气为故,候呼引针,呼尽乃去,大气皆出,故命曰泻。帝曰:不足者补之奈何?岐伯曰:必先扪而循之,切而散之,推而按之,弹而怒之,抓而下之,通而取之,外引其门,以闭其神,呼尽内针,静以久留,以气至为故,如待所贵,不知日暮,其气以至,适而自护,候吸引针,气不得出,各在其处,推阖其门,令神气存,大气留止,故命曰补。(《素问·离合真邪论篇第二十七》)

可见《素问·离合真邪论篇第二十七》要求进出针都必须依据呼和吸的动作,针随吸入并随呼出为泻,反之为补,以此来区分针法补和泻的不同。从"大气皆出,故命曰泻""令神气存,大气留止,故命曰补"("大气"指邪气,见下文分析)可知泻法的主旨是泻邪气,补法的主旨是补正气。《素问》"八正神明论篇第二十六""调经论篇第六十二"篇中有许多关于呼吸补泻的论述。

泻必用方,方者,以气方盛也,以月方满也,以日方温也,以身方定也,以息方吸而内针，乃复候其方吸而转针，乃复候其方呼而徐引针，故曰泻必用方，其气乃行焉。补必用员，员者行也，行者移也，刺必中其荣，复以吸排针也。（《素问·八正神明论篇第二十六》）

帝曰：血气以并，病形以成，阴阳相倾，补泻奈何？岐伯曰：泻实者气盛乃内针，针与气俱内，以开其门如利其户，针与气俱出，精气不伤，邪气乃下，外门不闭，以出其疾，摇大其道，如利其路，是谓大泻，必切而出，大气乃屈。帝曰：补虚奈何？岐伯曰：持针勿置，以定其意，候呼内针，气出针入，针空四塞，精无从去，方实而疾出针，气入针出，热不得还，闭塞其门，邪气布散，精气乃得存，动气候时，近气不失，远气乃来，是谓追之。（《素问·调经论篇第六十二》）

《素问·八正神明论篇第二十六》十分关注呼吸之气在人体出入时产生的气盛与气虚情况，"补泻方员"中的泻法是待吸气后气盛时进针，待呼气时出针，补法则相反。《素问·调经论篇第六十二》综合了《素问·离合真邪论篇第二十七》《素问·八正神明论篇第二十六》等内容，提出进出针候呼吸气盛、气虚之时，这与《素问·八正神明论篇第二十六》的说法相似；"精气不伤，邪气布散"的补泻主旨，又与《素问·离合真邪论篇第二十七》中"大气皆出""令神气存"的提法较一致。

《素问》所论候呼吸之气进出针的方法可能源于古人对呼吸气息出入的重视。呼吸运动是最为直观，也是最容易被人体感知的气的出入运动。古人在关注大自然云雾之气、水气等的基础上，还较早开始关注自身呼吸气息的变化。呼吸，古代又称吐纳，是吸入清气、呼出浊气的运动。《庄子·刻意》曰："吹呵呼吸，吐故纳新。"人们通过口鼻、肺脏进行主要的呼吸运动。实际上除了口鼻、肺脏可进行呼吸外，全身皮肤也能进行细微的呼吸，我国古人已经认识到这一点。南北朝时期出现的气功典籍《胎息经》曰："凡胎息用功后，关节开通，毛发疏畅，即但鼻中微微引气，相从四肢百毛孔中出，往而不返也。"[1]肺有节律的一呼一吸，对人体气机升降出入起着重要调节作用，是全身气机调畅的根本条件。古代导引气功术亦十分重视调息的运用。呼吸运动在经脉理论中也很重要，《内经》将呼吸视为经脉气血运行的动力，《灵枢·五十营第十五》曰："故人一呼，脉再动，气行三寸，一吸，脉亦再动，气行三寸，呼吸定息，气行六寸。"《灵枢·动输第六十二》曰："胃为五藏六府之海，其清气上注于肺，肺气从太阴而行之，其行也，以息往来，故人一呼脉再动，一吸脉亦再动，呼吸不已，故动而不止。"

　　腧穴是人体神气（正气）出入之门户，也是邪气出入之门户。《灵枢·九针十二原第一》记载："所言节者，神气之所游行出入也，非皮肉筋骨也。"南宋医学家史崧曰："神气之所游行出入者，流注也，井荥输经合者，本输也。"《灵枢·官能第七十三》曰："是故工之用针也，知气之所在，而守其门户，明于调气。"《灵枢·刺节真邪第七十五》曰："用针之类，在于调气。"由此可见，针刺是通过刺激腧穴来达到调气的目的。针刺补正气、泻邪气的主旨与口鼻、肺脏吐故纳新，皮肤通过毛孔呼出吸入的道理颇为相似。因此善于取类比象、具有类推思维习惯的古人很容易将针刺补泻与呼吸运动联系在一起。古人认为针刺补泻与呼吸运动配合可加强针刺补泻效应，这应该是呼吸补泻的立意基础。针刺补泻时针的出入与呼吸节律同步，客观上也使呼吸后的气虚、气盛状态与针刺补虚泻实目的达到一致。高武《针灸聚英》云："或问：针形至微，何以能泻有余补不足，曰：如气球然。方其未有气也，则厱塌不堪蹴踢，及从窍吹之，则气满起胖，此虚则补之义也。去其窍之所塞，则气从窍出，复厱塌矣，此实则泻之之义也。"[2]高武将人体比喻成气球，将呼吸气盛、气虚喻为气球充气、泄气，针刺补和泻的意义与此相对应，这是对呼吸补泻的一种形象解释。总之，针刺补泻候呼吸进出针，隐含着中国传统文化中的类比思维方式。

二、候针下气至进出针方法的解析

　　《灵枢》古称《针经》《九针》等，该书以论述针刺原则和针刺方法的内容为主，据《灵枢·九针十二原第一》所载"必明为之法""先立针经"，可知《灵枢》在针刺理论构建中的奠基性地位。但值得注意的是，出现于《素问》多篇的、依呼吸之气进出针而区分补泻的方法，在《灵枢》中并没有出现，《灵枢》中论述更多的是候针下气至的方法。《灵枢·九针十二原第一》开篇即论述针刺要重视"守机"，即体会针下腧穴中气的盛衰虚实，从而准确把握针刺时机。

　　小针之要，易陈而难入，粗守形，上守神，神乎，神客在门，未睹其疾，恶知其原。刺之微，在速迟，粗守关，上守机，机之动，不离其空，空中之机，清静而微，其来不可逢，其往不可追。知机之道者，不可挂以发，不知

机道，叩之不发，知其往来，要与之期，粗之暗乎，妙哉工独有之。（《灵枢·九针十二原第一》）

明代马莳注曰："所谓神者，人之正气也。神乎哉，此正气不可不守也。邪气之所感有时，如客之往来有期，名之曰客。客在门者，邪客于各经之门户也。"[3]张介宾在《类经·十九卷·针刺类》中云："神，正气也，客，邪气也。神乎神，言正气盛衰，当辨于疑似也。客在门言邪之往来，当识其出入也……上守机，察气至之动静也……知气之往来，有逆顺盛衰之机，而取舍弗失其时也。"[4]可见，"神"指神气、正气，"客"指邪气，"门"指体表正邪交会处，意为腧穴处。马莳曰："速迟者即用针有疾徐之意也……上工则能守其机，即知此气之往来也。然此机之动，不离于骨空之中……其间气有虚实，而用针有疾徐，故空中之机，至清至静至微。针下即已得气，当密意守之勿失也……知机之道者，唯此一气而已，犹不可挂一发以间之。"[3]可见，正气与邪气交会的门户为腧穴处，但其变化十分细微而迅速，所以"知机之道者，不可挂以发"，"上守机"即静守针下气之盛衰虚实感，从而准确把握进出针时机。"不知机道，叩之不发"中的"发"为"发针"的省略语，"发针"指进出针的动作，但在不同语境中有不同含义。《灵枢·邪气脏腑病形》有"刺缓者，浅内而疾发针，以去其热。刺大者，微泻其气，无出其血。刺滑者，疾发针而浅内之"的记载。

《灵枢·官能第七十三》也详细论述了针刺所取处为"气之所在"，说明进出针时机也与针下候气密切相关。

是故工之用针也，知气之所在，而守其门户，明于调气，补泻所在，徐疾之意，所取之处。泻必用员，切而转之，其气乃行，疾而徐出，邪气乃出，伸而迎之，遥大其穴，气出乃疾。补必用方，外引其皮，令当其门，左引其枢，右推其肤，微旋而徐推之，必端以正，安以静，坚心无解，欲微以留，气下而疾出之，推其皮，盖其外门，真气乃存。用针之要，无忘其神。（《灵枢·官能第七十三》）

上述《灵枢·官能第七十三》所言"其气乃行""气下"均是针刺反应中得气的表现，这些反应出现时即可出针[5]。《灵枢·九针十二原第一》曰："刺之而气不至，无问其数；刺之而气至，乃去之。"《素问·针解篇第五十四》（一般认为其内容是对《灵枢·九针十二原第一》的阐发）曰："补泻之时者，与气开阖相合也……刺实须其虚者，留针阴气隆至，乃去针也。刺虚须其实者，阳气隆至，针下热乃去针也。"这是从病人角度论述针下热的感觉，强调要留针气至后再出针。

分析《内经》补泻针法的立意可知"古人将邪气和正气视为具体的物质，认为正气可以随针输入体内而得以充实……邪气可以被针从内排放出来"[6]35，针刺补泻时正气和邪气均可通过针引入或放出，且由进出针快慢不同而达到补或泻的效果。综合《灵枢·九针十二原第一》《灵枢·官能第七十三》诸篇，可知补法主要有左手催气后慢刺入，气下后快出针、闭针孔等操作，泻法主要有察邪气所在而迅速刺入，待邪气至针下后慢出针引邪气出，摇大针孔等操作，故候针下气至是判断操作时机的重要方法，《灵枢·九针十二原第一》曰："知其往来，要与之期。"马莳注释曰："知机之道者，唯此一气而已……必能知其往来，有逆顺盛虚之机，然后要与之期，乘气有可取之时。"[3]3

《素问》"离合真邪论篇第二十七""调经论篇第六十二"等篇虽然记载了采用候呼吸之气进出针的方法，但《素问·离合真邪论篇第二十七》也强调针刺前左手催气，即"扪而循之，切而散之，推而按之，弹而怒之，抓而下之，通而取之"，以及针入后待气至出针，即"吸则转针，以得气为故……静以久留，以气至为故"。《素问·调经论篇第六十二》中也有"邪气乃下，外门不闭，以出其疾，摇大其道""方实而疾出针，气入针出"等论述，可见《素问》也认为候呼吸法应多结合候针下气至法进行操作。《素问·离合真邪论篇第二十七》中还有候邪气至出针的论述，该篇对《灵枢·九针十二原第一》"知机之道"也进行了诠释。

帝曰：候气奈何？岐伯曰：夫邪去络入于经也，舍于血脉之中……故曰方其来也，必按而止之，止而取之，无逢其冲而泻之……故曰候邪不审，大气已过，泻之则真气脱，脱则不复，邪气复至，而病益蓄，故曰其往不可追，此之谓也。不可挂以发者，待邪之至时而发针泻矣……故曰知机道者不可挂以发，不知机者扣之不发，此之谓也。(《素问·离合真邪论篇第二十七》)

考《灵枢》"病传第四十二""五色第四十九"两篇所用"大气"一词，可知其义为邪气。《灵枢·病传第四十二》在论述脏腑危重病情传变时多处用"大气"，如云："大气入藏奈何？岐伯曰：病先发于心，一日而之肺，三日而之肝。"《灵枢·五色第四十九》曰："大气入于藏府者，不病而卒死矣。"

通过比较《内经》候呼吸之气、候针下气至两种方法，可知前者在《灵枢》中未见记载，后者在《灵枢》《素问》中均有论述，说明后者更受重视。候针下气至与针刺补正气、泻邪气的主旨关系密切，且直接决定补或泻的疗效，因此候针下气至方法在临床中更为实用。

三、《难经》对两种候气法的取舍及后世补泻手法的演变

《难经》是对《内经》经文的阐释和进一步发展，正如徐灵胎在《难经经释》自序中说："以《灵》《素》之微言奥旨，引端未发者，设为问答之语，俾畅厥义也。"《难经》在《内经》的基础上对针刺补泻进行了诸多阐发，并提及要候呼吸之气判断进出针的时机。

补泻之法，非必呼吸出内针也。知为针者，信其左；不知为针者，信其右。当刺之时，先以左手厌按所针荥俞之处，弹而努之，爪而下之，其气之来，如动脉之状，顺针而刺之。得气因推而内之，是谓补；动而伸之，是谓泻。(《难经·七十八难》)

所谓有见如入、有见如出者，谓左手见气来至，乃内针，针入见气尽，乃出针。是谓有见如入、有见如出也。(《难经·八十难》)

观《难经》原文，发现"补泻之法，非必呼吸出内针"有两层意思，一是说明候呼吸之气进出针方法的存在，二是说明这种方法并不是必须采用的。《难经》还突出强调了针刺前左手的各种催气动作，认为应据左手下气至（如动脉之状）而进针，这较《内经》更明确地说明了进针时机。元代滑寿《难经本义》曰："气至指下，如动脉之状，乃乘其至而刺之。顺，犹循也，乘也。停针待气，气至针动，是得气也……此越人心法，非呼吸出内者也……有见而入出者，谓左手按穴待气来至乃下针，针入候其气应尽而出针也。"[7]

《素问·离合真邪论篇第二十七》《灵枢·官能第七十三》中也有关于针刺前左手操作的论述，但《难经》将刺前左手指法提升到比右手行针更重要的地位，并强调候左手下气至才进针。关于出针时机，《难经》云"针入见气尽，乃出针"，这与《灵枢》所云"气至，乃去之"不同。《难经》认为应待针下得气后再行"推而内之""动而伸之"的补或泻的手法，这与《灵枢》也不同，但《内经》与《难经》所载的操作特点实则一致，只是在具体操作上，《难经》已将《内经》所载进出针过程演变为提插针过程，但这却极大地影响着后人对补泻针法操作的理解[6]。可见，《难经》对《内经》的针刺

补泻方法既有传承也有发展，这对后世针刺补泻操作方法的发展产生了很大影响。

金元时期窦汉卿在《标幽赋》中有"原夫补泻之法，非呼吸而在手指"的论述，该书对《难经》经文进行简化，然后将其编成了歌赋，明确记载了独取候针下或指下气至法。窦氏在《针经指南》中总结和阐释了 14 种指法："经云：凡补泻，非必呼吸出纳，而在乎手指何谓也。故动、摇、进、退、搓、盘、弹、捻、循、扪、摄、按、爪、切者是也。"[8]"窦氏十四法"已经不再局限于进出针前后的催气动作，而是扩展为行针过程中的各种手法。明清医家在窦氏的基础上将补泻手法不断组合变化，衍生出多种复式补泻手法。明代《金针赋》记载："爪而切之，下针之法；摇而退之，出针之法；动而进之，催针之法；循而摄之，行气之法。搓则去病，弹则补虚。肚腹盘旋，扪为穴闭。重沉豆许曰按，轻浮豆许曰提。一十四法，针要所备。"[9]杨继洲提出的"十二字手法"及"针之八法"，《金针赋》记载的"烧山火""透天凉""青龙摆尾""白虎摇头"等均是在"窦氏十四法"基础上发展而来。

四、两种候气法的临床意义比较

上文从《素问》《灵枢》等经典文献记载方面对两种候气进出针方法进行了探源性研究，并对这两种方法经《难经》阐发、窦汉卿临床发挥后的应用演变进行了梳理，在此笔者将对两种候气法的临床意义进行简要论述。

呼吸是人体气息出入的重要方式。医治时病人必须身心平静、呼吸调匀，《内经》多处强调这点。《素问·平人气象论篇第十八》曰："平人者，不病也。常以不病调病人，医不病，故为病人平息以调之为法。"《灵枢·终始第九》曰："凡刺之法，必察其形气……深居静处，占神往来，……令志在针。"针刺时要求病人呼吸调匀，这与重视调息的传统医学养生文化是一脉相承的。再者，呼吸吐纳与针刺补正气、泻邪气的作用属性类似，所以古人很自然地将两者联系在一起。笔者认为："补泻刺法，因为要对应虚与实两种性质相反的状态，操作的形式及其属性也就相应为相反的两种……其特定操作形式，无论徐疾或开阖或呼吸补泻，都是直观地象征、体现'气'的（补）入或（泻）出的实现途径，其本质是古人区别病变征象的不同属性，予以相应属性的调整方法，属性一致是证治相合治疗观念的体现。"[10]但是，呼吸之气与针刺补泻之气的本质不同，与针刺补泻的主旨并不直接相关，因此，论述针刺原则与方法较多的《灵枢》对呼吸补泻法并没有记载，而是强调候针下气至的方法。后世有些医家如杜思敬、高武、李梴等，虽然也运用候呼吸进出针的方法，但在操作时多配合提插、捻转、徐疾、开阖等多种手法，这种复式操作的补泻效果是通过多种方法实现的。古人认为正气、邪气均可通过针引入或放出，因此候针下气至直接与补泻主旨相关，是判断针出入时机的关键，也是决定针刺补泻疗效的因素，如《灵枢·九针十二原第一》中有"刺之而气不至，无问其数；刺之而气至，乃去之""气至而有效"的记载。但针下气至感觉细微且变化倏忽，所以古代文献对此有各种形象的描述，如《灵枢·终始第九》云"邪气来也紧而疾，谷气来也徐而和"，《难经》云"其气之来，如动脉之状"，《标幽赋》云"若鱼吞钩饵之浮沉"，《注解标幽赋》云"气至穴下，若鱼吞钩，若蚁奔走，或浮或沈也"。

五、小结

综上可见，进出针时机的判断是决定针刺补泻疗效的重要因素之一。《素问》强调候呼吸之气进出针和候针下气至，《灵枢》则强调候针下气至，且多以此判断出针时机。在候呼吸之气和候针下气至两种候气进出针方法中，后一种方法与针刺补泻主旨关系更为密切，故该方法一直以来受到医家们的重视。《难经》对以上两种方法有所取舍，更重视后者，并强调左手催气至后进针以及得气后再行补泻操作，这对元明清医家创立多种复式补泻手法产生了重要影响。笔者仅以此拙见抛砖引玉，望同道批评、指正。

参考文献

［1］鼎文.《胎息经》简介［J］. 中国气功科学，1995（11）：37－38.

［2］黄龙祥. 针灸名著集成［M］. 北京：华夏出版社，1996：774.

［3］马蒔. 黄帝内经灵枢注证发微［M］. 北京：科学技术文献出版社，1998：3.

［4］张介宾. 类经［M］. 北京：人民卫生出版社，1957：418－419.

［5］赵京生. 针灸关键概念术语考论［M］. 北京：人民卫生出版社，2012：341.

〔6〕赵京生. 论《内经》补泻针法的立意及其演变〔J〕. 南京中医学院学报,1994,10（6）：35－36.

〔7〕滑寿. 难经本义〔M〕. 上海：商务印书馆,1956：73－74.

〔8〕黄龙祥. 针灸名著集成〔M〕. 北京：华夏出版社,1996：379.

〔9〕黄龙祥. 针灸名著集成〔M〕. 北京：华夏出版社,1996：512.

〔10〕赵京生. "补泻"与"对症"两类刺法分析〔J〕. 中国针灸,2012,32（9）：837－841.

（李素云、赵京生，原文刊载于《中国针灸》2017 年第 37 卷第 4 期）

第四节 试论针灸首次效应

针灸的临床疗效具有整体性、快捷性、双向性、生理调节性等特点[1]。对于急性病症，如类中风、外感发热、晕厥等的治疗，需要获得即刻治疗效应；在一些慢性病的诊治中，也需要关注病人首次治疗后的征象变化。因此，针灸的首次效应具有重要的临床意义。

一、针灸首次效应的概念与内涵

首次效应的概念来源于心理学，是指一个人第一次和人或物接触，留下了深刻的印象，这种印象成为一种心理定势而难以改变，该现象称为首因效应[2]。在药效学中，抗菌药物具有首次接触效应[3]。尽管在不同的学科内，首次效应的内涵可以有多种阐述形式，但是其本质属性都包含作用主体和作用对象，以及作用后出现的反应。我们认为，在针灸临床中，病人第一次接受诊疗时及诊疗后出现的各种变化即为针灸的首次效应。从治疗的时间轴来看，首次效应包括针灸即刻效应、第一次治疗完成时效应、第一次治疗完成后的持续效应等。

二、针灸首次效应的特点

对于临床上初次接受针灸的病人与新患疾病后再次接受针灸的病人，我们的关注点应该有所侧重，目的在于充分发挥首次效应的启始性、即刻性特点。另外，不确定性也是首次针灸的特殊之处，要给予足够的重视。

（一）启始性

对于初次接受针灸的病人，我们除了应该注重使其获得良好的针灸体验，包括告知病人疾病性质、治疗方案、预后，还要注重针灸操作过程中的安全与规范以及医学人文关怀[4]等。如果首次治疗即获得病症改善，这对于后续治疗的安排、病人对针灸治疗的依从性和接受度等无疑会大有裨益，相当于顺利开启了整个治疗过程，也为远期疗效的获得做了铺垫。

因新患疾病再次接受针灸治疗的病人，其心理上对针灸疗法已有较高的认可度和接受度，医者应该对疾病的病因、病性以及预后有清晰的认识，同时评估病人对针灸的耐受程度，因为多次接受治疗的病人存在对穴位刺激的适应，其大脑中枢记忆功能存在对刺激的耐受[5]，所以需要改变刺激方式和增加刺激量，这样才能尽快启动针灸效应。

（二） 即刻性

在即刻效应方面，针感和局部反应是最直接和最容易获得的。医者的针下感受包括：紧涩、触碰、吸针、顶针。病人的感受包括：无针感、痛、酸、胀、麻、重、温热、清凉、压迫、如释重负等[6]。大部分病人在针刺过程中会出现综合针感，如酸痛、酸胀同时带有波散感。另外，据临床观察，病人被针刺的皮肤可能出现红晕、出汗等局部反应。

根据《史记》记载[7]，首次针灸治疗某些急性病时可出现明显的即刻效应。现代学者在生命体征[8]、血清指标[9]、临床疗效[8,10-12]以及药物用量[13]等方面对即刻效应进行了研究。在慢性疾病的急性发作期，针灸治疗也可以迅速稳定或改善病情[14]。在慢性疾病的针灸首次治疗过程中，我们也能够观察到疾病向愈的一些变化，包括腧穴触诊结果、治疗部位皮肤及深层组织的变化[15]，这些是慢性疾病针灸治疗过程中较早出现的有意义的指征。

（三） 不确定性

在首次针灸治疗的操作过程中，针灸临床疗效受很多因素影响[16]，展现出多层次、多向、多维的特点。针灸治疗的范围和水平有很大的不确定性，这就会导致疾病发生向愈、不变、加重和出现不良反应等改变。疾病的向愈和不变较为常见，虽然疾病加重和出现不良反应的情况较少，但是我们也应该给予高度重视。

当疾病加重时，我们需要分清疾病是真正的恶化还是"中病"反应。《备急千金要方·用针略例第五》云："每针常须看脉……下针一宿，发热恶寒，此为中病，勿怪之。"[17]可见，古人已经发现针灸的"中病"反应，暂时的症状加重是很有可能发生的。有报道部分胃肠蠕动功能较差的病人[18]，治疗前长期有腹胀的感觉，在首次针刺后却出现短时间内大便次数偏多、便质偏稀等类似腹泻的反应，这些症状一般 24 小时内可以明显缓解，随着这种类似腹泻的反应慢慢停止，腹胀就会明显缓解，这符合祖国医学中"邪有出路"的理论。针灸治疗出现"中病"反应的情况还有很多，"中病"反应的持续时间因疾病不同而有差别，其严重程度一般不会危及生命，反应结束后疾病明显改善，这与服药后的"瞑眩"反应类似，是首次效应较为显著的表现。

不良反应的种类很多，我们认为应该从临床结局角度来定义不良反应，即将正确操作下病人出现的组织器官损伤、交叉感染、生理（身体虚弱）和心理的负性反应等归为不良反应。晕针反应也是临床常见的反应之一[19]，因为晕针的病人表现出较好的后续效应，所以不应该将晕针草率地归入不良反应之中。针灸的物理刺激可以引发神经系统、内分泌系统、免疫系统的变化，在最终效应出现之前，可能引发某些新症状出现[20]或者现有症状的暂时恶化，应该观察晕针后机体发生的效应变化，再做出最后的判断。

三、针灸首次效应的理论意义和临床价值

（一）理论意义

重视首次效应，目的在于快速、安全地获得临床效应。针灸首次效应虽然在不断发生，但是在如何获得最佳首次效应、判断首次效应、维持后续效应等方面尚无具体、系统的方法。总结散在的临床经验和系统地发掘、整理理论碎片，以构建首次效应理论框架，可以促进整个针灸效应学框架的建立。

（二）临床价值

判断治疗的有效性是首次效应在临床上最直接的应用。通过观察症状的改变、分析脉症关系以及触诊的应用，直接或者间接地判断治疗的有效性，可为治疗方案的调整提供依据。

判断首次效应疗效要借助脉症关系。笔者认为，如果病人的临床症状没有大的变化，而脉象由异常趋于正常，那么其症状的改善可同时出现，也可能滞后一段时间[21]，当然，也有可能如上文所述症状反而加重，这属于"邪有出路"的反应，这些都说明治疗方案是正确和有效的，不需要对方案进行大的调整，可继续治疗，且预后较好。

当病人出现症状改善而脉象无变化时，说明首次治疗对症状有改善，但

是效应量累积不足，可以适当增加治疗的频次和刺激量。但是，也有研究者认为，只要是脉象无变化，即使症状改善也说明效应不明显或者没有效应[22]。另外，赵京生认为当病人脉象恶化时，即使症状出现了暂时的缓解，也应该注意是否需要修正诊断和调整治疗方案[23]。

临床上使用阿是穴或者阳性反应点能够更好、更快地取得临床效应[24-25]。目前国内外有很多学者研究了阳性反应点在治疗过程中的应用价值[15,26-27]，但是很少有人动态观察治疗过程中这些反应点的变化规律。笔者认为，局部皮肤变得细腻和光滑[28]、反应点数量减少、由集群变为单个、由大变小、按压痛感降低、活动度变大等这些触诊结果的改变均提示治疗方案的正确性和有效性。

四、小结

明确针灸首次效应的内涵，对具体的临床应用有指导意义。关注和认识针灸首次效应的启始性、即刻性、不确定性特点，能够丰富临床观察视角，扩大临床视野，为远期疗效的建立和获得打下坚实的基础。增加并突出首次效应的评估，建立系统、具体、有效、可行的评价方法，可以有力地推动针灸效应学这一新兴学科的发展，对促进针灸学科的进步有着深远的意义。

参考文献

［1］王玲玲. 针灸学临床研究［M］. 北京：人民卫生出版社，2009：6-12.

［2］彭聃龄. 普通心理学［M］. 北京：北京师范大学出版社，2001：45-71.

［3］杨宝峰. 药理学［M］. 北京：人民卫生出版社，2008：23.

［4］刘丽. 探讨针灸治疗中人文关怀的缺失及对策［J］. 湖北中医学院学报，2009，11（6）：68-69.

［5］石磊，杜元灏，李颖. 腧穴耐受性产生机理探析［J］. 陕西中医学院学报，2009，32（4）：5-6.

［6］甘健行. 针感的临床体会［J］. 中国针灸，2001，21（4）：35-36.

［7］韩兆琦. 史记［M］. 北京：中华书局，2007：301.

［8］姜军作，刘志诚，衣运玲. 针灸治疗单纯性肥胖症即刻效应的临床观察［J］. 中国临床康复，2006，10（11）：20，23.

［9］王磊. 电针对局灶性脑缺血再灌注大鼠血清 IL－1β、IL－8 和脑自由基影响的实验研究［D］. 北京：北京中医药大学，2002：44－45.

［10］曹晶，于书庄. 灸百会穴降血压即刻效应的临床观察［J］. 针灸学报，1991（3）：33－34.

［11］代金刚. 偏瘫后脑功能重塑中针刺即刻效应的临床和 fMRI 研究［D］. 北京：北京中医药大学，2008：63－64.

［12］刘悦. 眼针治疗中风病即刻效应观察分析［D］. 辽宁：辽宁中医药大学，2013：21－22.

［13］TABASSI K T，AMINI P，MOHAMMADI S，et al. The effect of acupuncture on pain score after open kidney surgery［J］. Journal of complementary & integrative medicine，2015，12（3）：241－244.

［14］万文蓉. 温阳利气法针灸治疗哮喘 30 例临床观察［J］. 中国针灸，2001，21（11）：10－11.

［15］吴冬，侯中伟，王晨绯，等. 平衡针颈痛穴反应点特征的横断面调查研究［J］. 中国针灸，2014，34（4）：363－366.

［16］陈日新. 针灸作用的影响因素［J］. 江西中医学院学报，2008，20（1）：46－51.

［17］孙思邈. 备急千金要方［M］. 北京：人民卫生出版社，1982：518.

［18］SUN J H，WU X L，XIA C，et al. Clinical evaluation of Soothing Gan and invigorating Pi acupuncture treatment on diarrhea－predominant irritable bowel syndrome［J］. Chinese journal of integrative medicine，2011，17（10）：780－785.

［19］BIRCH S，ALRAEK T，NORHEIM A J. Acupuncture adverse events in China：a glimpse of historical and contextual aspects［J］. Journal of alternative and complementary medicine，2013，19（10）：845－850.

［20］KOOG Y H，LEE J S，WI H. Clinically meaningful nocebo effect occurs in acupuncture treatment：a systematic review［J］. Journal of clinical epidemiology，2014，67（8）：858－869.

［21］赵燕，于春光，王天芳，等. 抑郁症舌脉象临床分布特点的文献研

究 [J]. 山东中医药大学学报, 2010, 34 (5): 413 –414.

[22] 诸毅晖, 成词松. 从《内经》看诊脉对针灸临证的指导作用 [J].
中国针灸, 2002, 21 (1): 63 –64.

[23] 赵京生, 史欣德. 针灸与脉诊之关系初探 [J]. 江苏中医, 1990
(6): 19 –21.

[24] 潘思安, 赵钊, 李成文, 等. 孙思邈《千金要方》针灸学术思想
浅析 [J]. 中医药学报, 2014, 42 (6): 6 –8.

[25] 张建斌, 邹洋洋, 胡光勇, 等. 受病处: 论以临床为视角的腧穴观
[J]. 中国针灸, 2014, 34 (12): 1197 –1202.

[26] 张书剑, 张小卿, 韩煜, 等. 膝骨性关节炎经筋病灶点触诊规律分
析 [J]. 中国针灸, 2012, 32 (3): 267 –272.

[27] JENSEN O K, CALLESEN J, NIELSEN M G, et al. Reproducibility of
tender point examination in chronic low back pain patients as measured by intrarater
and inter – rater reliability and agreement: a validation study [J]. International
journal of rheumatology, 2013, 3 (2): e002532.

[28] 李民兰, 刘建玉, 陈强. 针刺加指端拔罐治疗雷诺病 [J]. 中国针
灸, 2011, 31 (10): 931.

(胡光勇、张建斌, 原文刊载于《中国针灸》2016 年第 36 卷第 1 期)

第五节 《病源》之小儿灸法

《病源》成书于隋代，全书50卷，67门，所载病候1769条，收载内容空前全面，总结了隋代以前的医学成就，并首次以记载疾病病因病机为主，对后世影响巨大。书中所列小儿诸病6卷，共255候，涉及小儿体质、养护方法和小儿病因、病机、证候、治疗等丰富内容，汇总了隋代以前的儿科学成就，同时为后世儿科学发展奠定了基础。

有关灸法的早期记载可追溯至《足臂十一脉灸经》《阴阳十一脉灸经》。《内经》奠定了灸法的理论基础，三国时期曹翕所著《曹氏灸经》为现存最早的灸疗专著，此书的问世体现了当时人们对灸法的关注与重视。《病源》重点阐述病因病机和证候，间涉治法，其中涉及经络病机及针灸治疗的条文在篇幅上占有相当比例。灸法出现于全书共25条病候条文中，小儿杂病中有5条病候条文，即养小儿候、惊候、惊痫候、黄病候、中风候等谈及灸法。《病源》指出应结合小儿年龄大小、病情轻重、地域差异决定是否施灸，并根据经络、脏腑进行辨证施灸。该见解独到，对后世用灸法治疗小儿病具有指导作用。

一、小儿慎灸

在隋代，灸疗方法在民间的应用已相当普遍，如我国南方一些地区的人们每年多定期采集艾叶作为灸法之用。灸法用火的问题也曾受到重视，如《小品方》中有忌用"八木"之火的说法。应用直接灸法时必须使皮肤化脓形成灸疮，但病人往往因调摄不当而致灸疮迁延日久，形成各种变证。《病源》卷三十五将灸疮所致的变证归纳为3类病候，即灸疮急肿痛候、灸疮久不瘥候、针灸疮发洪候。不仅《病源》中有关于灸法的记载，在同时期的各种医书中也可看到很多专门治疗灸疮的处方和关于灸疮病候的记述[1]。可见，在隋代，灸法作为一种创伤性治疗方法已盛行于民间。

作为一部官修医学巨著，《病源》以指导医疗实践为根本目的，书中所述治疗方法多来自民间医疗经验。《病源》理性看待灸法流行的现象，认为灸法不可滥用，且多次提到小儿不可妄灸。《病源·小儿杂病诸候一·养小儿候》

云:"风池在颈项筋两辕之边,有病乃治之。疾微,慎不欲妄针灸,亦不用辄吐下,所以然者,针灸伤经络,吐下动腑脏故也。"该书强调若病情轻微,就不能妄用针灸,因为针灸容易损伤经络,提出可用洗浴、粉扑、按摩等外治法替代针灸。对由胃热熏蒸引发的小儿黄疸,《病源》也提出"慎不可灸"。该书又云:"新生无疾,慎不可逆针灸。逆针灸则忍痛动其五脉,因喜成痫。"东晋时期的《范汪方》首提"逆灸",云:"凡得霍乱,灸之或时虽未瘥,终无死忧,不可不逆灸。"[2]《病源》中也有关于河洛地区民间在新生儿出生三天时灸囟门以防痉、灸颊以防噤的记载。明代高武对"逆灸"的解释为:"无病而先针灸曰逆。逆,未至而迎之也。"隋代流行"逆灸",而《病源》诚能反其道,理性看待"逆灸",并结合小儿体质特点,认为新生儿逆灸保健具有地域差异,若不详辨南北差异,按法施行,每多损害小儿。后世诸多医籍如《千金方》《外台秘要》等均广泛引用此学说。同时,考《病源》养小儿候、中风候等条文中关于小儿施灸的描述,发现该书作者即便用灸,也强调应根据小儿病情轻重、年龄大小严格控制灸量。

关于灸禁的内容早在《内经》中便有论述。《内经》提出阴阳俱不足、阴阳俱溢、阳气逆于上者禁灸,并强调辨证施灸、不可妄灸。此外,《内经》中还记载不同性别的人应禁灸不同部位,如云男子禁灸阴跷,女子禁灸阳跷。《伤寒论》云:"微微之脉,慎不可灸,因火为邪……焦骨伤筋,血难复也。"该记载为后世"热证禁灸"说法的来源[3]。《甲乙经》首次系统总结了灸法禁忌穴,后世关于灸法禁忌穴的讨论均以《甲乙经》为基础进行增删。《曹氏灸经》主张有疾可灸50壮、100壮,无病不可灸。《病源》在前人灸禁思想的基础上,根据小儿易虚易实、新生无疾、气血未充、筋脉未盛等体质特点,又根据灸疗方法具有一定创伤性的特点,主张对小儿施灸采取慎重态度。这一主张与当时灸法盛行之风并存不悖,且能避免小儿受横夭之祸,对后世产生了较大影响。

二、灸背俞法

(一) 灸五脏俞治小儿中风

《灵枢·背腧第五十一》云:"背中大俞……皆挟脊相去三寸所,则欲得而验之,按其处,应在中而痛解,乃其俞也。"背俞穴的设立源于长期医疗实践经验的总结。《素问·长刺节论篇第五十五》云:"迫脏刺背,背俞也。"

背俞穴位于背部，临近脏腑，为内脏病的病理反应点及治疗部位。现今背俞穴虽已划为足太阳经穴，但从经脉标本、四气街等经脉理论角度更能体现背俞穴与五脏的经脉联系，更符合背俞穴的主治原理[4]。相较于现代灸法以治疗慢性病为主，古时灸法则擅长治疗急症、大病。《小品方》云："针须师乃行，其灸则凡人便施。"三国两晋南北朝时期政局动荡，战乱频繁，民不聊生，医疗资源匮乏，而灸法易于掌握和普及，民众可用于自疗自救。晋代葛洪重用灸法治疗急症。《病源》除运用灸法治疗五脏风外，对于伤寒厥候、疟候等其他诸危重症候也均采用灸法。后世《扁鹊心书》《备急灸法》《黄帝明堂灸经》等均以灸法作为回阳救逆之要法。

《内经》在天人合一、五行学说等哲学思想影响下，根据季节、风向等，运用脏腑辨证，首创五脏中风之说，后世以此为宗并逐步发展。如《中藏经》言五脏之风取相应五脏背俞灸之；《小品方》言风邪从五脏背俞侵犯人体，邪气随之入于诸脏；《病源》曰中风多从俞入，随所中之俞而发病，以急灸五脏俞百壮治疗五脏风。《病源》开篇首卷首候即论中风，在风病、妇人杂病、妊娠病、产后病及小儿杂病中皆设中风候病候，并记载了急灸背俞百壮的治疗方法，说明《病源》对中风病候的关注程度高。据《病源》对中风的症候描述以及多次强调"不可复治，数日而死"，可知所论中风候为危急重病症。诸病中风候虽看似相同，实则有所区别，体现了《病源》治学之严谨。鉴于"小儿血气未定，肌肤脆弱"，其灸量较成人灸百壮则有所调整，"年长成童者，灸皆百壮；若五六岁以下，至于婴儿灸者，以意消息之"。如前文所述，古时所用灸法创伤性较大，《病源》对于小儿用灸态度慎重，主张根据年龄、体质调整灸量，不拘于壮数，知常达变。

（二）灸背俞治小儿发热

《病源》在养小儿候中言"谚云：戒养小儿，慎护风池"，这说明"小儿常须慎护风池"并非《病源》首提，而是当时民间普遍流传的小儿养护要点。早、中、晚定时探摸小儿风池，若有灼热感，须外熨使微微发汗，微汗后仍发热，"便灸两风池及背第三椎、第五椎、第七椎、第九椎，两边各二壮，与风池凡为十壮"。此处"风池"，《病源》特指"项风池"，推测当时已有位于颈项的风池穴与小儿面部望诊之风池之别。据穴名释义，"风池"又名"热府"，《广雅·释言》云："风，气也。""池"为水停之处，凹陷似池。《甲乙经》云："风池，在颞颥后发际陷者中，足少阳、阳维之会。"推而知之风池可治由外感邪气引起的发热。

《医心方》引晋代《龙衔素针经》之取背俞法云："热府，大椎上去发一寸，横三间寸。心俞，第三椎横相去三寸，一名身枢。风门，第四椎相去三寸。肺俞，第五椎相去三寸。肝俞，第七椎相去三寸……督脉名中脊。""热府"即风池穴，《龙衔素针经》将风池纳入背俞穴系统。据考，丹波康赖将《龙衔素针经》与《黄帝明堂经》《扁鹊针灸经》《华佗针灸经法》合称"四经"，可见《龙衔素针经》在针灸学发展史上曾有相当影响[5]。《病源》亦将风池与背俞穴并提，提出灸背俞可治小儿发热，尤应多灸风池穴。

《素问·骨空论篇第六十》云："灸寒热之法，先灸项大椎，以年为壮数，次灸橛骨，以年为壮数，视背俞陷者灸之。"《病源》以此为理论依据，结合临床实践经验，提出通过灸风池、肺俞、膈俞、心俞、肝俞等背俞穴治疗小儿发热，并提出随小儿年龄增大而增加灸量，1 岁小儿灸 7 壮，年龄稍大者视情况增加壮数，7 岁以上者可多灸至 100 壮。鉴于当时小儿慎护风池的养护习惯，《病源》提出"惟风池特令多""疾微，不可妄针灸"。

三、灸治小儿惊

《病源》认为小儿气血未充，筋脉未盛，神气怯弱，因此患病时容易发惊，特别是在外感热病中发惊比较多见，患儿可出现抽搐痉挛，发为痫证。宋代以前的医籍多将惊、痫并称。古时治疗小儿发惊多用灸法，《病源》中小儿杂病诸候之惊候及惊痫候均载灸法，后世文献中关于灸小儿惊的记载也十分丰富。《千金方》《外台秘要》引《病源》之观论灸小儿惊；《太平圣惠方》首先提出小儿惊风有急、慢之分，并且载有急、慢惊风的具体灸穴、灸法；宋代钱乙《小儿药证直诀》从阴阳、脏腑的角度对急、慢惊风分而论之；万全在钱乙基础上详于惊风分类，并用灸法治急。

（一）分经灸惊

《病源·小儿杂病诸候一·惊候》云："又小儿变蒸，亦微惊，所以然者，亦由热气所为。但须微发惊，以长血脉，不欲大惊。大惊乃灸惊脉，若五六十日灸者，惊复更甚，生百日后灸惊脉，乃善耳。"《病源》强调小儿变蒸导致的"微惊"属生理性发惊，无须治疗，"大惊"属病理性发惊，须于婴儿满百日后灸其"惊脉"。该记载体现了《病源》用灸的慎重态度。若婴儿未满百日，不得灸之，否则会加重病情。"惊脉"见于《素问》，《素问·通评虚实论篇第二十八》云："刺痫惊脉五，针手太阴各五，刺经太阳五，刺手少阴经络傍者一，足阳明一，上踝五寸刺三针。"《甲乙经》将"惊脉"称作"惊痫脉"，所取经脉与《内经》稍有区别。在《内经》分经刺惊的基础上，根据灸法治疗急症的特点，《病源》提出分经灸惊。

（二）"按图灸之"

《病源·小儿杂病诸候一·惊痫候》云："惊痫当按图灸之，摩膏，不可大下。"由南京中医学院所编《诸病源候论校释》注："图：似指《明堂针灸图》，待考。"[6]《千金方》《外台秘要》直接引用"惊痫当按图灸之"。隋唐时期应有附图灸书流传于民间。元代的《痈疽神秘灸经》（又名《痈疽神妙灸经》）为用灸法治疗外科痈疽病的专书，主要论述十四经脉中治痈疽的主要腧穴及其灸治方法，并附插图。明代彭用光偶得此书，云"遇患者疮疽者，按图灸之，多获神功"，故将"按图灸之"收录于《彭注痈疽神妙灸经》并加以注释[7]。《痧惊合璧》由《痧症要诀》《惊风三十八症童人图》和《急救异痧奇方》3本书组成，其中《惊风三十八症童人图》记载小儿惊风三十八症，每症皆绘童人图，图文并茂，便于指导操作[8]。由于古时战乱动荡，缺医少药，百姓手持灸图，按图索骥，亦能挽救危急。

四、小结

总之，《病源》中的小儿诸病6卷总结了隋代以前儿科学的成就，对后世儿科学的发展产生了深远影响。在小儿用灸方面，《病源》在承袭的基础上，不拘于定式，知常达变，提出根据小儿病情轻重、年龄大小慎重用灸。此外，该书还通过灸背俞穴治疗小儿中风、发热。对于小儿多发惊证，《病源》亦采用灸法救急。后世诸多文献也以《病源》为宗，在引借《病源》之方法与观点的基础上丰富和发展了小儿灸法。

参考文献

［1］马继兴. 针灸学通史［M］. 长沙：湖南科学技术出版社，2011：252 - 253.

［2］王洪彬，李晓泓，宋晓琳，等. "逆针灸"溯源［J］. 中华中医药学刊，2009，27（6）：1205 - 1206.

［3］徐家淳，李岩，赵祥斐，等. 浅谈灸法禁忌的历史沿革［J］. 中华针灸电子杂志，2013，2（5）：238 - 240.

［4］赵京生. 论脏腑背俞与十二经脉关系［C］//中国针灸学会针灸文献专业委员会，《中国针灸》杂志社. 中国针灸学会针灸文献专业委员会2014年学术研讨会论文集.［出版地不详］：［出版者不详］，2014：132 - 136.

［5］严世芸，李其忠. 三国两晋南北朝医学总集［M］. 北京：人民卫生出版社，2009：1354.

［6］南京中医学院. 诸病源候论校释［M］. 北京：人民卫生出版社，2009：950.

［7］郭静. 浅议《简易普济良方》外科病症施灸［J］. 湖北中医药大学学报，2012，14（3）：43 - 44.

［8］马涛，李岩.《增图瘰疬合璧》评介［J］. 天津中医药，2010，27（1）：32 - 33.

（李青青、赵京生，原文刊载于《中国针灸》2016年第36卷第7期）

第五章　观念与思想

第一节　经典的注释立场与语句特色
——"志注"中"血气之生始出入"探讨

清代著名医家张志聪是《内经》注家中颇有特色且较为重要的一位。张志聪与同学及弟子开集体注经之先河，先后著成《黄帝内经素问集注》[1]《黄帝内经灵枢集注》[2]（以下分别简称《素问集注》《灵枢集注》），影响深远。关于其注释特点，学界从集体注经、以经解经、旁征博引等方面进行研究，此不拟赘述。笔者在阅读原著时注意到一个颇为特殊的情况，即张志聪所注《素问集注》《灵枢集注》文（以下简称"志注"）中出现大量与血气有关的论述（其具体话语表述又多与经络相勾连），内容涉及疾病、针刺治疗、经络、腧穴、脏腑等诸多方面，说明张志聪对于血气理论有较为系统而深入的认识。与血气相关的论述在志注中扮演了非常重要的角色，但在《内经》其他重要注家，如杨上善、王冰、马莳、张介宾等的注释中并未发现如此显著的特点。因此，对于"志注"中与血气相关的论述，实有专门探讨之必要。

"志注"中与血气密切相关的词语有"逆顺出入""逆顺之行""出入之会""外内出入""循行""生始出入"等，其义基本一致，尤以"生始出入"出现得最为频繁，共出现34次，而其他重要注本中未出现"生始出入"。可见，此词语在张志聪关于血气的认识与表述中极其重要。本文拟以"血气之生始出入"为中心，梳理张志聪对于血气的系统认识，探讨其对于《内经》中与针灸理论有关的内容的理解，以期阐明其特色注释词语及其反映的注释立场。

一、血气之"生始"

《内经》中血气和气血并见，其义基本相同，志注中亦如此，但在志注中血气之使用多于气血。关于血气的生成，《内经》中已有论述，例如，《灵枢·玉版第六十》记载："胃者，水谷气血之海也。海之所行云气者，天下也。胃之所出气血者，经隧也。"志注秉承了《内经》有关血气生成的理论并对其进行了丰富。

血气之"生始"与先天之肾（足少阴）、后天之脾胃（足太阴、足阳明）关系密切，且两者之用语亦有细微差别，言及肾（先天）者，多为"始""本""根""原"等，言及脾胃（后天、水谷）者，多为"生""出"。例如，《灵枢集注·口问》记载："此言经脉之血气,资生于胃,而资始于肾也。"《灵枢集注·逆顺肥瘦》记载："营卫血气,皆本于先天后天生始之血气以资益。"《素问集注·刺疟》记载："上节论经脉生始之原,本于足少阴肾。"这种用字上的差别，也反映出先天与后天在血气"生始"中所承担的不同角色。

脾、胃虽同为后天，但二者与血气的关系有差别。例如，《素问集注·玉机真藏论》记载："夫气血发原于肾,生于胃而输于脾。"《素问集注·藏气法时论》记载："荣卫气血,始于足少阴肾,生于足阳明胃,输于足太阴脾。"《素问集注·太阴阳明论》记载："十二经脉,荣卫血气,皆阳明胃气之所资生,足太阴之所输转。"可见，胃侧重于生发，脾侧重于转输。

心、肺与血气亦有关。例如，《素问集注·通评虚实论》记载："夫血脉始于足少阴肾,生于足阳明胃,主于手少阴心,输于足太阴脾。"《灵枢集注·邪气脏腑病形》记载："夫十二经脉,三百六十五络之血气,始于足少阴肾,生于足阳明胃,主于手少阴心,朝于手太阴肺。"心主血脉、肺朝百脉、脉中运行血气等，俱为经典之义。但经典中并未明言血脉即是血气，张志聪基于对经典理论的理解，通过在概念上将血气与（血）脉互换、互用，实现了对血气与相关脏腑紧密联系的阐释（直接关联，无需体会言外之意），例如《素问集注·刺疟》记载"上节论经脉生始之原,本于足少阴肾"，由此看出张志聪对于血气的重视，因为相比于有形之（血）脉，血气则为无形，且在张志聪的认识中，血气在某种程度上有隐含（血）脉的意思，但又摆脱了其有形之羁绊，故其解释或运用的范围更为宽广，最终形成了张志聪对于经典文本特有的理解。

志注中与血气连用的词语较多，有"荣（营）卫""十二经脉三百六十五络""十二经脉""阴阳""脉外皮肤""脏腑""形中"等。《内经》以"出入"来表述血气的分布，志注以经典为依据，进一步丰富了其内涵。

二、血气之出入

血气、神气、正气、脉、经别与出入之连用在《内经》中俱见，但关于出入之路径并无详言。《内经》中关于（血）脉行的逆顺出入论述颇多，如《灵枢·经脉第十》《灵枢·逆顺肥瘦第三十八》等对此均有论述。"脉为血之府"，血气之出入与脉关系密切，但血气之出入路径又不等同于经络之行，志注中所论尤其较为复杂。

（一）血气出入的基本原则为循环

《素问集注·阴阳应象大论》记载："夫阴阳气血，外内左右，交相贯通。"《素问集注·脉要精微论》记载："盖人之血气，外络于形身，内属于藏府，外内出入，交相贯通。"《素问集注·三部九候论》记载："夫上下左右之脉交相应者，血气之循环也。"

《内经》指出经络、营卫运行的特点为循环。《灵枢·邪气藏府病形第四》记载："经络之相贯，如环无端。"《灵枢·经水第十二》记载："凡此五脏六腑十二经水者，外有源泉而内有所禀，此皆内外相贯，如环无端，人经亦然。"《灵枢·营卫生会第十八》记载："营在脉中，卫在脉外，营周不休，五十而复大会。阴阳相贯，如环无端。"《灵枢·动输第六十二》记载："营卫之行也，上下相贯，如环之无端。"循环是基本原则，但正如上文所言，血气分布于身体各处，若要循环，先要实现体内与体外、脉内与脉外的联系，即"贯通"。

（二）血气出入应天道四时

《素问集注·经脉别论》记载："四时阴阳，自有经常。血气循行，各有调理。"《灵枢集注·九针十二原》记载："盖人秉天地之气所生，阴阳血气，参合天地之道，运行无息。"

《素问·八正神明论篇第二十六》记载："凡刺之法，必候日月星辰，四时八正之气，气定乃刺之。是故天温日明，则人血淖液而卫气浮，故血易泻，气易行；天寒日阴，则人血凝泣而卫气沉。月始生，则血气始精，卫气始行；月郭满，则血气实，肌肉坚；月郭空，则肌肉减，经络虚，卫气去，形独居。是以因天时而调血气也。"不难看出，志注中有关血气循行参合"天地之道""四时阴阳"的认识，实源自《内经》"固天时而调血气"的论述，而且张志聪还将这种认识延展至对人体生命的终极立场。

（三）血气出入的主要路径

1. 脉内、脉外的交通路径

《素问集注·调经论》记载："夫经脉之血，从经而脉，脉而络，络而孙。脉外之血，从皮肤而转注于孙脉，从孙络而入于经俞。此脉内脉外之血气，互相交通者也。"《灵枢集注·九针十二原》记载："然脉内之血气，从络脉而渗灌于脉外。脉外之气血，从络脉而流注于脉中，外内出入相通也。"《灵枢集注·卫气》记载："阴阳相随，外内相贯，谓脉内之血气，出于脉外，脉外之气血，贯于脉中，阴阳相随，外内出入。"可见，孙络是脉内、脉外血气相互交通的重要途径，脉内之血气可从孙络而渗灌于脉外皮肤，脉外之血气亦可从皮肤经由孙络而入于脉内。以上类似表述，见于《素问·缪刺论篇第六十三》《素问·皮部论篇第五十六》《灵枢·百病始生第六十六》等篇中。《素问·缪刺论篇第六十三》记载："夫邪之客于形也，必先舍于皮毛，留而不去，入舍于孙脉，留而不去，入舍于络脉，留而不去，入舍于经脉，内连五脏，散于肠胃，阴阳俱感，五脏乃伤，此邪之从皮毛而入，极于五脏之次也。"经文所论只限于外邪由外入里入侵人体的过程，而关于经脉、络脉、孙脉的关系则记载于《灵枢·脉度第十七》中，《灵枢·脉度第十七》云："经脉为里，支而横者为络，络之别者为孙。"在经文邪客之路径相关表述的基础上，志注又解释了血气出入，且认为血气出入有出脉内、脉外两种路径。

2. 五脏与体表的交通路径

《素问集注·调经论》记载："五藏之血气，从大络而出于孙脉，从孙脉而出于肤表，表阳之气，从孙络而入于大络，从大络而注于经俞。此外内交通血气之径路也。"可见，此处所论脏腑与体表的血气出入，在本质上与上述脉内、脉外血气之交通并无二致，二者均以孙络为重要媒介，只是此处更强调脉内血气之来源即为五脏。

3. 肤表与经脉的贯通路径

《灵枢集注·邪气脏腑病形》记载："血气之生于阳明也，当知血气乃胃腑水谷之精，有行于皮肤之外者，有行于经脉之内者，外内贯通，环转不息。"

血气从胃阳明而生，其分布之途径有内外之分。其一为行于经脉之内，此点较易理解；其二为行于皮肤之外，其具体路径为"渗出于胃外之孙脉络脉，溢于胃之大络，转注于脏腑之经隧，外出于孙络皮肤"。但这仅仅说明从胃阳明而出的血气分为两支，而这两支血气之间如何实现"贯通"呢?《灵枢集注·玉版》记载："肤表之气血，从五脏之大络，而出于皮肤分肉之外，复从手足之指井而溜于荥，注于输。行于经，而与经脉中之血气，相合于肘膝之间，此人合天地阴阳环转出入之大道也。"

据上可知，实际上无论哪种贯通路径，其交接点都为体表孙络。这也与《内经》中所述的手足阴阳经脉都在肢体末端交接一样，只是张志聪以血气运行的形式对其进行了系统论述。

4. 脉外血气出入之路径

气血在脉中运行，此乃共识，并无多少可论之处。因《内经》对于脉外血气的运行并无明确的论述，后世医家一般多基于"营行脉中，卫行脉外"来理解，张志聪认为不应拘于此，如《灵枢·营卫生会》所言"阴阳之道，通变无穷，千古而下，皆碍于营行脉中，卫行脉外之句，而不会通于全经，以致圣经大义，蒙昧久矣"。因此，志注对于脉外血气出入的路径有颇为详细的论述。《灵枢集注·经脉》记载："是脉外之气血，一从经隧而出于孙络皮肤，一随三焦出气以温肌肉，变化而赤，是所出之道路有两歧也。其入于经也，一从指井而溜于经荥，一从皮肤而入于络脉，是所入之道路有两歧也。"

（四）血气出入的复杂性

正因为血气分布于人体内外，无所不到，且其运行路径彼此贯通，形成循环，故其"出入"之路径极为复杂，不易被了解，对此志注常有慨叹。《灵枢集注·玉版》记载："营卫血气，虽皆生于胃腑水谷之精，然外内出入之道路不一，学者非潜心玩索，不易得也。"《素问集注·通评虚实论》记载："此篇论血气之生始出入，外内虚实，乃医学之大纲，学者宜细心体认。"《灵枢集注·经别》记载："经脉血气之生始出入，头绪纷纭，不易疏也。"《灵枢集注·营卫生会》记载："阴阳血气之离合出入，非熟读诸经，细心体会，不易悉也。"《灵枢集注·卫气》记载："阴阳相随，外内相贯，血气之生始出入，阴阳离合，头绪纷纭，学者当于全经内细心穷究，庶可以无惑矣。"《灵枢集注·五音五味》记载："血气生始出入之道路多歧，若非潜心体会，反兴亡羊之叹。"

三、血气与针灸、经络理论的关联

因血气与脉有天然之联系，故志注所论之血气，一则多涉及经络理论内容，二则多用于与针灸、经络理论相关内容的注释，对此详论如下。

（一）血气与五输穴

《灵枢集注·玉版》记载："肤表之气血，从五脏之大络，而出于皮肤分肉之外，复从手足之指井而流于荥，注于腧，行于经，而与经脉中之血气，相合于肘膝之间。"

《灵枢集注·九针十二原》记载："凡二十七脉之血气，出入于上下手足之间，所出为井，所流为荥，所注为腧，所行为经，所入为合。此二十七气之所行，皆在于五腧。盖十二经脉之血气，本于五脏五行之所生。而脉外皮肤之气血，出于五脏之大络，流注于荥腧，而与脉内之血气，相合于肘膝之间。此论脏腑经脉之血气出入。"

《灵枢集注·本输》记载："井者木上有水，乃澹渗皮肤之血。从井木而流于脉中，注于腧，行于经，动而不居，行至于肘膝而与经脉中之血气相合者也。眉批：十二脏腑之脉，出于井者，非经脉之贯通，是以十二经脉，只论至肘膝而止。……肺出于少商者，谓脏腑之血气，从大络而注于孙络皮肤之间。肺脏所出之血气，从少商而合于手太阴之经也……本篇论十二经脉之所出，从井而入于合，盖自外而内也。玉师曰：故只论五腧，而不及通体之经，大概过肘膝则为经脉之血气矣。"

《灵枢集注·根结》记载："夫曰所入为合者，谓脉外之气血，从井而流于脉中，至肘膝而与脉内之血气相合，故曰脉入为合。"

《灵枢集注·经脉》记载："再按：十二经脉之始于手太阴肺，终于足厥阴肝，周而复始者，乃营血之行于脉中也。十二经脉之皆出于井，流于荥，行于经，入于合者，乃皮肤之气血，流于脉中，而与经脉之血气，合于肘膝之间。"

张志聪认为，从井所出之血气，为脉外、皮肤之血气，而非经脉之血气。至于从合（即肘膝处）而入之血气，则入于经脉之中，为经脉之血气。究其原因，张志聪认为，井、荥、输、经、合五输穴系由脏腑发出，如"肺出于少商者，谓脏腑之血气"，即脏腑血气，脏腑血气"从大络而注于孙络皮肤之间"，直至肘、膝才入于经脉之血气。以上内容体现了张志聪对于五输穴与脏腑、经脉关系的不同认识。

（二）血气与气街

《灵枢集注·卫气》记载："脉内之血气，从气街而出于脉外；脉外之气血，从井荥而流于脉中。"

《灵枢集注·动输》记载："此申明经脉之血气，从四街而出行于脉外；皮肤分肉之气血，从四末而入行于脉中……此经脉中之血气，复从络脉之尽处，出于气街，而行于皮肤分肉之外也。"

《灵枢集注·卫气》记载："气街者，气之径路。络绝则径通，乃经脉之血气，从此离绝，而出于脉外者也。"

据上可知，张志聪认为，气街是血气从络脉由内而外出于皮肤分肉的中间地带。因此，"络绝"之时，血气可从气街而外出，从而实现血气的内外循环。

（三）血气与络脉（孙络）

上文所论血气出入之路径中已较多涉及络脉（孙络）。

《素问集注·气穴论》记载："盖大络之血气，外出于皮肤，而与孙络相遇。是以脉外之卫，脉内之荣，相交通于孙络皮肤之间。"

《素问集注·四时刺逆从论》记载："是血气之从经脉而外溢于孙络，从孙络而充于皮肤，从皮肤而复内溢于肌中，从肌肉而著于骨髓，通于五藏。是脉气之散于脉外，而复内通于五藏也。"

《灵枢集注·邪气脏腑病形》记载："胃腑所出之血气，别走于脉外者，注脏腑之大络，从大络而外渗于孙络皮肤。"

《灵枢集注·百病始生》记载："盖形中之血气，出于胃腑水谷之精，渗出于胃外之孙脉络脉，溢于胃之大络，转注于脏腑之经隧，外出于孙络皮肤，〔眉批：玉师曰：本经凡论针论症之中，当体认经脉血气之生始出入。〕所以充肤热肉，渗皮毛濡筋骨者也。是以形中之邪，亦从外之孙络，传于内之孙络，留于肠胃之外而成积。故下文曰其着孙络之脉而成积者，其积往来上下，臂手孙络之居也，浮而缓，不能拘积而止之。盖外内孙络之相通，是以外内之相应也……孙络者，肠胃募原间之小络。盖胃腑所出之血气，渗出于胃外之小络，而转注于大络，从大络而出于孙络皮肤。"

《灵枢集注·血脉论》记载："通篇论经脉血气之生始出入……按：此篇论血气出入于络脉之间，故篇名血络。"

据《内经》可知，经脉行血气而营阴阳，但《内经》中关于络脉与血气之关联的论述甚少。上文已论脉外之血气是志注的重点。张志聪认为脉外之血气的路径以络脉为主，涉及络脉、脏腑之大络（即张志聪所认为的"经隧"）、孙络。张志聪还明确指出，孙络亦有内外之分，内外孙络之间亦有沟通。

四、"血气之生始出入"形成的背景

志注论及血气之时，多涉及"四时阴阳、日月星辰、参合天地之道、应天地运行之道"等，且举自然界之现象与血气类比。

《灵枢集注·卫气》记载："皮肤之气血，犹海之布云气于天下。经脉之血气，合经水之流贯于地中。"《灵枢集注·论疾诊尺》记载："其血气之流行升降出入，应天运之环转于上下四旁……盖脉内之血气，应地气之上腾于天，脉外之气血，应天气之下流于地。"

因此，志注中关于"血气之生始出入"等诸多论述背后体现的是中国古代"天人相应"的思想观念，更为重要的是，在注释经典时张志聪将这种观念上升为指导思想，并将其化为独特的注释或认知立场。血气之出入与经络之路径有着紧密联系，因而张志聪认为无论是天道、针道，还是血气之出入，在本质上都是一致的，关于这一点，张志聪在《灵枢集注·邪客》中云"盖针道与血气之流行，皆合天地之大道"，在《灵枢集注·序》中又云"故本经所论营卫血气之道路。经脉脏腑之贯通。天地岁时之所由法。音律风野之所由分。靡弗借其针而开导之。以明理之本始。而惠世之泽长矣""故本经曰人与天地相参，日月相应，而三才之道大备"。

另外，张志聪有关血气的论述，在其《金匮要略注论》《伤寒论集注》《侣山堂类辨》等著作中亦有体现。据《金匮要略注论》《伤寒论集注》可知，张志聪明显持"六经气化"之论，这与"血气之生始出入"之论在思想背景上有着共同基础。

五、借针明理——注释立场与语句特色

对于《内经》中涉及的针灸内容，张志聪多从血气之理反复论述，不厌其详，这显示出张志聪与其他注家的显著差别。

张志聪认为，"血气之生始出入"之理是"全经之总纲"（《灵枢集注·官能》）"医学之根本"（《素问集注·气穴论》），学者应当努力学习、体会，否则难以理解经旨。在张志聪看来，经旨并非如其经文文字表面所表述的那样浅显（多言针灸内容），而是背后隐藏深意，学者应当"于针刺之外，细体认其义"（《灵枢集注·血脉论》），"学者当于《针经》，乃本经针刺诸篇，用心参究"（《素问集注·调经论》）。故张志聪对于马莳之注释有所批评，认为"马氏又专言针而昧理"（《灵枢集注·序》）、"马氏随文顺句，惟曰此病在某经，而有刺之之法，此病系某证，而有刺之之法，反将至理蒙昧，使天下后世藐忽圣经久矣"（《灵枢集注·热病》），明确提出"当于针中求理，勿以至理反因针而昧之"（《灵枢集注·周痹》）、"以理会针，因针悟症"（《灵枢集注·序》）。

可见，针后隐藏之理才是张志聪所看重的。因此，张志聪极力挖掘、阐释论针、论症经文背后的"血气生始出入"之理，并在注释中一以贯之。换言之，在张志聪注释的理论立场之中，"血气之生始出入"乃是非常重要的一点。从《内经》的注释历史来看，通注《内经》的注家，一般不会仅仅随文而注，而是更多地从文本甚或全书的角度去总体衡量、评价《内经》经文。注释时尽管是面对不一致的文本，注家心中或潜意识中还是会秉持一种较为稳定的、对基本理论认识的立场、观点、模式或框架，并且在经典注释中一以贯之。基于或围绕这个立场，注家在具体的注释中便会产生或较多地使用某种特定的注文表述形式（某种论述理路、理念、相同的字词），因而就产生了一些颇具个人特色的注释语句（在比较诸家注文之时，可以很明显地觉察到）。在中国传统诠释学中，这种情况颇为常见，比如朱子以"理"，而陆九渊、王阳明以"心"解释儒家经典思想。

对于注释立场的关注是以往经典理论研究中较为容易忽视之处。基于注释立场，我们可以从更高的层面或新的视域去整体把握、理解相应的注释，解读具体注释背后所隐含的理论立场，而不仅止于具体注释之语的评判与考

量，从而加深对于注家学术思想的认识，这有利于对经典理论学术内涵的梳理与对其更深层次的理解。

参考文献

［1］张志聪. 黄帝内经素问集注［M］. 北京：学苑出版社，2002.

［2］张志聪. 黄帝内经灵枢集注［M］. 北京：学苑出版社，2006.

（杨峰、朱玲，原文刊载于《世界中医药》2014 年第 9 卷第 11 期）

第二节 从《灵枢·行针第六十七》
谈观念之气与现象之气

"气"于中国古代唯物论是构成世界之本原，亦是中医学的重要概念。在针灸理论中，与"气"相关的词有"经气""调气""得气"等，内容十分繁杂，且难成体系。明确"气"之概念，对完善针灸理论和指导临床运用具有重要的意义。《内经》是针灸理论之起源，也是古代针灸理论研究的重要依据。《灵枢》中"气"字的出现率极高，仅本节所选《灵枢·行针第六十七》一篇即包含 27 个"气"字，足显该篇对今人理解有关针灸"气"之概念的价值。然而针对该篇中"气"字的细致分析与对其准确释义的探讨却十分少见。因此笔者由该篇出发，深入剖析"气"之具体所指，并通过对其概念类别的划分，浅析古人于针灸理论之建构中，欲以"气"表述何种观念或现象。

一、关于《灵枢·行针第六十七》

《灵枢·行针第六十七》是《内经》中的针灸理论与临床相结合的经典篇目。该篇主要论述了不同体质的人对针刺的不同反应体现在针感产生之速迟，并说明了针刺操作正确与否与疗效的关系。[1]

关于《灵枢·行针第六十七》文本的解析，古代注家早有探讨。杨上善认为，针刺以调气为本，该篇是对针刺时气行之状况的阐述，并对篇中 6 种不同的针刺反应均做出了以气为核心的解释。[2]马莳则侧重对文本与语义的逐句解析，将"阳气"解为卫气，"阴气"解为营气[3]，此观点较为独特。张志聪对其中提出的 6 种不同的针刺反应做了进一步的解释，如以手、足三阳经理论阐述重阳之人的针刺反应原理，并着重论述了"神"与"气"的关系[4]，其论述属于对针刺不同反应原理之详解。

有关《灵枢·行针第六十七》的现代研究多集中于对体质分型思想的讨论。《灵枢·行针第六十七》根据病人针刺后不同的针刺感觉及反应，将人的体质分为重阳之人、重阳之人颇有阴、阴阳和调、阴气多而阳气少及多阴而少阳 5 种类型。赵京生通过对比《灵枢》中"行针第六十七""终始第九"

"逆顺肥瘦第三十八""根结第五""通天第七十二"等多个与体质分型相关的篇目，有针对性地探讨了《内经》的针灸体质观，并指出，对于体质的分型，不宜仅停留在"形见于外"而易于分辨的表面差异，还应注重针刺不同反应所体现的体质差别。[5]

与上述内容相似，亦有学者单纯针对体质分型进行了讨论。例如，李雪青、石志敏通过联系《素问·阴阳应象大论篇第五》中对壮火（病理之火）与少火（生理之火）的描述，以及《灵枢·阴阳二十五人第六十四》中的体质分类理论，对《灵枢·行针第六十七》中所划分的5种体质的特点进行了理论分析。[6]

此外，林法财、费飞将《灵枢·行针第六十七》中对5种体质类型的描述与《灵枢·通天第七十二》中的阴阳"五态人"进行对比，以"神"与"气"和针刺的相对关系为划分依据，论述了《灵枢·行针第六十七》中的理论对针灸临床的实际意义。[7]

虽然对《灵枢·行针第六十七》体质观之探讨不在少数，但未见针对其中"气"所传达的思想内涵的专门研究。《灵枢·行针第六十七》短短一篇便包含诸多内涵不同的"气"字，不失为其特色之一，足见作者于此阐述针道时，对"气"字使用之灵活与精当。下面将由此对"气"于不同语句中的含义展开论述。

二、《灵枢·行针第六十七》之"气"辨

现有的对《内经》的各类注评及语译，虽有部分对"气"概念的阐释，但大多缺乏细致而系统的辨析。如对"神动而气先针行"一句中的"气"，注解为"指得气，即针感"[1]。本节对这类解释不再重复，而以逐句讨论特定句意中"气"所指代的具体内容为要。

（一）语句筛选

在《灵枢·行针第六十七》中，"气"字共出现27处，其中部分语句中"气"的具体所指无显著差别，经分辨，列举如下：

①或神动而气先针行——故神动而气先行；

②或气与针相逢——其气与针相逢奈何；

③或针已出气独行——针已出而气独行者；

④或针已出气独行——故针已出，气乃随其后，故独行也；

⑤或发针而气逆——针入而气逆者；

⑥或发针而气逆——其气逆与其数刺病益甚者；

⑦其气易往也——其气沉而气往难；

⑧阳气滑盛而扬——其阴气多而阳气少；

⑨针已出而气独行者，何气使然——数刺乃知，何气使然；

⑩针已出而气独行者，何气使然——针入而气逆者，何气使然；

⑪其阴气多而阳气少——阴气沉而阳气浮［编者注：后"者内藏"为错简］；

⑫其阴气多而阳气少——阴气沉而阳气浮［编者注：后"者内藏"为错简］；

⑬其阴气多而阳气少——非阴阳之气。

根据上述统计，所指完全相同之"气"共 13 对，由此可知所指不同之"气"有 14 种。下面对此 14 种"气"字逐一进行分析。

（二）针刺之气

《灵枢·行针第六十七》重在讨论不同体质的人针刺后的反应特点，在关于针刺反应的相关讨论中，"气"的内涵多有相似之处。首先，我们回顾其所在原文语句。

或神动而气先针行；或气与针相逢；或针已出气独行……或发针而气逆……故针入而气出。

本段旨在以"气"描述针刺时病人的不同反应。例如，有些病人十分敏感，甚至针未刺入，仅于寻、按时，就已出现肌肉收缩等近似针感的反应，即所谓"神动而气先针行"；而有些病人体质无偏颇，针刺中适时产生针感，即"针入而气出"，此即"气与针相逢"；若病人阳有余而阴不足，则针刺良久，迟迟不能产生针感，甚至针已出，针感方至，这便是"针已出气独行"之意；而医者操作失误或取穴不当，致病人出现晕针，甚至病情加重，此与病人体质无关，属医过，即"发针而气逆"。

可见，这里的"气"是表达病人的某种反应，不宜统称为"得气"。在正常情况下，"气"代表针刺时病人对针刺的某种反应（或曰感应）。而在医过情形下，则以"气逆"代表晕针等不良反应。

（三）形体之气

《灵枢·行针第六十七》中另一部分含"气"的语句则以"气"描述人体自身的形体状态，或以"气"表达反应机制。以下几处语句中的"气"均属这一范畴。

①百姓之血气各不同形；

②其气易往也；

③心肺之脏气有余；

④阴阳和调而血气淖泽滑利；

⑤何气使然；

⑥其阴气多而阳气少；

⑦其阴气多而阳气少；

⑧其气沉而气往难；

⑨其形气无过焉。

从作用分析，首先，①、④、⑨3句，均用以总体描述病人的体质状况，两处"血气"均指体质基础；而"形气"则与"（百姓之）血气"所指相仿，均指宏观的机体状况。句⑥、⑦则将这种形体之气一分为二，以"阴气"概括机体偏于沉降、收敛的特征，以"阳气"概括机体偏于亢奋、发散的特征。因此，具体到阴阳，则"气"是对机体特征性质的描述。

其次，②、⑧句中的"气"，抽象地说，代表经络之气，但具体而言，则是对病人敏感与否的描述。"气沉"指反应偏于迟钝，"气易往"指反应迅速。此处的"气"是对病人反应快慢的概括。

此外，《灵枢·行针第六十七》中"气"字较特殊的用法见于句③，此句意为心与肺的功能偏于亢进，是从阳脏功能状态的角度来说明反应敏感的（体质）机制的。

最后，句⑤多次出现于《灵枢·行针第六十七》中，作为引出后文的承接句，旨在提问什么机制导致这种状态的出现，因此，此处之"气"意为作用机制。

三、《灵枢·行针第六十七》中的两种 "气"

基于对《灵枢·行针第六十七》不同 "气" 之内涵的分析，不难看出，该篇一部分 "气" 用于表示抽象的机体状况或脏腑功能，而另一部分 "气" 用于描述具体的机体反应或表现。可将表述特征、阐述机制时所使用的 "气" 称为 "观念之气"，亦即抽象的气；将描述现象、说明变化时所使用的 "气" 称为 "现象之气"，亦即具象的气。观念之气无法用肉眼观察，是古人为表述理论、思想时所借用的哲学概念，而古代医家行针刺操作时，观察到某些现象或反应，并用 "气" 字进行描述，此时的 "气" 已不再属抽象概念，而是指某种临床具体现象。

基于此标准，笔者再次对《灵枢·行针第六十七》中所含 "气" 字之属性进行分类。其中属于观念之气的原文共有 7 处 （表 5 - 1），属于现象之气的原文亦有 7 处 （表 5 - 2）。

表 5 - 1 《灵枢·行针第六十七》中的观念之气

序号	原文	含义
1	百姓之血气各不同形	体质特征
2	心肺之脏气有余	脏腑功能
3	阴阳和调而血气淖泽滑利	血脉、经络功能
4	针已出而气独行者，何气使然 数刺乃知，何气使然 针入而气逆者，何气使然	机制
5	其阴气多而阳气少 阴气沉而阳气浮 ［者内藏］ 非阴阳之气	偏阴的特征
6	其阴气多而阳气少 阳气滑盛而扬 阴气沉而阳气浮 ［者内藏］ 非阴阳之气 ［同阴气］	偏阳的特征
7	其形气无过焉	机体状态

表5-2　《灵枢·行针第六十七》中的现象之气

序号	原文	含义
1	或神动而气先针行 故神动而气先行	病人的敏感反应
2	或气与针相逢 其气与针相逢奈何	病人得气之感
3	或针已出气独行 针已出而气独行者 故针已出，气乃随其后，故独行也	病人的迟至针感
4	或发针而气逆 针入而气逆者 其气逆与其数刺病益甚者	晕针等不良反应
5	故针入而气出	病人的针感
6	其气易往也 其气沉而气往难	病人的反应
7	其气沉而气往难	病人的迟至反应

　　综上所述，观念之气多用于描述人的体质特征、表述机体脏腑生理功能、说明针刺作用机制等偏于理论性的语境中，而现象之气则多用于描述针刺中病人的反应、说明针刺效果等偏于具象性的语境中。

　　"气"频见于《内经》。在研读《内经》的过程中，对观念之气与现象之气进行分辨，有助于我们明晰古人表述的意图。文中之"气"若属观念之气，则意在阐述理论、思想；若属现象之气，则倾向于记载所见的表象。

四、小结

　　"气"是中医学，尤其是针灸学的重要概念，对其意义的准确理解将直接影响相关实践。本节以《灵枢·行针第六十七》为例，对其中27处"气"字的具体含义深入分析，旨于区分理论性的观念之气与实践性的现象之气。观念之气是古人阐明医理内在逻辑所借用的抽象概念，而现象之气是古人对所见或实际感知的某种具体现象的表达。由于古时少有内涵唯一、精准的概念，因而古人在叙述中常选择含义丰富的"气"。辨析"气"的含义有助于我们理解古医籍中以"气"贯穿整个医理的论述，正确理解观念之气可对理论体系之完善有所启示，而正确理解现象之气则可直接影响临床中医者对理论的发挥运用。

参考文献

［1］中医研究院研究生班.《黄帝内经·灵枢》注评［M］. 北京：中国中医药出版社，2011：383-387.

［2］杨上善. 黄帝内经太素［M］. 北京：学苑出版社，2007：302-303.

［3］马莳. 黄帝内经灵枢注证发微［M］. 北京：学苑出版社，2007：463-465.

［4］郑林. 张志聪医学全书［M］. 北京：中国中医药出版社，1999：574-575.

［5］赵京生. 试论《内经》中针灸的体质观［J］. 中医杂志，1988（2）：9-11.

［6］李雪青，石志敏. 从《灵枢·行针》论体质的分型［J］. 中医临床研究，2013，5（14）：48-49.

［7］林法财，费飞. 论《黄帝内经》中"五态人"对针刺得气的影响［J］. 北京中医药大学学报，2013，36（2）：90-91，107.

（姜姗、赵京生，原文刊载于《中国中医基础医学杂志》

2016年第22卷第2期）

第三节 《内经》针刺"治神"辨析

"治神"是《内经》针灸理论中重要的术语，见于《素问·宝命全形论篇第二十五》。该书记载："故针有悬布天下者五，黔首共余食，莫知之也。一曰治神，二曰知养身，三曰知毒药为真，四曰制砭石小大，五曰知腑脏血气之诊。"该书又载："凡刺之真，必先治神，五脏已定，九候已备，后乃存针。"由原文可见，"一曰治神"是"针有悬布天下者五"中的第 1 项，"必先"说明"治神"在针刺中的首要性。从上述内容可见针刺"治神"之重要性。那么，"治神"的含义究竟为何？"治神"所针对的对象具体何指？"治神"在针刺过程中怎样得以实现？这些内容在《内经》中并未明确指出，后世医家对其也有不同的理解。无论是从理论内容的考求、术语内涵的厘清，还是从"治神"本身与针刺实践的密切联系来看，实有必要对"治神"的内涵进行深入辨析与梳理。另外，需要看到的是，"神"不仅是一个医学范畴的概念，还具有深厚的文化内涵，尤其是在针灸理论形成的早期，"神"的概念、术语的形成演变与文化背景关联甚密。因此，对于"治神"的辨析，在文化背景的层面上，需要考证早期思想文化中与"神"密切相关的论述或了解早期思想文化对医学范畴中的"治神"产生的影响；在医学理论的层面上，需要全面梳理《内经》中有关"治神"的论述及历代医家对于"治神"的具有代表性的见解。通过对上述两方面内容的研究，才能对"治神"做到"既知其然，更知其所以然"。

一、古今对于"治神"的理解

杨上善认为，"存生之道，知此五者以为摄养，可得长生也。魂神意魄志，以神为主，故皆名神。欲为针者，先须理神也……五神各安其脏，则寿近遐算，此则针布理神之旨也""凡得针真意者，必先自理五神"（《太素·知针石》）。可见，杨上善对于"一曰治神"和"必先治神"中的"神"的解释并不一致，前者指医患双方之神，后者则专指医者之神。王冰认为，"专精其心，不妄动乱也。所以云'手如握虎，神无营于众物'。盖欲调治精神，专其心也""专其精神"(《重广补注黄帝内经素问·宝命全形论》)。两处解释中的"神"显然均指用针之时的"医者之神"。宋代新校正的《素问》对王注颇有微词,云:"详王氏之注,专治神养身于用针之际,其说甚狭,不若上善之说为优。"明代马莳认为:"上曰治神者,平日之功,而此曰治神者,临针之法,盖惟神气既肃,而后可以专心用针也。"张介宾则将"必先治神"解释为"此以病者之神为言。神者,正气也。得神者昌,失神者亡,故刺之真要,必先以正气为主",将"一曰治神"解释为"医必以神,乃见无形;病必以神,血气乃行,故针以治神为首务"(《类经十九卷·针刺类·九》)。概言之,古代医家对于"治神"解释的不同如下:其一,"治神"含义不同,将"治神"从不同角度进行论述;其二,"治神"有医生之神、病人之神的不同;其三,"治神"有精神注意力、正气之分。究其原因,此与不同医家对经文具体语境的把握、对相关理论论述的内在关联性的理解等不同密切相关。

现代学者[1]认为"治神"不但包括"正医者之神",而且有着"审病人之神、治病人之神"的双重含义。"治病人之神"主要包括以下两方面内容:其一,是指通过针刺对人体的神气进行调摄充养,使神归其室;其二,是指针刺能对病人的精神状态进行有益的调治,使之精神内守。谢感共等[2]认为,"治神"的对象不但包括医生、病人,甚至还包括病人的家属。赵京生[3]在对与"治神"相关的古代论述进行梳理的基础上指出,《内经》对于针刺操作须专心致志的论述,是后人据以理解"治神"之义的基础,虽然这种理解在一定程度上属推论,但从实用意义而言,也可将其视为"治神"内涵的发展。然而,需要注意的是,上述研究中关于"治神"的考证主要集中于某些关联密切的具体经文或后代医家的注释,实际上还需要从早期医学的大背景乃至早期思想文化的大背景中去重新审视与讨论"治神"的内涵。

二、"治神"之"神"

众所周知,在中国传统思想文化中"神"是十分重要的概念,在祖国医学范畴之内亦是如此。"神"有广义和狭义之分。广义的"神"指的是整个人体生命活动的外在表现;狭义的"神"指的是心所主的神志,即人的精神、意识、思维活动,包括魂、魄、意、志、思、虑、智等[4]。要想真正理解《内经》中与"神"相关的术语,以及"治神"的含义,就要考证"形"与

"神"在《内经》中到底是一种什么样的关系，以及为何古人如此重视"治神"。

（一）形神关系分析

1.《内经》中的形神关系——重"神"但不轻"形"

首先，"神"的产生不能脱离其物质基础——人的形体，无形则神无以依附。《灵枢·天年第五十四》记载："血气已和，荣卫已通，五脏已成，神气舍心，魂魄毕具，乃成为人。"在"人之始生"的过程中，当形体发育到一定程度时，"神"则自生，形体不成，"神"则不生，这明确表明形体是精神的物质基础。

其次，形与神俱，方能尽养天年。《素问·上古天真论篇第一》云："上古之人，其知道者……故能形与神俱，而尽终其天年，度百岁乃去。"其对"形"与"神"都给予了足够的重视。

再者，《内经》认为"神"由"形"而生、"神"依"形"而存，并且反过来作用于"形"，对人体生命具有主导作用。《素问·移精变气论篇第十三》云："得神者昌，失神者亡。"《内经》非常强调"神"在对病人进行预后判断中的重要作用。不仅如此，《内经》还把"神"上升为诊断治疗中的一种更高的要求，云"一曰治神，二曰知养身""粗守形，上守神"。《内经》不但在顺序上彰显了"治神"的重要性，而且对于守形与守神也有了"粗"与"上"的明确判断。"养神""治神""守神"在《内经》中被提升到比"养形""养身""守形"更重要的位置，这一点当无疑义。

2. 注重"神主形从"关系之道家文献渊源

形神关系在《庄子》《文子》《淮南子》等道家文献中多有记载。

①无视无听，抱神以静，形将自正。（《庄子·外篇·在宥》）

②形神相失也。故以神为主者，形从而利；以形为制者，神从而害。（《淮南子·原道训》）

③故神制则形从，形胜则神穷。（《淮南子·诠言训》）

④治身，太上养神，其次养形。（《淮南子·泰族训》《文子·下德》）

⑤形者生之舍也，气者生之元也，神者生之制也，一失其位，即三者伤矣。故以神为主者，形从而利，以形为制者，神从而害。（《文子·九守》）

⑥神贵于形也，故神制形则从，形胜神则穷，聪明虽用，必反诸神，谓

之大通。(《文子·符言》)

如果说早期道家文献《庄子》对于形神关系的论述尚不直白，只是通过上下文逻辑关系予以隐示，那么后期道家文献《文子》《淮南子》则通过一些关键词，如"主从""太上""其次"等，对两者关系作出明确判断，并将其概括为"形主神从"，可见，《内经》中"以神为贵，推崇神"的观点，也深深地植根于道家思想中。相比道家文献而言，《内经》作为一部中医学著作，显然更加关注生命本身。例如，张介宾在注释"养神者，必知形之肥瘦"时说："形者神之体，神者形之用，无神则形不可活，无形则神无以生。故形之肥瘦，营卫气血之盛衰，皆人神之所赖也。"张氏显然不是一味地强调神的重要性而忽视形体的承载，这种"重神而不轻形""神形并重"的形神观，与道家"神主形从"的观点有所不同。

（二）从上下文语境进行分析

在《素问·宝命全形论篇第二十六》所言行针之道所必须知晓的 5 点内容中，排在第 1 位的就是"治神"，而第 5 点是"知腑脏血气之诊"。何谓血气？通过联系上下文，很容易看出血气指代的就是人之神，例如，《素问·八正神明论篇第二十六》记载"血气者，人之神，不可不谨养"，《灵枢·小针解第三》记载"上守神者，守人之血气有余不足，可补泻也"。至于文中"五曰"不言"病人之神"，而云"知腑脏血气之诊"，就是为了避免和"一曰"所言"治神"之"神"相互混淆。此两处"神"之所指不可能一致。而通过分析上下文文意可知，"治神"指的应该是"治医家之神"，其重要性远远超过"守病人之神"，正如该篇下文所言"凡刺之真，必先治神，五脏已定，九候已备，后乃存针"，其中"必先"即提示这是针刺操作之前必须要第1 个进行的，这句话无疑再次清楚地告诉医家，针刺的精髓在于必须先调整医生的精神状态，使其专一，然后才能对病人进行"先定五脏之脉，备循九候之诊"（王冰注）等操作。《素问·宝命全形论篇第二十六》中所论"针有悬布天下者五"均指医生，非谓病人者，因此，医生要"知腑脏血气之诊"。

但若要更好地理解"治神"的内涵，还须对《内经》中针刺与"神"的相关描述进行梳理。

（三）《内经》中针刺与"神"的相关描述

由上文可知，"治神"指的是"治医家之神"，对此当无太多疑义。《内经》

中并非只有一篇提及需治理医家之神，《素问·诊要经终论篇第十六》亦记述："刺针必肃……此刺之道也。"通过分析文意不难理解，"刺针必肃"指的是行针刺时医家必须保持静肃的状态，如此方可候气之存亡，通针刺之道。

由此可见，调摄医家之神在针刺治疗中有着十分重要的作用，那么为什么要如此强调治神呢？

三、"治神"的思想背景

（一）道家的相关论述

吾尝济乎觞深之渊，津人操舟若神……善游者数能，忘水也。《庄子·外篇·达生》

郭庆藩注：岂唯操舟，学道亦尔，但能忘遣，即是达生。

操舟与持针均属于操作技术，"若神"乃达到某种境界，郭庆藩注更是指出，这样的要求不仅针对操舟而言，即使是对于看似高深的学道，如果能够"心无矜系"，则"忘遣故若神"。我们惊奇地发现，在《内经》有关针刺具体操作的论述中，诸如"治神"之类的对心、神、注意力等方面的要求常被论及，并相当受重视。

同样，在《淮南子》中也可以见到类似的描述："是故凡将举事，必先平意清神。神清意平，物乃可正。"其中"凡将举事，必先平意清神"与"凡刺之真，必先治神""凡刺之法，必先本于神"在行文风格及内在含义上都十分相似，《淮南子·诠言训》甚至举了个浅显的例子来说明，云"善博者不欲牟，不恐不胜，平心定意，捉得其齐，行由其理，虽不必胜，得筹必多"，意思是说，善于博弈之人，平定心意，方能赢得多筹。

《列子·汤问》中詹何亦用钓鱼之法向楚王形象地比喻了治国之道："当臣之临河持竿，心无杂虑，唯鱼之念；投纶沉钩，手无轻重，物莫能乱。"如果可以达到这种状态，则"能以弱制强，以轻致重也""则天下可运于一握"。詹何的比喻用来形容针刺时的治神状态亦是十分贴切，如若可以"专意一神，令志在针"，则能以小小之针"拨乱反正"，调动人体的自身潜能以抵御疾病，如此这般方能达到令人满意的效果。

由此可以看出，早期道家对于"神"的重视在日常技艺性活动中得到了广泛的体现，这表明对"神"的重视在当时已然成为普遍的认识，此认识对于针刺等医学实践活动产生了深刻的影响。

（二）《内经》中除针刺外的其他临床操作对 "神静" 之要求

针刺是《内经》中用来治疗疾病的一种方法，是医家的临床技能之一，其操作性之强毋庸置疑。除此之外，《内经》中涉及的其他临床操作，如诊脉，也要求 "虚静" "清静" 等（表 5 - 3）。

表 5 - 3　《内经》中与 "神静" 相关的原文

序号	篇名	原文
1	《素问·脉要精微论篇第十七》	是故持脉有道，虚静为保
2	《素问·示从容论篇第七十六》	夫脾虚浮似肺，肾小浮似脾，肝急沉散似肾，此皆工之所时乱也，然从容得之
3	《素问·疏五过论篇第七十七》	善为脉者，必以比类奇恒从容知之，为工而不知道，此诊之不足贵，此治之三过也
4	《素问·征四失论篇第七十八》	夫经脉十二，络脉三百六十五，此皆人之所明知，工之所循用也。所以不十全者，精神不专，志意不理，外内相失，故时疑殆
5	《灵枢·五色篇第四十九》	五色各见其部，察其浮沉，以知浅深，察其泽夭，以观成败，察其散抟，以知远近，视色上下，以知病处，积神于心，以知往今

由表 5 - 3 可知，《内经》在描述 "诊脉" 这一中医特有的诊疗活动时，也数次提及了和 "治神" 类似的对医者精神状态的要求。比如原文 1 清楚地告诉我们，持脉之道，关键在于保持虚静，显然此处的 "虚静" 是对医家的要求。原文 2 与 3 之 "从容"，虽然有注家解释为书名，但通过上下文分析，可知此处之 "从容" 很有可能指代的就是诊脉时医家必须保持的一种从容不迫之心态。通过原文 3 可知，"从容" 是诊脉的三要素之一。原文 4 则从诊脉的注意事项，联系到医家诊治疾病时所必须遵循的普遍准则，如果医家精神不专，则其治病疗效就不能十全。原文 5 所说的 "积神" 很明显指的是医家需要积神于心，意即只有聚精会神，保持专一的状态，方能察病人五色之变化。

根据上述分析不难看出，小到博弈、操舟、解牛、捕蝉、造镶、钓鱼，大到战争、治国等，这些由人来进行的操作无不强调对"神"的调摄，而对于成书于那一时期的《内经》而言，上述文化所产生的影响是不可避免的。

从这个角度来看，针刺过程中对医家而言的"治神"、诊察五色病变中的"积神"与诊脉中的"虚静""从容"、上升到普遍诊疗规则的"必清必净"有很多类似之处。针刺、诊脉、察色等临床操作术语，在《内经》中总是和"清静""神""道"这样的词语同时出现，这绝不是巧合，而是反映了《内经》中对医家在从事诊疗活动时的一种较高的精神要求。也就是说，操作者在运用技巧的时候，应使自己完全顺从于"道"，并与之相连。关于这一点，李约瑟先生[5]曾有这样的评价："对于展示了这些技艺的人，道家也许在他们身上看到了一种令人称羡的忘我精神，这种精神是由于同自然过程极为密切地接触而产生的。"

总之，无论是何种操作技巧，其施行者都忘记了自己的四肢、形状、身体，因为他们的精神被集中起来，所有外物的吸引力都消失了。例如，《庄子·达生》记载："辄然忘吾有四肢形体也……其巧专而外滑消。"这种心灵状态类似于颜回的心斋，二者均被视作冥思状态的样板。这种精神要求是当时社会对操作技艺的普遍要求（或者说是追求），不独因为生命的珍贵而产生对医家的特殊规定。了解这一思想背景之后，我们对这样苛求的提出便不觉奇怪。道家对神的极度关注无疑对"治神"术语的产生以及后世对"治神"的理解具有十分深刻的影响。

四、"治神"与调摄病人之"神"的区别

综上所述，"治神"指的是对医家行针之前精神的调摄。当然，从《内经》他篇论述及针灸临床考虑，病人在针刺之前也必须专心致志、神情安稳，但这样的状态并非用"治神"来形容，例如，《素问·刺禁论篇第五十二》记载："无刺大醉，令人气乱。无刺大怒，令人气逆……无刺大惊人。"《灵枢·终始第九》记载："新怒勿刺，已刺勿怒。新劳勿刺，已刺勿劳。已饱勿刺，已刺勿饱……大惊大怒，必定其气，乃刺之。"由此可知，对于惊怒动气的病人，必须先安定其气，方可施术。对病人的要求显然比对医家的"治神"要求要低很多，病人只要集中注意力，神情放松即可，而医者则要进入一种"如临深渊，手如握虎，神无营于众物"的入静状态、心无旁骛的忘我状态，医者要达到的这种

状态恰恰是道家意欲消遁于凡间苦恼所采取的"堕汝形骸，忘汝精神"。只有在这样的状态下，医者才能获得所谓的自由，专心致志地体会针下的感觉，而对病人的守神，则守的是病人脏腑血气之变化，医者只有掌握了病人脏腑血气在针刺过程中的各种细微变化，方能使针刺产生更好的效果。因此，理解了"治神"的真正含义，我们就不会将其泛化使用而偏离本义。

五、小 结

综上所述，"治神"所指的当是医家之神，是受道家思想中"重神"倾向的影响而产生的。除针刺外，医学领域内对神的重视与要求还涉及很多实践性操作，可见这是当时普遍的思想认识，也是医家对高超技艺状态的一种追求。当然，《内经》针灸理论中的这种倾向是道家思想影响、渗透的结果。明白这一思想演变，有助于我们对《内经》针灸理论中对神的重视的正确理解及对《内经》针灸理论的合理运用。由此亦表明，早期针灸理论的构建以及概念、术语的形成涉及了思想文化和思维方式的影响、渗透、借用等现象，且与医学实践特点相互关联，这是一个长期、复杂的过程。因此，对于早期针灸理论源流的梳理、概念术语的厘清，在系统爬梳相关医学文献的同时，我们尚需从早期思想文化观念与医学理念相互交织的层面多加审视，综合辨析。

参考文献

[1] 刘强. 试论"凡刺之法，必先本于神" [J]. 时珍国医国药，2006，17（8）：1568.

[2] 谢感共，吴健文，文胜. 浅谈"治神"在中风病康复治疗中的作用 [J]. 江苏中医药，2005，26（1）：45-46.

[3] 赵京生. 针灸关键概念术语考论 [M]. 北京：人民卫生出版社，2012：362.

[4] 张孝娟，黄小玲. 中医临床心理学 [M]. 北京：中国医药科技出版社，2006：16.

[5] 李约瑟. 中国科学技术史：第二卷 [M]. 北京：科学出版社，1990：136.

（朱玲、杨峰，原文刊载于《中国中医基础医学杂志》2015年第21卷第5期）

第四节　校以古书
——宋代中医学解剖图的特点

从某种意义上来说，解剖学是医学的镜子。解剖学的发展程度反映了医学的进步程度，尤其是对古代医学而言。由早期医学著作《内经》可知，当时人们对于人体结构的认识已经相当丰富。不过，由于早期解剖的局限性，以及"天人相应"等哲学观念的影响，《内经》中的解剖发现过早地与哲学观念相结合，在一定程度上影响了早期医学的实证取向。

历史上较早的解剖实验，当属新莽时期对王孙庆的解剖实验。《汉书·王莽传》记载："翟义党王孙庆捕得，莽使太医、尚方与巧屠共刳剥之，量度五脏，以竹筵导其脉，知其终始，云可以治病。"[1] 不过，有关汉代的人体解剖实验只有文字记载，并无图存世，其后有医学意义的解剖实验寥寥无几，直至宋代，方有两次知名的解剖实验。与王莽时期的解剖实验不同，这两次实验有解剖图存世，其解剖图成为中医解剖思想研究的重要证明。

一、宋代解剖事件与解剖图

宋徽宗崇宁年间（1102—1106）的一则解剖实验与新莽时期的解剖实验颇为相似。《郡斋读书志校证》记载："崇宁间，泗州刑贼于市，郡守李夷行遣医家并画工往，亲决膜，摘膏肓，曲折图之，尽得纤悉。介校以古书，无少异者，比《欧希范五脏图》过之远矣，实有益医家也。"[2] 又，《史记标注》引杨介云："崇宁中，泗贼于市，郡守李夷行遣医与画工往观，决膜摘膏，曲折图之，得尽纤悉，介取以校之。其自喉咽而下，心肺肝脾胆胃之系属，小肠大肠腰肾膀胱之营垒，其中经络联附，水谷泌别，精血运输，源委流达，悉如古书，无少异者。"[3]108 这次的解剖实验由于有了画工的参与，留下了史上著名的《存真图》。杨介作为当时有名望的医生，受邀对画工所绘的图谱进行校正。宋政和三年（1113），杨介又在《存真图》的基础上，益以十二经，绘成《存真环中图》。[3]108 僧幻云曰：存真"五脏六腑图"也，环中"十二经图"也。[3]108《存真图》和《存真环中图》对后世影响很大，后世经脉书的绘制多以之为蓝本。

《宋史·蛮夷列传》记载："悉擒之。后数日，又得希范等，凡获二百余人，诛七十八人，余皆配徙。仍醢希范，赐诸溪峒，绩其五藏为图，传于世，余党悉平。"[4]南宋赵与时撰写的《宾退录·卷四》记载："庆历间，广西戮欧希范及其党。凡二日，剖五十有六腹。宜州推官吴简皆视详之，为图以传于世。"[3]107-108宋代郑景璧《剧谈录》记载："世传欧希范五脏图，此庆历间（1041—1048）杜杞待制治广南贼欧希范所作也……翌日尽磔于市，且使皆剖腹，刳其肾肠，因使医与画人，一一探索，绘以为图。"[3]108以上记录的是宋仁宗庆历年间（1041—1048）的另一则解剖实验，医者与画人合作绘成了《欧希范五脏图》。时推官（掌刑狱的职吏）吴简描述了解剖时所见的情形："凡二日剖希范等五十有六腹，皆详观之。喉中有孔三，一食，一水，一气，互令人吹之，各不相戾。肺之下，则有心肝胆脾。胃之下有小肠。小肠之下有大肠。小肠皆莹洁无物。大肠则为滓秽。大肠之傍，则有膀胱。若心有大者小者，方者长者，斜者直者，有孔者无孔者，了无相类。唯希范之心，则红而硾，如所绘焉。肝则有独片者，有二片者，有三片者。肾则有一在肝之右微下，一在脾之左微上。脾则在心之左。至若蒙干多病嗽，则肺且胆黑。欧诠少得目疾，肝有白点，此又别内外之应。其中黄漫者脂也。"[3]108

《存真图》《存真环中图》《欧希范五脏图》今均佚失，据现代学者研究，我们可以通过以下文献得窥以上解剖图概貌：日本僧幻云的《史记标注》、中医古籍《华佗内照图》、清代严振的《循经考穴编》、日本梶原性全的《顿医抄》与《万安方》，另外，《针灸聚英》《针灸大成》《三才图会》《凌门传授铜人指穴》《脏腑证治图说人镜经》等古籍中亦有引录。[5]18,[6]

二、宋代解剖图的特点

（一）重意轻形

《欧希范五脏图》与《存真图》的绘制有医者直接参与，通过其绘图的风格与内容，我们可以透视中古时期医者对于解剖的立场。从现存资料来看，当时的解剖图的绘制风格多为写意，而非写实。这种风格与中国传统绘画的技法注重写意有关，更体现了作者对解剖的认识和取向。传统中医学重视内景与外形关系的描述，对肌体组织的真实形态注目较少。《内经》中有关脏腑的描述虽有一定的实际观察基础，但更注重内外联系，强调"藏象"的概念，即《灵枢·本脏》中所言"视其外应，以知其内脏，则知所病矣"。从某种意义上来看，《内经》中描述的身体更多的是一种模式化的身体。皮氏云："人体脏器系统在《内经》中固定下来之后，'五脏六腑'的形质研究，就不再是医家的关怀所在。五脏六腑成了组织功能知识的观念架构。"[7]

（二）以图证经

其一，内脏的位置。《万安方》所载《存真图》中的"前向图"是肝脏在左，而《内照图》所载《存真图》中的"正面图"则为肝右脾左（图5–1）。肝居于左侧，这在解剖学中是一个明显的错误，古人将其画于人体左侧，其原因在于"肝生于左"是中医学中的经典理论之一。《素问·刺禁论篇第五十二》记载："脏有要害，不可不察，肝生于左，肺藏于右，心部于表，肾治于里，脾为之使，胃为之市……刺中肝，五日死，其动为语。"这段内容阐述了针刺不可刺中要害，说明作者认为肝是实体之肝。由于古人对解剖的认识水平较低，且抱有数术化的身体观念、偏重思辨的以外揣内的思维等，故相关文献中并未认为"肝生于左"有何不妥。《内经》中的脏腑已然为数术化的状态，脏腑的位置按照阴阳五行的原则来设定，其具体的位置倒是居于次要地位了。对于《内经》所述脏腑位置与实际不符的情况，后世一般以气化理论来解释。清代高士宗《素问直解》记载："人身面南，左东右西。肝主春生之气，位居东方，故肝生于左。"[8]对于一个清清楚楚的脏器，画者对其左右位置居然混淆不清，这不能不说十分奇怪。做一个假设，如果刑场上有解剖者与画工，而无医生，那么被解剖者脏器的左右当不会有此舛误。恰恰是熟读经典，对"经络联附，水谷泌别，精血运输，源委流达"了如指掌的医生，才会绘出肝置于左的解剖图吧。

同样的错误亦出现在对于心与脾位置的处理上。心脏的正确位置在胸腔中央偏左的地方，但是《万安方》《内照图》等将心脏毫不犹豫地画于肺下中央（图5–1）。这个做法其实也体现了作者绘图时的立场。《素问·灵兰秘典论篇第八》中的"心者，君主之官也，神明出焉"与"肺者，相傅之官，治节出焉"，将脏腑功能比作职官系统。作为"君主""五脏六腑之主"的心，自然也应该居于胸中之宫城，上有华盖了。

可见，脏腑的具体位置并不是古人所关注的重点，且完全可以根据理论基础来安排，这正是杨介所谓"校以古书"的理路。

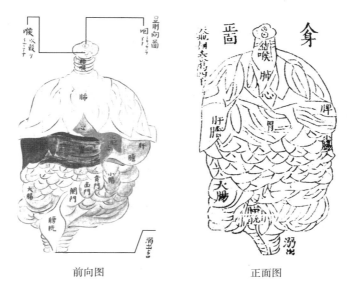

前向图 正面图

图 5 − 1   《存真图》中的前向图和正面图

(资料来源:《中国针灸史图鉴》[5])

其二,内脏的形态。宋代解剖图中的脏器位置与解剖学中的脏器位置有些差异,且其脏器形态的画法也并未完全依据解剖所见。兹以肺脏、心脏为例述之。肺在《灵枢·九针论第七十八》中被描述为"肺者五脏六腑之盖也",在《难经·四十二难》中被描述为"肺重三斤三两,六叶两耳,凡八叶",古书对于肺的形态描述大抵如此。这些文字描述成了后世绘制解剖图的重要标准,后世医家根据这一标准将肺正面画作六叶树叶状,或画作伞状,背面或画作两叶,或画作荷叶状,肺整体形成华盖状(图 5 − 1)。在《针灸聚英》《类经图翼》等的肺脏单独的脏腑图中,不仅肺脏更像华盖,而且其图旁的文字注明了"六叶两耳"。[5]31 在《凌门传授铜人指穴》传本《存真图》中,"心系之图"的心脏上有用朱笔点的 7 个点(图 5 − 2),很显然,这是依据

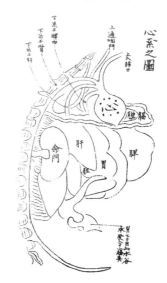

图 5 − 2   《凌门传授铜人指穴》中的心系之图

(资料来源:《中国针灸史图鉴》[5])

《难经·四十二难》中对心脏的描述"中有七孔三毛"而绘。

其三，脏腑的生理。《万安方》所载《存真图》中有两幅较为典型的体现古人生理观念的图，分别为"阑门分水图"和"肾通于髓图"（图5-3）。其中，"阑门分水图"画的是小肠、大肠与膀胱，按照现代生理观，这幅图绘制了人体代谢吸收的生理结构。《灵枢·营卫生会第十八》阐述了人体代谢吸收的过程："下焦者，别回肠，注于膀胱而渗入焉。故水谷者，常并居于胃中，成糟粕，而俱下于大肠，而成下焦，渗而俱下，济泌别汁，循下焦而渗入膀胱焉。"这段内容阐述了尿液的生成过程，即尿液是由肠道渗透到膀胱的，这显然是古人的推测。《难经·四十四难》曰："大肠、小肠会为阑门。"《阑门分水图》标注了阑门的位置，同时在膀胱上端画了一条管道，意为联结小肠，且标注了分水。此图完全按照《灵枢·营卫生会第十八》中的生理描述所绘，即胃中糟粕下入大肠，小肠泌别清浊，下渗入膀胱，而成尿液。

与"阑门分水图"的绘制思路一致，在"肾通于髓图"中，作者没有根据解剖实际将肾作为一个泌尿器官来对待，而是将肾作为与脊髓、脑相通的一个器官，此图绘制的依据主要是《内经》中"肾生骨髓"（《素问·阴阳应象大论篇第五》）、"诸髓者皆属于脑"（《素问·五脏生成篇第十》）等描述。这种具有生理意义的解剖图，只有熟谙《内经》《难经》等经典的医生才能绘出。

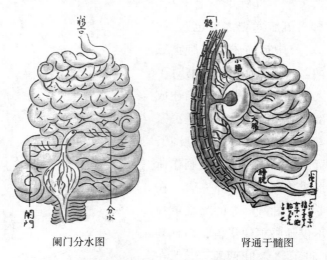

阑门分水图　　　　　　　　　　　肾通于髓图

图5-3　《存真图》中的阑门分水图和肾通于髓图

（资料来源：《中国针灸史图鉴》[5]）

三、余 论

《内经》中已有对解剖形质的基本阐述,《内经》之后的文献对解剖形质却很少有有价值的阐述。王莽时期的解剖实验并不能与当时的医书相互印证。在宋代人们虽然绘制了解剖图,但其旨归还是印证经典的论述,并非创造性地发现并提出解剖与生理学问题。另外,图片记录原本应更加注重表现实体脏腑的形质,但是,在宋代人们绘制的解剖图无论是在绘画技法还是空间表现上,都偏于意象而远离形质。究其原因,对《内经》《难经》等古书的尊奉应该是比较重要的一个方面,同时,《内经》中对脏腑内外连属的"完美"信息也在一定程度上阻碍了解剖学的发展,《内经》中解释性的语言,以及后世持续的诠释注解,都在强化《内经》的"完美"程度。此外,后世医者亦应用《内经》内外连属的原理来临床诊治,这令探求脏腑形质的必要性受到冷落。再者,解剖学的确是一种复杂的科学,在相应的学科研究没有发展到一定的高度时,试图通过解剖学认识人体的生理,犹如无舟出海、舍径登山。历代医家未必不想洞明脏腑,然而相应学科知识的不足,致使古代医家对脏腑的解剖与观察捉襟见肘。

宋代解剖图的绘制虽则是医学史上的重要事件,其影响也堪称深远,但还是没有走向实质脏器的研究,也未进一步探求生理的科学方向,其基本指向还是以图像求证经典,用《内经》中的生理阐述来推导脏腑位置,甚至来指导解剖图的绘制,这使得经典的地位得到进一步巩固。解剖图绘制的标准本应是眼见为实,然而在经典意识的影响下,解剖刀却成了古书观念的"婢女"。

当然,在现代生理与解剖学知识体系建构起来之前,古人绘图必然受到先验观念的影响,中外概莫能外。《剑桥医学史》中有一幅插图,将疾病、创伤与黄道十二宫相联系,其注解云:"中世纪晚期,图谱的功能不是描绘呈现在画家眼前的景象,而是代表视觉形式上的一般真理。蹲坐的人,描绘前额和叉开的双腿,被用来显示疾病、创伤和黄道十二宫对部分身体的影响,与现实主义是不相关的:目的是加强言语信息,指出学术上的药物疗法的标准结论。"[9]

参考文献

［1］班固. 汉书［M］. 北京：中华书局，1962：4145－4146.

［2］晁公武. 郡斋读书志校证［M］. 孙猛，校证. 上海：上海古籍出版社，2011：718.

［3］丹波元胤. 医籍考［M］. 北京：学苑出版社，2007.

［4］脱脱. 宋史［M］. 北京：中华书局，1985：14221.

［5］黄龙祥. 中国针灸史图鉴［M］. 青岛：青岛出版社，2003.

［6］靳士英，靳朴.《存真图》与《存真环中图》考［J］. 自然科学史研究，1996，15（3）：272－284.

［7］皮国立. 近代中医的身体观与思想转型：唐宗海与中西医汇通时代［M］. 北京：生活·读书·新知三联书店，2008：61.

［8］高士宗. 黄帝素问直解［M］. 北京：科学技术文献出版社，1982：363.

［9］罗伊·波特. 剑桥医学史［M］. 张大庆，李志平，刘学礼，等，译. 长春：吉林人民出版社，2000：250.

（张树剑，原文刊载于《中国中医基础医学杂志》2016 年第 22 卷第 9 期）

第五节　子午流注针法理论思想探析
——兼论金元时期针灸理论之固化

　　针灸学目前沿用的主要还是以经脉腧穴理论体系为基础的传统理论，以及以补虚泻实为调理原则的针刺方法。回溯被针灸医家视为经典的《内经》，由其中对经脉与腧穴的论述可知，早期对经脉与腧穴的认识、观念多有形态基础，且经脉与腧穴都具有多元形态，针法也要活泼得多，这与当下的一般认识不同。[1-2]相比之下，现代主流传统针灸理论不免显得呆滞，甚至与《内经》的理论有些"貌合神离"，虽然其表象传承于《内经》，但其固化的形式却多源自金元时期。

　　金元时期的针灸理论为什么会发生固化？通过这一问题，我们可以明晰针灸理论的传承路径，更好地理解针灸理论的本质。子午流注针法作为一种最具"传统针灸"理论特征的治疗方法，出现于金元时期，并为元明针灸医家传承与发挥。近年来，又掀起了一阵研究这一方法的热潮，出现了不少研究子午流注针法疗效的文章。多数研究结果显示，子午流注针法具有一定的临床意义。现代医家往往将子午流注针法的原理归结于时间医学，认为这一方法是时间医学的有效体现。然而，在对子午流注针法理论的源起尚未弄清楚之前，就对其进行验证式的研究与主观性的解读，在顺序上似有不妥。

一、子午流注针法简述

　　从现存资料来看，子午流注针法首见于金元时期何若愚的《流注指微针赋》，该书由阎明广做注，收录于阎氏编撰的《子午流注针经》。《子午流注针经》是子午流注针法的奠基著作，"世之研究此术者乃以此书为嚆矢"[3]。《子午流注针经》提出了子午流注针法的两种取穴方法：纳甲法与养子时刻注穴法，其内容被诸多针灸著作，如徐凤《针灸大全》、杨继洲《针灸大成》、高武《针灸聚英》、张介宾《类经图翼》等引录。《针灸聚英》又提出一种被称为纳子法的取穴方法。

　　纳甲法，又称纳干法，是按天干值日经（如甲日属木、属阳，即由同属阳木的胆经值日），逢时开取值日经的井穴（如甲戌时开取胆经井穴窍阴），下一个时辰按阳日阳时开阳经穴，阴日阴时开阴经穴，以及按照"经生经""穴生穴"的原则，开取不同经脉的五输穴，并逢输过原（即逢开输穴之时，返回本经开原穴），最后日干重见（流注至最后一个阳时与第一个阳时属同一天干），阳日气纳三焦（阳日的最后一个阳时开三焦经穴），阴日血归包络（阴日的最后一个阴时开心包经穴）。这是何若愚子午流注纳甲法的基本方法。

养子时刻注穴法，是取十二经的五输穴，按一日水下百刻，流注十二经六十穴，每一时辰内气血流注一条经的井、荥、输、经、合五穴，每一穴分得六十分六厘六毫六丝六忽六秒，六十穴合成百刻。

纳子法又称纳支法，是以十二地支纪时辰，按照《灵枢·经脉》的十二经流注顺序（十二个时辰气血依次流注于十二经，寅时气血流注于肺经，卯时气血流注于大肠经），按"虚则补其母""实则泻其子"的五行相生规律取五输穴，又按"迎而夺之""随而济之"的原则选择治疗时辰。如肺经虚证，补其母穴，因肺经属金，土生金，补土穴太渊，在卯时针刺，是为随而济之；肺经实证，泻其子穴，金生水，泻水穴尺泽，在寅时针刺，是为迎而夺之。余皆仿此。

以上为比较经典的子午流注开穴法，后世亦有其他按时取穴法，如取八脉交会穴的"灵龟八法""飞腾八法"，这些取穴法的原理多有相通之处。

二、子午流注针法的思想来源

（一）因时而刺

一般而言，讲到子午流注的原理，古今医者最喜引述的是《内经》中因时制宜的刺法思想。从《子午流注针经》本身来看，作者确也将《内经》理论作为子午流注针法原理的渊薮。阎明广在《子午流注针经》序言中云："近有南唐何公，务法上古，撰《指微论》三卷。探经络之源，顺针刺之理，明荣卫之清浊，别孔穴之部分……非得《难》、《素》不传之妙，孰能至此哉。"然而，将《内经》的四时刺法作为子午流注所讲求的按照时辰开穴以针刺的理论渊源确实有些凿圆枘方。《素问·八正神明论篇第二十六》云"凡刺之法，必候日月星辰，四时八正之气，气定乃刺之"，这是比较朴素的因时而刺的刺法。《灵枢·卫气行第七十六》记载："谨候其时，病可与期，失时反候者，百病不治。故曰：刺实者，刺其来也；刺虚者，刺其去也。此言气存亡之时，以候虚实而刺之，是故谨候气之所在而刺之，是谓逢时。"其旨趣也是在说明针刺的时机。《素问·四时刺逆从论篇第六十四》云："春气在经脉，夏气在孙络，长夏气在肌肉，秋气在皮肤，冬气在骨髓中。"又《灵枢·终始第九》云："春气在毫毛，夏气在皮肤，秋气在分肉，冬气在筋骨，刺此病者各以其时为齐。"这里所讲的四时刺法是基于天人相应理论来论述的。在天人相应观念的影响下，四时刺法中的春、夏、秋、冬已不再是单独的时间概念，而是具备数术意义或者符号色彩的表达。另外，在《灵枢·寒热病第二十一》《灵枢·四时气第十九》《灵枢·顺气一日分四时第四十四》《灵枢·本输第二》《素问·水热穴论篇第六十一》《素问·通评虚实论篇第二十八》《素问·诊要经终论篇第十六》等篇章中亦散见四时刺法的相关论述。

相较于《内经》中的论述，《难经》则对四时刺法进行了甚为刻板的要求与解释，强化了五输穴的五行属性。《难经·七十四难》云："经言春刺井，夏刺荥，季夏刺俞，秋刺经，冬刺合者，何谓也？"《难经·七十四难》又云："春刺井者，邪在肝；夏刺荥者，邪在心；季夏刺俞者，邪在脾；秋刺经者，邪在肺；冬刺合者，邪在肾。"《难经》的观点对后世子午流注针法的产生具有重要的影响。

综上所述，《内经》中的四时刺法还处于针刺原则的层面，强调人体在不同的自然环境下存在不同的生理状态。《难经》则以五行理论对五输穴四时刺法进行了要求。当然，所谓"春刺井，夏刺荥，季夏刺俞，秋刺经，冬刺合"的针刺取穴方法，基本上没有临床应用的可行性。而子午流注针法经过与《难经》针刺四时理论及"补母泻子"法等针刺观念的融合，形成了根据不同时辰开穴的具体操作方法，这一针法表面上是对《内经》因时制宜刺法的继承与发挥，实际上是《难经》中五行四时针刺思想的体现。

（二）干支与五行理论

子午流注针法的核心是将干支纪时与五输穴以及五输穴所连属的经脉按阴阳五行划分，再借助阴阳五行相生与阴阳五行进退的原理来取穴。五输穴的早期理论出于《灵枢·本输第二》。该篇中已有对五输穴五行配属的记载，而《难经》中对五输穴及其五行属性进行了全面的论述，并用五行生克理论设计了五输穴的临床用法。《难经·六十四难》记载："《十变》又言，阴井木，阳井金；阴荥火，阳荥水；阴俞土，阳俞木；阴经金，阳经火；阴合水，阳合土。阴阳皆不同，其意何也？然：是刚柔之事也。阴井乙木，阳井庚金。阳井庚，庚者，乙之刚也；阴井乙，乙者，庚之柔也。乙为木，故言阴井木也；庚为金，故言阳井金也。余皆仿此。"

《难经》中天干阴阳、刚柔相济的思想是古代干支纪时一般规则的体现。以"月建"为例，古代干支纪月，根据夏历，正月建寅，即冬至十一月斗柄指北时，为一年之始，建子，十二月建丑，正月建寅，结合十干，即为甲子、乙丑、丙寅……5 年计 60 个月（遇有闰月，则按原月的月建），如此周而复始。从甲年始纪，至戊年一个周期结束，己年开始，月建复始，故称甲与己合，正月为丙寅，乙与庚合，正月为戊寅，余皆类推。将《难经》引入五输穴理论中来，阴井乙木，合阳井庚金，为"刚柔之事"。"五子元建日时歌"歌诀见于《子午流注针经》，后被明清时期的针灸医籍传抄，该歌诀云："甲己之日丙作首，乙庚之辰戊为头，丙辛便从庚上起，丁壬壬寅顺行求，戊癸甲寅定时候，六十首法助医流。"依上述原理，时干由纪年转至纪日，甲日由丙寅时作首，肺经作为十二经之首"出于中焦"，为此时流注，至甲戌时即为胆经流注，纳甲法之所以甲日甲戌时开胆经之井穴，便是由此。至于首开井穴的原因，《难经·六十三难》记载："《十变》曰：五脏六腑荥合，皆以井为始者，何谓也？然：井者，东方春也，万物之始生。诸蚑行喘息，蜎飞蠕动，当生之物，莫不以春而生。故岁数始于春，日数始于甲，故以井为始也。"既然五输穴与五行相配属，那么依据五行的生克原理就可以施以补泻了，这也是《难经》应用五行理论对针刺补泻理论进行的发挥。《难经·六十九难》记载："经言虚者补之，实者泻之，不实不虚，以经取之。何谓也？然：虚者补其母，实者泻其子，当先补之，然后泻之。不实不虚，以经取之者，是正经自生病，不中他邪也。当自取其经，故言以经取之。"由此五行生克原理推演出的补泻方法与针刺补泻的初始意义已经相去甚远。据笔者研究，早期针刺补泻观念的形成与天人相应的观点有关，古人根据对自然现象的观察，由天人相应的观点衍生出天道"损有余补不足"的观念，在此观念影响下，针刺补虚泻实的理论得以形成。[4]《难经》作为中医经典向来备受尊崇，书中补母泻子的补泻方法也直接成为子午流注针法的依据并被其全面吸收，构成了子午流注针法的核心要素，尤其是纳子法全盘接纳了《难经》中补母泻子的针刺理论。

如果采用子午流注纳甲法取穴，那么若阳日遇阴时或阴日遇阳时，则无穴可开。针对这一破绽，古人也设计了应对之策。明代医家李梴设计了夫妻母子合日互用开穴原则，"阳日遇阴时，阴日遇阳时，则前穴已闭，取其合穴针之。合者，甲与己合化土，乙与庚合化金，丙与辛合化水，丁与壬合化木，戊与癸合化火也。赋云：五门十变，十干相合为五。阴阳之门户，十变即十干，临时变用之谓也……妻病则针其夫，夫病则针其妻，子病针其母，母病针其子，必穴与病相宜，乃可针也。"其所依据的原理是基于五行生克的"五门十变"之法。[5] 总之，这一取穴方法已经脱离了腧穴本身的主治方向，转而以阴阳五行干支推演为准则。

（三）阳进阴退与气纳三焦，血归包络

阳进阴退的开穴原理也源自古典一般哲学原理。在早期社会观念中，时间、空间的概念不仅用于表达时空，而且已经转化为一种哲学符号，渗透到社会生活的各个领域。干支纪时的原理也在多个领域内有所体现。最先运用纳甲法和纳子法的是汉代易学家。汉代儒家将阴阳数术与儒家经义相结合，从而促使了象数易学的产生，其代表人物为京房。京氏将干支符号与《周易》中的卦爻符号全面结合，以干支理论系统地诠解卦爻之象，从而创立了纳甲之说，将八宫卦均配以天干，而将诸卦各爻均配以地支。十天甲为首，京氏以之为代表，将八宫卦纳天干之说称作纳甲，而将各爻配纳地支之说概称作纳支，同时，八宫卦纳甲之时，贯彻了阳卦纳阳干（支）、阴卦纳阴干（支）的原则。[6] 这一原则与子午流注的"阳日阳时开阳经穴""阴日阴时开阴经穴"理念相一致。京房纳支法根据"阴从午，子午分行，子左行，午右行"的原则，将十二支纳入四阳卦和四阴卦之中。阳卦纳阳支，阴卦纳阴支。八卦纳支的特点是阳起子顺行，阴起未逆行。[7] 这一纳支法进退的顺序与子午流注法推算次日开穴时辰的阳进阴退原则相同。

有学者认为，子午流注纳甲法中的诸多开穴原则借用的是京房易学中的理论[8]，其实也未必尽然。干支纪时与阴阳五行的融合成为古代哲学的一般原理，完全可以独立影响不同领域。阳日阳时阳经，同气相求，与甲己化土、乙庚化金的刚柔相济的原理，很容易被医家汲取。阳进阴退的原则，大约与古代天文学中"天道左旋，地道右旋"的观念有关。不过，对于干支与阴阳五行学说，易学家应用得更为纯熟。干支及阴阳五行学说与易学结合后，成

为更为完善的理论系统，二者也可以同时影响中医学理论。

天干、地支与针灸理论结合时，首先进入古代医家视域的当是脏腑经络，十二正经与十二地支的结合很是合拍，但是与十天干的结合只能削足适履，把三焦经与心包经排除在外。《难经·六十二难》记载："难曰：脏井荥有五，腑独有六者，何谓也？然：腑者，阳也。三焦行于诸阳，故置一俞，名曰原。所以腑有六者，亦与三焦共一气也。"《难经·六十六难》记载："五脏俞者，三焦之所行，气之所留止也。三焦所行之俞为原者，何也？然：脐下肾间动气者，人之生命也，十二经之根原也，故名曰原。三焦者，原气之别使也，主通行三气，经历于五脏六腑。原者，三焦之尊号也，故所止辄为原。五脏六腑之有病者，皆取其原也。"三焦在《难经》中的特殊地位被子午流注针法所应用，而心包经因为与三焦经互为表里，所以也被单独列出来，与三焦经一起，等待"日干重见"时的安排。此时，根据"经生经""穴生穴"的规则，已经将分属五行的 5 条经穴开完，恰好可以将三焦经与心包经纳入。阳日"气纳三焦"，开三焦经穴，阴日"血归包络"，开心包经穴。

三、子午流注针法的应用情形

从金元时期至明清时期，子午流注针法这一因时而刺的方法不断被医书收载，成为明清时期针灸医生修习的重要内容，但是元明时期的针灸文献中似乎并未记载这一方法在临床上的应用。

查考金元时期有代表性的针灸文献，如《针经指南》《针经摘英集》《洁古云岐针法》《窦太师针法》《扁鹊神应针灸玉龙经》等，在书中几乎看不到因时取穴的案例。以金元时期有代表性的针灸著作《针经指南》为例，该书中有"一日刺六十六穴之法，方见幽微；一时取十二经之原，始知要妙""推于十干十变，知孔穴之开合；论其五行五脏，察日时之旺衰"等与子午流注针法一脉相承的赋文，但是该书的针方中却绝少有体现腧穴的按时应用者。流注八穴（即八脉交会穴）被认为是窦杰的卓越贡献，后世医家在其基础上加以按时取穴的思想，发展出了"飞腾八法"与"灵龟八法"，而窦氏在《针经指南》中对流注八穴的阐述并无按时取穴的内容，如"公孙穴主治二十七症：九种心痛、痰膈涎闷、脐腹痛半胀、产后血迷、胎衣不下、泄泻不止"等的相关阐述与时辰无关。

《针灸聚英》有"十二经病井荥俞经合补虚泻实"一篇，在十二经"是动""所生"病下，有按时辰补泻腧穴的记录，其内容似乎是应用了子午流注纳子法的临床针方，如该篇记载："手太阴肺经……是动病肺胀，膨膨而喘咳，缺盆中痛，甚则交两手而瞀，是谓臂厥。所生病咳嗽上气，喘喝烦心，胸满，臑臂内前廉痛，掌中热。气盛有余，则肩背痛风寒，汗出中风，小便数而欠，寸口大三倍于人迎；虚则肩背痛寒，少气不足以息，溺色变，卒遗失无度，寸口反小于人迎也。补（虚则补之）用卯时（随而济之）太渊（穴在掌后陷中，为经土。土生金，为母。经曰：虚则补其母），泻（盛则泻之）用寅时（迎而夺之）尺泽（为合水。金生水，实则泻其子。穴在肘中约纹动脉中）。"显然，这里的病候是来源于《灵枢·经脉第十》，而高武只是根据《难经》"虚则补其母""实则泻其子"的规则，运用子午流注纳子法补充了治法，将子午流注纳子法叠加于经脉病候之上。

从上述内容来看，子午流注针法在金元时期医著中的记载有些奇怪，一方面医家反复引用并推重之，另一方面又未见临床应用，理论与实践有些疏离。不仅如此，这一因时取穴的方法一直不乏质疑之声。例如，高武《针灸聚英·卷之二·子午流注髎穴开合》记载："如东垣治前阴臊臭，刺肝经行间，用乙丑时矣，又刺少冲，则宜丁未日矣。岂东垣治一病而有着尾越四十三日两穴哉？此又不通之论也。"张介宾《类经·八卷·脉度》记载："后世《子午流注》《针灸》等书，因水下一刻之纪，遂以寅时定为肺经，以十二时挨配十二经……继后张世贤、熊宗立复为分时注释，遂致历代相传，用为模范。殊不知纪漏者以寅初一刻为始，而经脉运行之度起于肺经亦以寅初一刻之纪，故首言水下一刻，而一刻之中，气脉凡半周于身矣，焉得有大肠属卯时、胃属辰时等次也？"汪机在《针灸问对·卷上》中的措辞则激烈得多："此皆臆说，《素》《难》不载，不惟悖其经旨，而所说亦自相矛盾多矣！……周身十二经，各有井、荥、俞、经、合，其所主病，亦各不同。假如病在肝，宜针肝之荥穴行间；乃曰乙日肝之荥穴不属行间，而属心之荥穴少府，舍肝之荥而针心之荥，是谓'乱经'；病可去乎？不可去乎？"

四、余论

子午流注针法在金元时期兴起并非偶然。金元时期是历史上重要的医学思想转型时期。《四库全书总目提要》记载："儒之门户分于宋，医之门户分于金元。"金元时期医家流派渐分枝叶，衍生出诸多新异的学说，其中较有代表性的流派是著名的"金元四大家"。子午流注思想的产生也与当时的背景有关。

宋代以来医家的地位逐渐提高，其首要原因在于宋代官方对医学十分重视。宋初官方主持编写了大型医药著作《开宝本草》《太平圣惠方》，至宋仁宗天圣年间，在前人医书的基础上，王惟一主持编撰了《铜人腧穴针灸图经》，该书对后世影响极大。官方的重视促进了部分儒者对医学的修习，客观上提升了医生的地位。同时，宋代有医官制度，习医可以进入文官序列，这对于读书人来说是个不小的激励，许多文人开始留心医药。另外，宋代理学兴起，儒家重孝道，将知医作为孝道的基本要求，理学家程颢说："病卧于床，委之庸医，比于不慈不孝。事亲者，亦不可不知医。"[9] 自此之后，宋代的儒学和医学书籍中都出现了很多关于知医为孝的论述，儒医群体渐渐形成。

儒家学说与医家思想也在这一时期高度融合，儒和医之间的理论联系由此建立起来。这一时期的理学家秉持的一个重要哲学观念就是象数学说。该学说将汉代义理之说极尽发挥，对气、心性、阴阳、太极、五行等哲学概念进行了充分的阐释，这对中医学也产生了必然的影响。讲求阴阳动静之理的五运六气学说在此时也渐被重视。宋代官府发布了"六十年气运疾病"，并将其列于官修的《圣济总录》卷首，五运六气学说甚至成为太医局医学考试的内容。[10]

在这一背景下，与中医学理论有着诸多联系的干支五行等学说，自然就成了针灸理论所需要的理论依据。象数运气之说，成为渗入针灸学术理论的重要内容之一；针灸理论中的五输穴理论，尤其是《难经》中的针刺补泻原理与象数之说很容易结合。运用象数易理推演开穴，在当时应该是颇得儒医青睐的一种方式。子午流注针法运算繁复，其理论形态也相对深奥，符合儒医对技术理论专业化的需求。于是，这一计算方式复杂，以"因时制宜"作为经典依据，但是与实际临床的因时制宜原则并不契合的机械选穴法，成为一时之热潮。另外，金元时期印刷术渐渐普及，医书得以广泛流传，加之针灸铜人的出现，促使针灸理论以一种固化的形态传承下来。作为典型的具有彼时精英文化特征的理论形式，子午流注针法理论备受推崇，经过明清医家的代代传抄，子午流注针法一直以一种固化的形态呈现在世人眼前。虽然也有医家，如高武、汪机等对此提出质疑，但由于未能洞彻这一理论的来龙去脉与机制，因此未能产生较大的影响。通过检索文献可知，现如今仍然有不少医者对该理论形态予以先验性的肯定，然后再进行验证。这一验证式的研究思路，大约也有失审慎。

参考文献

［1］张树剑，赵京生. 早期经脉认识方法与形态评述［J］. 中国中医基础医学杂志，2009，15（1）：29-30.

［2］张树剑. 早期腧穴形态观念阐微［J］. 中国针灸，2011，31（12）：1127-1130.

［3］阎明广. 子午流注针经［M］. 李鼎，李磊，校订. 上海：上海中医学院出版社，1986：题记.

［4］张树剑，赵京生. 损益思想与针刺补泻［J］. 中华医史杂志，2009，39（5）：288-290.

［5］李梴. 医学入门（点校本）［M］. 高登瀛，张晟星，点校. 上海：上海科学技术文献出版社，1997：270.

［6］张文波. 京房八宫易学探微［D］. 济南：山东大学，2008：18-22.

［7］官岳. 京房纳甲筮法的哲学思想探索［J］. 浙江社会科学，2012（11）：126-130，159.

［8］张勇. 子午流注针法发生学研究［D］. 咸阳：陕西中医学院，2005：23-24.

［9］程颢，程颐. 二程集［M］. 王孝鱼，点校. 北京：中华书局，1981：428.

［10］郑学宝，郑洪. 略论宋代医学考试的特点［J］. 中医教育，2005，24（5）：74-77.

（张树剑，原文刊载于《针刺研究》2015年第40卷第2期）

第六章　交融与转型

第一节　西医东传后的日本针灸学近代转型

日本明治时期（1868—1912），西洋医学的不断涌入对日本针灸学的发展造成了很大的冲击，日本针灸学的发展一度陷入低谷。自明治中期起，为应对西医的强大挑战，以及为自身的生存、发展寻求新的道路，传统针灸学开始吸纳当时西方的医学知识和研究方法。针灸著作中吸纳了一些东传的西医医理，从事针灸、按摩的中医医生努力掌握西医的生理学、解剖学等相关内容，一些学者则开展了关于针灸作用机制的实验研究，由此日本针灸学得以逐渐复苏。至日本大正年间（1912—1926），日本针灸学教育基本上实行了欧美院校西医教育的一套模式，在教学科目设置上也逐渐西化，设有消毒学、解剖学、病理学、生理学等。同时，在这一时期的针灸著作中，有关西医的生理学、解剖学知识也不断增加，而传统中医的阴阳、五行、气血、经络等理论内容已很少涉及，日本针灸学已经朝向中西医结合、西医化方向发展。笔者将这一转变归纳为以下 3 个方面。

一、针灸著作吸纳西医学内容

自明治中期起，日本针灸著作开始援引当时传入的西医生理学、解剖学内容。例如，明治二十一年（1888）佐藤利信所著的《针学新论》是较早引入西医解剖知识及图谱的针灸著作。该书卷二为骨、筋、内脏等的解剖内容，且有解剖图谱，还有关于经络与人体血管相关联的认识："各组织之中属血管系统者，所谓汉科经络是也。"[1]同年出版的木村东阳纂辑的《新纂针治必携》[2]13-48一书主要论述了针刺可治疗十几种疾病，完全按照西医体系将疾病分为神经系病、传染病、呼吸器病、消化器病、泌尿器病等，并用西医语言叙述各病的临床表现。1892 年大久保适斋所著的《针治新书·解剖篇》（全一册）[3]中详细记述了人体解剖学内容，包括骨、筋、内脏、五官、神经等。可见，与古典著作相比较而言，此时的针灸著作新增了许多西医学内容，且所载的西医学内容呈逐渐增多、扩展的趋势。以下主要论述腧穴定位引入解剖学、采用西医医理说明针灸原理两个方面。

　　传统中医对人体肌肉、神经等的观察是较为粗略的，而当较精细的西医解剖学知识传入后，日本医家也开始细致观察腧穴处分布的神经、肌肉、血管等的组织结构，并在其定位中增加了解剖学描述，甚至有一些学者认为腧穴即位于筋肉、神经上的一些刺激点。如上述《新纂针治必携》[2]13-15一书称针刺时的刺激点为"针治应用点"，并采用解剖学术语代替腧穴名称对腧穴进行描述："脑溢血（卒中）［针治应用点］：头膊筋（一点），背侧骨间筋（一点），环口筋（一点），长屈蹈筋（一点），脑中央迂曲部（一点），腹直筋（二点），拇指内转筋（一点），外转小趾筋（一点），短伸总趾筋（一点），尺骨神经（二点）。"

　　1895年木田正光所著的《灸针穴决效用学》是较早在经穴内容中明确增加解剖学内容的日本针灸著作，书中对于中府穴的描述如下："有穴处，锁骨下两肋间，陷乳上三肋间，云门下一寸，在脉，动手应之，仰头是穴。有大胸筋，当下有颈神经筋在。"[4]

　　1896年，吉见英受在《实用针科解剖学》[5]中专门论述了经穴与所在部位解剖器官的关系，如云"迎香，鼻翼的上外方，上腭犬齿的上部，位于三叉神经的支别，下眼窠神经，颊筋神经及颜面神经的支别，颊枝当中"。1904年，冈本爱雄又著《实习针灸科全书》[6]，该书在各穴内容下分列部位、解剖义两项，是较早将经穴位置与解剖分开论述的著作，如该书云："中府：部位，在云门下一寸。解剖，在第一肋间有大胸筋处，腋窝动静脉及中膊皮下神经，前胸神经皆在焉。"该书于1915年译入我国，书名为《最新实习西法针灸》[7]，该书是民国时期较早译入我国的日本针灸著作，对我国医家产生了较大的影响。

　　明治维新后，日本针灸学中古典的经络、腧穴理论开始不受重视，甚至处于被忽略、抛弃的境地，上述大量的针灸著作也几乎不介绍传统经络学说、腧穴理论等内容，而是借助西方神经生理、血液循环等理论来阐释针灸的作用原理。如《新纂针治必携》[2]1-2一书较早用筋、神经所受的刺激作用来叙述针刺作用："针治之所以有效，是因为对筋、神经的刺激作用。筋遇刺激则会缩短，我们把这种性质称为筋的兴奋性，把因刺激而产生的现象称为兴奋……筋不仅有兴奋性，还是神经末稍停止之处，以针治刺激筋，也就同时刺激了神经。"

　　1892年出版的《针治新书》[3]15将针刺疗法分为3种：诱导法、局所疗法、交感神经疗法（即内脏疗法）。1919 年吉田弘道所著的《孔穴适用针灸萃要》则较早地将灸术疗法归纳为诱导法、直接法、反射法 3 种。从西医神经兴奋、血管、内脏功能等的变化说明针灸作用机制是当时日本针灸界的时髦做法，此后许多著作均沿袭这种研究思路。如 1931 年传入我国且影响较大的针灸著作《高等针灸学讲义：针治学　灸治学》[8] 将针刺的治疗作用解释为："针以治愈疾病，其作用有三：第一兴奋作用、第二制止作用（镇静或镇痛作用）、第三诱导作用。"该书将灸的刺激法也分为诱导刺激法、直接刺激法、反射刺激法（一名介达刺激法）3 种。日本针灸学者的上述做法开创了从西医医理角度阐释针灸作用机制的模式的先河。

二、采用实验手段研究针灸原理

在与西方医学剧烈碰撞并不断遭受其挑战和冲击的时代，针灸学的生存危机与日俱增。为了寻得立足之地，针灸学必须摘去神秘的面纱，逐步实现其科学的表达，让更多的人了解和认可。所以，从明治末年到昭和初年，日本针灸发展的主题为通过研究"针灸的科学"来最终形成"科学的针灸"，使医学界重新认识针灸的价值。[9] 这主要体现在神经生理学领域开展对针刺作用的实验研究，从事这项研究的学者先后有大久保适斋、三浦谨之助、藤井秀二、水野重元、石川日出鹤丸、中谷义雄等，他们逐步取得了一系列研究成果。正如承淡安所总结的"日本明治三十五年（1902 年），始有医学博士三浦谨之助氏及医学士大久保适斋氏等，出而为针灸学术做科学化原理之研究，其成绩发表之后，世界医者为之震动，迨后日医界之起而继续研究者甚多，屡有新成绩发表。"[10] 针灸实验研究的主要内容为从西医生理学、病理学角度对灸疗的效果进行验证。以时间为序，笔者将明治至昭和年间日本针灸实验研究的主要进展归纳如下。

（1）大久保适斋从神经生理学角度对针刺作用开展了深入的研究，其著作《针治新书》[3]15 一书将针刺疗法分为 3 种：诱导法、局所疗法、交感神经疗法（即内脏疗法）。

（2）日本明治三十五年（1902），医学博士三浦谨之助发表《针治的科学研究》，系统地介绍了针灸疗法的治疗作用，引起了医学界的震动。[11]

（3）大正元年至二年（1912—1913），医学博士原田重雄、樫田十次郎发表《关于灸治之研究》[12]，记录艾炷的大小、重量，艾灸的燃烧温度，各种艾炷的皮下深达作用，灸疗对于血液、血管、血压、肠蠕动及疲劳曲线的影响以及灸痕之组织的关系等，实为此法研究的先驱[13]7-8。

（4）大正七年（1918），医学博士越智真逸以《灸治及于肾脏机能如利尿的影响》为题[13]7-8，发表其研究结论。

（5）大正十四年前后（约1925），青地正皓、时枝薰、原志兔太郎，依血液学之研究，努力阐明灸之作用及其本态[13]8。

（6）大正十四年前后（约1925），原志兔太郎借助施灸皮肤上之组织学的标本进行结核之施灸实验研究[13]9。原田重雄、樫田十次郎、青地正皓、时枝薰、原志兔太郎及越智真逸开创了灸法实验研究的先河。

（7）昭和四年（1929），藤井秀二博士进行了小儿针（又称皮肤针）的实验研究[14]17-18，主要观察针刺家兔不同部位后血管的收缩或扩张现象。

（8）昭和八年（1933），水野重元发表了《针术的生理学研究》[14]17。他观察到给家兔施针并予以适量的刺激后管状骨呈现碱中毒变化，而如果把施术量增加到一定的程度，管状骨又出现明显的酸中毒变化，并据此得出结论："这些施术所引起的生物学影响当是知觉神经激起交感神经的紧张状态，同时在血液内增加了碱性物质的浓度。"

三、针灸教学参照欧美院校的教育模式

日本明治维新后，西医是日本唯一合法的医疗保健体系，原有的中医医生仍可行医，但必须掌握一定的西医知识。至日本大正年间，针灸学教育被重新纳入日本教育体系，其基本采纳了西医的教育模式和体制，在科目设置上也偏于西化，这一特征通过当时针灸学校使用的讲义和教材能够得以印证。如1931年传入我国的《高等针灸学讲义》一书，其参考的蓝本即日本延命山针灸专门学院及东京针灸医学研究所的讲义。该讲义共分6册，内容包括解剖学、生理学、诊断学、消毒学、经穴学、孔穴学、针治学、灸治学、病理学等，其借助西方医学理论和方法对针灸学进行了系统、全面的论述。又如昭和八年（1933）坂本贡所著的《针灸医学精义》[15]一书，该书亦基本模仿西医教材编排内容，卷首附"针灸医学小史"，上、中两卷的内容为解剖学、生理学、经穴学、针科学、灸科学，下卷的内容为病理学、诊断学、微生物

学、消毒学。

　　针灸教材的编排方式和所呈现的内容决定了传授给后世针灸学生的思维方法和具体知识，这对针灸学发展的影响是十分关键而深远的，因此，毋庸置疑的是，明治时期以来融合了诸多西方院校教育思想和元素的近代针灸教学变革，已成为引发日本针灸学近代转型的重要因素之一。

　　以上笔者简要叙述了明治至昭和年间，日本针灸学界为了应对西医强大的挑战、争取自我生存的一席之地，在针灸著作的编著、开展实验研究和引进西方教学模式3个方面进行的诸多变革。大量史实说明，这一阶段是日本针灸发展史上由传统向现代转变的重要过渡时期。

<h2 style="text-align:center">参考文献</h2>

［1］佐藤利信. 针学新论［M］. 东京：东京明琳舍，1888：1.

［2］木村东阳. 新纂针治必携［M］. 东京：东京金港堂，1888.

［3］大久保适斋. 针治新书［M］. 东京：东京株式会社，1892.

［4］木田正光. 灸针穴决效用学［M］. 宫市：宫市活版所，1895：17.

［5］吉见英受. 实用针科解剖学［M］. 东京：共游舍，1896：97.

［6］冈本爱雄. 实习针灸科全书［M］. 东京：报文社，1904：22.

［7］冈本爱雄. 最新实习西法针灸［M］. 顾鸣盛，编译. 上海：上海进步书局，1915.

［8］佚名. 高等针灸学讲义：针治学　灸治学［M］. 缪召予，译. 3版. 上海：东方医学书局，1941：28.

［9］何崇. 日本近代针灸医学对承淡安学术思想的影响［C］//纪念承淡安先生诞辰一百周年暨国际针灸发展学术研讨会论文集. ［出版地不详］：［出版者不详］，1998：32.

［10］承淡安. 中国针灸学讲义［M］. 无锡：中国针灸学研究社，1954：20.

［11］何崇. 日本针灸医学的回顾与评价［J］. 南京中医药大学学报（社会科学版），2000，1（3）：132 – 134.

［12］张俊义. 针灸医学大纲［M］. 上海：东方医学书局，1936：10.

［13］原志免太郎. 灸法医学研究［M］. 周子叙，译. 上海：上海中华书局，1933.

［14］间中喜雄，H. 许米特. 针术的近代研究［M］. 萧友山，钱稻孙，译. 北京：人民卫生出版社，1958.

［15］坂本贡. 针灸医学精义［M］. 东京：大仓广文堂，1933.

（李素云，原文刊载于《中国针灸》2014 年第 34 卷第 4 期）

第二节　民国时期《针灸杂志》中 "以西释中"现象探析

　　民国时期著名针灸学家承淡安先生于 1933 年创办的《针灸杂志》,是我国最早的针灸学专业期刊,也是民国时期唯一公开发行的针灸学术期刊,对我国针灸学的发展产生了重要的影响。该期刊设有论文、专载、杂著、社友成绩、问答、医讯(后改为社讯新闻)等栏目,共出版 41 期(中华人民共和国成立以前出版 35 期,中华人民共和国成立以后出版 6 期)。当时很多针灸学者(多为承淡安针灸学研究社的学员或承淡安著作的读者)均在该刊投稿,发表学术见解或进行学术讨论,因此,《针灸杂志》中的论文能够在较大程度上反映当时我国针灸学者的学术思想和学科的发展动态,是考证民国时期针灸学术发展状况的珍贵史料。

　　民国时期,随着西方文化的大量输入,西医学在我国的传播日益广泛,并逐渐受到民众的认可和推崇,对中医的影响也逐步加深。随着西医挑战的日益严峻与中西医论争的不断加剧,相关学者在因袭针灸研究传统路径的同时,开始尝试运用新的观点和方法。一些医家接纳并学习西医生理学、病理学、解剖学等知识,以西医视角重新剖析和阐发针灸医理,致力于"以西释中""以西证中",以说明针灸原理的科学性,使之获得人们更多的理解和认同,为针灸学争取更多的生存空间。毋庸置疑,这种现象在民国时期《针灸杂志》中已有印证。夏有兵教授对此曾有过概括:《针灸杂志》的创办宗旨之一是要通过这一渠道,"向社会介绍针灸医术的科学性,使更多的社会民众能正确认识针灸、接受针灸""它在形式上从纯文字逐步发展到图文并茂,在内容上从以验案报道和阐释古意为主到关注从西医生理学、病理学角度研究针刺效果的进展情况"[1]。

　　通过对《针灸杂志》中华人民共和国成立以前出版的 35 期(1933 年 10 月至 1937 年 8 月)的内容进行全面梳理,笔者共收集、整理了参合西医神经生理学、病理学、解剖学等知识阐释针灸医理的论文共 40 余篇。经研究发现,其论述多围绕经络腧穴实质、神经与针灸作用机制和补泻关系、奇经八脉新解等主题,今择其要者,归纳如下,以供同道参考、商榷。

一、以神经分布说明经络腧穴实质

"'神经'一词最早于1774年杉田玄白翻译荷兰医著'zenuw'一词时被创用。但在我国明清时西方医学译著中，多将'nerve'译为'细筋''脑气筋''脑筋'等词。'神经'一词在清末民初以前一直未见采用……直到20世纪初……张锡纯、杨如侯、承淡安等一些中医名家陆续对神经与经络理论的关系进行了深入探索与研究，这些名家的学术思想对后世产生了明显示范作用。"[2]1933年创刊之初，《针灸杂志》中有篇文章对"神经"一词的含义进行详细解释，其将"神"与"经"二字拆开分析，认为"神"即"气化"，而"经"即12对脑神经、32对脊神经，该文章云："夫经得神而为用，神依经而为变，盖经者有形之物质，神乃无形之气化，经失神而不能用，神无经而不能存也，人身有脑，为经之总枢，有经十二对，散布于五官孔窍，深达于胸腹脏腑，背脊有经三十二对，敷布于四肢筋骨百骸，皮肤毫窍，举凡言语视听，消化传导，趋翔技巧，无不各尽其用极其变者，即经之为用也，亦即神依之为变也，故中西各书，俱称此经曰神经。"[3]1933年，承淡安在《针灸杂志》上发表了一篇论文，该论文认为经络、腧穴包含于人体神经组织中："就今日解剖学上观察，所谓手足三阳三阴经络者，乃人身之动物性神经与植物性神经之干支。所谓孔穴者，乃神经之末梢部分，或适在神经之干支部分。所谓神经，即我中医之所谓气道，其神经之作用，即称之为气……用科学观察来整理人身之十二经络，已知为神经之干支，夫脑神经有十二对，脊椎神经有三十二对，人身十二经络，实已包括此四十四对神经中。"[4]上述观点还见于承淡安所著的《增订中国针灸治疗学》（1933年第4版）一书中。

此外，王聚璠、郭心翔等学者皆从神经、血管解剖分布的角度阐述经穴实质。王聚璠认为："经穴者，即十二经络之穴道也。十二经络据今解剖家言并无此物，惟其穴处有神经血管之分布耳。然则，谓经穴即神经血管可乎？曰'单指神经则可，牵言血管则不可。盖血管内有血液，管壁破裂则血外溢，为害不胜言'。"[5]郭心翔亦持经穴为神经分支的观点："盖所谓经脉者，实即神经血管所组织……则经穴为神经分枝之关节无疑。因分枝处之神经丛较密，则感应力较强，而即成为经穴也。"[6]以上均是以神经的解剖分布说明经络腧穴的实质，虽然该观点在今天看来有失偏颇，但客观反映了当时医家们的认识水平。

二、以神经活动解释经气、气化概念

据笔者考证，1931 年缪召予所译日本著作《高等针灸学讲义：针治学
灸治学》已将神经与中医的气联系到一起，例如该书云："以上所言之
'气'，自今日言之，盖指神经云。"[7]44 承淡安于 1933 年撰写的《针灸医话》
一文用神经作用解释中医之气："所谓神经，即我中医之所谓气道，其神经之
作用，即称之为气。"[4] 王静盦则认为："中医生理学旧分人体为十二经，由经
而络，而孙络，而腠理皮毛，亦即新生理学上之分人体为若干神经、血管、
细胞。盖中医学所谓气，即新医学所谓神经也。中医学所谓血，即新医学所
谓血管细胞，中西参互，理无二致也。不过中医学偏重于气化上立论，而新
医学则偏重于形质上立论。"[8] 费季康发表《经气论》一文，认为经脉是神
经，而气化则为神经活动力："中医所谓气也，显非解剖范围内，气为一种无
形之活动力……吾谓针下之酸重得气，亦即神经所营之活动力也。该部神经
之活动力强，则针下得气亦强，该部神经之活动力弱，则针下得气亦弱。故
经脉者，指神经乃可，得气指活动力为是。"[9] 彭祖寿于 1936 年撰写的《经穴
之研究》一文与费季康的上述观点类似："即我中医界且以神经即为经气，其
理以神所循行之经，即气循行之经……只以刺入经穴，觉针下麻胀酸痛言之
得气，乃神经所发之一种无形新生活力，神经活动力强，则针下得气亦强；
神经活动力弱，则针下得气亦弱。"[10]

三、以神经生理功能说明针灸作用机制

1934 年，曾益群发表了《针灸术之价值》和《由神经生理说明针灸治疗
万病之理》两篇论文，前者援引承淡安对针灸治病原理的解释，云："承师
云：'以针刺者，刺激神经、兴奋神经、促进或减缓血液之运行、亢进或制止
内脏之分泌与蠕动及排除神经之障碍。以艾灸者，因温热而用有鼓舞神经之
功能，促进血液之循环及增加白血球杀灭细菌，促进淋巴发挥新陈代谢、营
养等功用'。吾再依承师之说，归纳而详论之，针灸作用，可分三种说明，第
一兴奋作用，第二制止作用（镇静或镇痛作用），第三诱导作用。"[11] 曾益群

在《由神经生理说明针灸治疗万病之理》一文中对神经系统的中枢器、传导器、末梢器三部分的构成及生理作用进行系统的论述，最后得出下述结论："针灸者，乃刺激神经使其兴奋、恢复正调固有之作用，而病得已。斯一针一艾，能疗万病之理，更可明矣。"[12]

萧雷则进一步说明了神经系统是通过感觉、运动两种"神经原"的化学作用来传达刺激的，云："关于神经系的构成，考查生理学家研究得到：神经系统的构成可分三部：一是脑髓，二是脊髓，三是神经……神经系统的单位，称为'神经原'……神经原有两种：一种传达感觉，称为'感觉神经原'；一种管理运动，称为运动神经原。这两种神经原的树状纤维互相接触，大致成为一个弧形，称为'感觉运动弧'。人有这两种神经原，可由神经而传导刺激，由刺激而发生气化作用。针灸疗病，实附这两个神经原生理气化的缘故……神经原怎么会传达刺激呢？数十年前学术不甚发达，有些学者以为神经传达刺激是电气的作用使然。现在学术发达，神经生理的研究也很进步，知道神经传达刺激是身体特有的化学作用使然。其传播一秒间以六十密达为其速度，其作用此响彼应，好比打电话一般。故针灸术治病速效，便是神经原传导气化快速的表现。"[13]

四、以双向调节作用说明针灸补泻

历代医家对针灸补泻有过许多论述，但基本没有脱离传统解释习惯之藩篱，《针灸杂志》在结合西医生理学、病理学知识的基础上对补泻含义的论述让人有别开生面的感觉，是对与传统截然不同的解说方式的尝试。1931年缪召予翻译日本《高等针灸学讲义：针治学 灸治学》一书，并将针刺的治疗作用翻译如下："针以治愈疾病，其作用有三：第一兴奋作用、第二制止作用（镇静或镇痛作用）、第三诱导作用。"[7]28 1936年赵琼轩在《针灸补泻之研究》一文中结合针灸的上述3种治疗作用来说明针灸补泻，认为"'振起衰退'之'兴奋作用'，即补也；其'抑制亢盛'之镇静作用，即泻也；诱导之作用，则所谓平补平泻也""补泻者，自然之效果也。非医者之手技使之然也。质言之，施术于进行性——机能亢盛——疾患所得之结果，必为泻；施治于退行性——机能衰减——疾患所收之效果必为补"[14]。1937年袁介亭在《针灸补泻之我见》一文中亦云："其'振起衰退'之兴奋作用即补也；其'抑制亢盛'之镇静作用是泻也；诱导法之作用，是为平补平泻也。"[15]可见，赵氏、袁氏皆认为针灸补泻是基于疾病所处衰退或亢盛的不同功能状态而产生的双向调节作用，这种观点对今人仍有启发。

五、人体解剖器官与奇经八脉的直接比较

陶渭东在《针灸杂志》发表的《奇经八脉新解》一文中引用了民国医生刘伯楷对奇经八脉的论述："督脉……合之于近世生理解剖，确为脑脊髓神经系统；任脉者……适合于动静二脉管，盖即循环系统也；冲脉起于气街……恰为人体之淋巴系统；带脉为人体之板油，亦即肋膜、腹膜及肾上腺，肾旁腺也……带脉可另易以新名词，曰人身之油膜系统；跷脉者……为目能见之源；阴阳二维……考之近世生理，适与甲状腺之功能相符……始知奇经八脉即人身之六大系统，并无不合科学处。"[16]考1937年刘野樵《奇经直指》一书，该书所述奇经八脉的解剖实质与刘伯楷的说法几乎一致，故笔者疑刘伯楷与刘野樵可能为一人，抑或此二人具有学术渊源。另涂振文在其发表的《奇经八脉之研究》一文中称："督脉即西医所称脑脊髓神经系统……冲任二脉，即子宫与卵巢无疑。带脉当肾十四椎，命门之处，环腰贯脐，围身一遍，如人束带故名……故称带脉，在男子为睾丸，与女子输卵管相当……跷脉者，起于跟中，故曰少阴之别……一跷二维与人体各经脉皆互相沟通，贯彻全身，考生理解剖，适于淋巴系统相合，试观淋巴液，由血液内透出微血管壁而渗入组织中，含有多数淋巴球，能输送养分和气到组织中，又能运出组织中碳酸气和废物到血液内。"[17]上述学者关于奇经八脉的对应实体各抒己见，唯独对督脉为神经系统的认识一致。其他医家对此也有阐述，这反映了当时一些学者热衷于对奇经八脉实体结构的探索。

六、用西医医理阐释针灸验案效应

《针灸杂志》"以西释中"的现象还体现在采用西医生理学、病理学知识对针灸验案起效机制进行阐释，如从刺激神经末梢、促进或制止神经兴奋、疏导血液、促进血液循环等方面说明针灸治愈产妇无乳、痛症、卒倒、中风、多汗等病证的机制。1935年刘振邦对"任脉（膻中）、小肠（少泽），各取一

穴能治愈产妇无乳”的机制是这样解释的："膻中非以其近者，是以其有通乳中之神经、动脉、淋巴管也。少泽正以其远者，以其位于通小肠神经之末梢也……膻中既施灸，乳中动脉血行增进。少泽又针刺，则小肠之机能兴奋，其吸收之养分定由肠壁血管偏向乳中动脉输送。既有造乳之原料供给，当即不难化乳矣。"[18]1937 年袁介亭在《针能救治中风之原理论》一文中对针灸治疗中风的机制表述如下："针刺本含有兴奋神经及诱导诸作用，而神经末梢则又为感觉最敏锐之部分，故救此种病症，必先刺分布神经末梢之十二井穴，使由反射作用，疏导血液，向四末流还，恢复其心脏之搏动力，故往往一针刺下，沉疴立起。"[19]民国时期《针灸杂志》中类似的内容有很多，其中有些机制阐释有可取之处，有些则属于牵强发挥或作者臆想，在此不一一枚举，也不对具体观点进行深入探究。

以上 6 个方面是经笔者归纳得出的民国时期《针灸杂志》中"以西释中"现象的主要类型，遗漏之处在所难免。综观其内容，将神经解剖、生理功能与经络腧穴理论、针灸治病机制联系起来进行阐发，是"以西释中"现象中较为明显的倾向之一。任何学术见解都受限于当时特殊的时代背景和认识水平，基于民国时期西医学发展水平较低，人们对西医医理的理解也不深入，所以那时医家的多数观点相对于现代中医学、西医学显得肤浅或牵强，但其中也不乏对今人有借鉴和启发意义的观点。尤为重要的是，本节的研究内容是针灸学近代转型与演变进程中的一个小缩影，"以管窥豹，可见一斑"，这些难得一见的第一手资料能够真实反映民国医家的认识水平和当时针灸学的发展趋势。无古不成今，对这一过渡时期的探究已成为考证针灸学术发展史无法绕过的关键一环。笔者不揣浅陋，仅以此文抛砖引玉。

参考文献

[1] 夏有兵. 承淡安与《针灸杂志》[J]. 南京中医药大学学报（社会科学版），2004，5（3）：175 – 177.

[2] 李素云，赵京生. 西方"nerve"的译入及其对经络研究的影响探源[J]. 中国针灸，2011，31（5）：462 – 466.

[3] 潘春霆. 神经解 [J]. 针灸杂志，1933，1（1）：2.

[4] 承淡安. 针灸医话 [J]. 针灸杂志，1933，1（1）：11 – 17.

[5] 王聚璠. 经穴之研究 [J]. 针灸杂志，1936，4（1）：35 – 36.

［6］郭心翔. 经穴之研究［J］. 针灸杂志，1936，4（3）：61–62.

［7］佚名. 高等针灸学讲义：针治学　灸治学［M］. 缪召予，译. 3版. 上海：东方医学书局，1941.

［8］王静盦. 各经俞穴治病发微引端［J］. 针灸杂志，1935，2（3）：106–107.

［9］费季康. 经气论［J］. 针灸杂志，1935，3（3）：192–194.

［10］彭祖寿. 经穴之研究［J］. 针灸杂志，1936，4（3）：15–17.

［11］曾益群. 针灸术之价值［J］. 针灸杂志，1934，1（4）：50–54.

［12］曾益群. 由神经生理说明针灸治疗万病之理［J］. 针灸杂志，1934，1（5）：87–88.

［13］萧雷. 论神经系的组织和针灸的关系［J］. 针灸杂志，1934，1（3）：37–39.

［14］赵琼轩. 针灸补泻之研究［J］. 针灸杂志，1936，4（1）：36–38.

［15］袁介亭. 针灸补泻之我见［J］. 针灸杂志，1937，4（9）：14–16.

［16］陶渭东. 奇经八脉新解［J］. 针灸杂志，1937，4（8）：29–32.

［17］涂振文. 奇经八脉之研究［J］. 针灸杂志，1937，4（11）：34–36.

［18］刘振邦. 治愈产妇无乳后之研究［J］. 针灸杂志，1935，3（3）：319–321.

［19］袁介亭. 针能救治中风之原理论［J］. 针灸杂志，1937，4（5）：26–29.

（李素云，原文刊载于《中国中医基础医学杂志》2015年第21卷第2期）

第三节　民国时期针灸学讲义"重术"
特点与原因探讨

　　民国时期是中医针灸学发展史上的低谷时期，当时西方医学的大规模传入对中医学造成了很大的冲击，加之民国政府采取的一系列限制与排斥中医政策，致使针灸学日渐式微，其发展举步维艰。为在逆境中求得生存与发展，同时顺应当时全社会崇尚西方科技、追求科学实证的学术思潮，民国时期的针灸学讲义与传统针灸著作相比，"重术"特点更加明显。本节中的"重术"不仅指重视针灸的实际操作技术，也指认知角度和方式上重视客观、有形、具象的事物。下面对民国时期针灸学讲义的"重术"特点进行剖析，以供同道们参考。

一、民国时期针灸学讲义"重术"特点的主要体现

（一）重视针灸技术的操作要素

　　仅从框架结构来看，许多民国时期的针灸著作，尤其是针灸培训学校的讲义，与传统著作的差别一目了然。这些著作在体例上多将针治与灸治分开，内容上以针灸的操作技术为重点，并将这些内容置于较前的章节，书中多围绕操作相关要素展开详细论述，这些要素包括针与灸的器具、消毒方法、刺激手法、注意事项、适应证、禁忌证等。这些著作的作者多为中西汇通医家，他们受西方科学尤其是日本明治维新以来针灸学发展的影响较深。

1. 详述针灸器具的制作与保存

　　针具和灸具是医者进行针灸治疗时所借助的工具，是实际操作中不可或缺的部分，因此，注重实用性的民国时期针灸著作对此给予了较多笔墨。如1931 年由日本传入我国的《高等针灸学讲义：针治学　灸治学》"针治学"中的"针之种类""针科之派别与针之构造""针之选择及保存法"，"灸治学"中的"灸术之种类""艾叶谈""艾灸之大小及其壮数之决定"均独立成节。1931 年承淡安所著的《中国针灸治疗学》专设"手术"篇，下列"针之施用与设制""灸之施用与设制"两章，叙述"针之制造、针之形式、藏针

法""艾之选择、艾绒之制造、艾炷之大小与灸法"等内容。1934年周伯勤所著的《中国针灸科学》中第二篇"手术"的第一章即为"针灸之施用与设备",下有"针之制造""针之形式""灸之种类"。民国时期广东光汉中医专科学校讲义《实验针灸学》"针治术"篇第一章"针之研究"中有"针之种类""针之制造""针之选择与保存""针之大小长短","灸治术"篇有"艾之选择""艾绒之制造""艾炷之大小及壮数之决定"。可见,民国时期的一些针灸学讲义对针灸工具的描述甚为细致,其中有些篇目在用词、叙述方式上与《高等针灸学讲义》如出一辙,可以推测它们受到了该书的影响。

2. 详述针与灸的操作步骤与方法

除了全面阐述针具或灸具,民国时期针灸学讲义的另一特点是从针刺预备、消毒、进针与针刺方向、补泻手法、出针、折针处理、晕针处理、练针方法等方面对针灸进行了全面的叙述,宛如老师在课堂上给初学者讲述针灸操作的整个流程。如1923年赵熙所著的《针灸传真》卷一中有"切法""进针姿势""进针法""循法""进针后之补泻法""消针毒""制艾""装艾""搓艾炷""燃艾"等节;《高等针灸学讲义》"针治学"中有"刺针法(燃针法、打针法、管针法)""刺针之押手""刺针之方向""针术之手技""刺针之练习""拔针困难时之处置"等节,"灸治学"中有"艾灸之大小及其壮数之决定""施灸点之决定及取穴法";承淡安所著的《中国针灸学讲义》中有"刺针之练习""刺针之方式(打入式、插入式、捻入式)""刺针之方向""刺针前之准备与注意""进针后之手技""出针之手技""出针困难之处置""针治之禁忌"等。民国时期广东光汉中医专科学校讲义《实验针灸学》中有"刺针之方向""刺针之押手""针术之消毒""刺针之深浅""针后之肿痛出血之补救法""拔针法""针难出穴之原因与办法""折针及其处置法"等节。

此外,受日本影响,民国时期的针灸著作中出现了将针灸术称为"手术"的现象,借用西医"手术"一词,能够更加直观地表明当时对针灸操作的重视。如1892年日本大久保适斋所著的《针治新书》设有"治疗篇""解剖篇""手术篇"3篇;我国周伯勤所著的《中国针灸科学》第2篇为"手术";承淡安所著的《中国针灸治疗学》有"经穴""手术""治疗"3篇,"经穴"下又设"手术"项内容,叙述该腧穴的针法和灸法。

可见,民国时期针灸学较重视针灸技术操作。一些针灸著作对针灸工具、操作方法和步骤等进行了细致的阐述，内容切于实用，这与针灸医疗本身是一种操作手法的特点相吻合。同时，因为当时一些培训学校采取函授的培训方式，所以编撰讲义时必须将针灸操作的相关要素阐述清楚，以便有志于此的初学者学习和实践。与明清时期针灸著作叙述针刺手法的繁杂玄隐、强调"阴阳""龙虎""九六术数"等不同，民国时期针灸著作的阐述更加客观务实，可行性强。

（二）重视腧穴定位，淡化经络理论

经络理论是针灸学的核心理论，自西医东传以来，中西汇通医家不断尝试从循环、神经系统或其他管索状结构中寻找与经络相符的实体结构，但均未能如愿，经络学说也因此遭受各种质疑。针灸治病时需使用针具与艾炷刺激身体上的特定部位，这些部位称为腧穴。在民国时期重科学、重实证的学术氛围下，腧穴有形的解剖结构受到重视，经络理论则明显淡化，甚至遭到回避，这相较于以往的针灸著作是一种明显的变化。

民国时期的针灸学讲义多将腧穴设为独立的重点章节，这些章节名有的为"经穴之考证"，有的为"经穴学"，有的为"孔穴学"。如 1927 年周仲房所著的《针灸学讲义》中设有"经穴之考证"，下分"脏腑十二经穴起止歌""手太阴肺经（凡十一穴，共二十二穴）""肺经诸穴歌""肺经诸穴分寸歌""肺经诸穴之解释"，但没有专门介绍经络理论的篇章，各条经脉循行条文隐含于经穴考证章节下。《中国针灸治疗学》与该书极相似，书中"经穴之考证"亦为重点章节，但删除了经脉循行条文，没有涉及经络理论内容，进一步淡化了传统经络理论。1930 年张俊义编写的《温灸学讲义》受日本文部省审定腧穴的影响，设"孔穴学"为单独一章；《高等针灸学讲义》分为 6 册，"经穴学 孔穴学"独立为 1 册。上述两书均未涉及经络理论。《中国针灸学讲义》中的"经穴学"亦为独立篇章。以上所举是民国时期的一些具有代表性的针灸学讲义，能大致反映当时针灸学的发展概貌。

我国针灸著作中对腧穴的描述增加解剖结构也始于民国时期，这最初是受到日本译著的影响。1915 年传入我国的《最新实习西法针灸》是民国时期较早传入我国的针灸著作，该书中"经穴解剖学"的"绪言"叙述了应改变只记穴名、不知解剖的状况："经穴云者，不过于人身表面假定某某名称，使便于记忆而已，而其最要者，固莫如根本医学之系统解剖学，为近世针灸家

必修习也。顾自来习是术者，大都以论穴道为便，进而解剖学多茫然不辨，故以经穴解剖相提并论焉。"[1]《高等针灸学讲义：经穴学 孔穴学》对经穴解剖也较为重视，其序曰："本书博采旁搜，悉本科学首述位置，明经穴部位之所在也。次解剖的部位，记主穴与神经、血管之关系也。"[2]此后，我国许多医家，如承淡安、曾天治、赵尔康等均受日本做法影响，所著针灸学著作多论述腧穴解剖内容。

经络理论最早见于马王堆帛书、张家山汉简等出土文献，完善于《灵枢·经脉第十》。据现代学者考证，经络理论有两种模式，一种是经脉向心型模式，另一种是经脉循环型模式。经脉向心型模式的理论，表达针灸刺激与效应的联系基础与规律；经脉循环型模式的理论，说明机体结构与功能的整体协调原理。[3]可见，经脉是对针灸效应、人体功能的原理进行解释，偏于说理之道；而腧穴为针灸刺激部位，更偏于触之可及的有形结构，与针灸操作也息息相关。所以淡化经络、重视腧穴也是民国时期针灸学重视客观实证之"重术"的表现之一。

（三） 将针灸机制按刺激方式分类，注重科学实证

西学东传时期，受西医影响较大的一些日本医家"否定经络学说，对于经络的存在问题，认为是有疑问的事实"[4]，转而观察针和灸的不同刺激方法与刺激强度对神经、血管、内脏功能等产生的实际效应，并按照针与灸的不同作用类型，对其机制分别进行论述。科学实验方法的引入也是当时针灸研究的新做法，如借助实验室指标白细胞、血压、肠蠕动等实测数据的变化阐释针灸机制。《高等针灸学讲义：针治学 灸治学》将针刺作用分为 3 类："针以治愈疾病，其作用有三：第一兴奋作用、第二制止作用（镇静或镇痛作用）、第三诱导作用……兴奋作用，刺激交感神经以回复其机能；……制止作用之手术，目的在强刺激，应用雀啄术、或置针术、歇啄术等为要；诱导作用，隔离患部而从其他部位刺针以刺激末梢神经，引起血管、神经作用，导血液于其部位。"[5]28-29该书将"灸之刺激作用"分为"诱导刺激法、直接刺激法和反射刺激法"[5]13-14。承淡安《中国针灸学讲义》与《高等针灸学讲义》相承，其后曾天治、罗兆琚、赵尔康、杨医亚等民国时期的代表性医家均持类似观点。此外，民国时期的针灸医家还从以上 3 种不同的针刺作用类型的角度来理解针刺补泻的概念，即兴奋作用为补，制止作用为泻，诱导作

用则为平补平泻。如无锡费季康在 1935 年《针灸杂志》第 3 卷第 1 期《针术之古今异趣谈》一文中说道 "日本以刺激神经之度的强弱，代替了补泻名称"[6]，受日本做法影响，这也成为当时我国医家对针刺补泻较普遍的认识。

现存文献对针刺原理的最早论述见于《内经》，《灵枢》开篇 "九针十二原第一" 有 "欲以微针通其经脉，调其血气，营其逆顺出入之会" 的记载。后世文献亦多囿于此，针法也有补法、泻法、导气之分，补泻围绕气之虚实进行，因为 "气" 本身是一个十分抽象的概念，所以这种解释无法证实，属于形而上、理论思辨的范畴。民国时期的针灸医家受日本影响，按针与灸的施术方法及不同刺激强度或部位细分其作用类型，从科学实证的视角对针灸原理进行阐释，这是民国时期针灸学的重要变化之一。

二、民国时期针灸学讲义 "重术" 的原因分析

以上从 3 个方面分析了民国时期针灸学讲义 "重术" 特点的体现，"一切改变多源于需求"，基于我国近代社会历史文化和针灸学发展的特殊背景，以下简要分析产生这种转变的原因。

（一）民国时期的学术以科学、实用为主流

中国古代哲学中表达抽象与具象的名词有多组，如有 "道" 与 "术"、"道" 与 "器"、"形而上" 与 "形而下" 等。有关 "道" 和 "器" 关系的阐述最早见于《周易·系辞》，该书云："形而上者谓之道，形而下者谓之器。""道" 可以理解为没有具体形象、不能为人所感知的抽象法则；"器" 则是有具体形象、能够通过感觉感知的一切个别事物和具体存在。[7]老子在《道德经》中说："道生一，一生二，二生三，三生万物，万物负阴而抱阳，冲气以为和""中国古代的《易经》以及老子、庄子、孔子、孟子、荀子等先哲们所研究的 '道''德''气'，都属于 '形而上' 的学问——超乎物性形体之上，是万事万物存在与运动规律的高度总结"。[8]中医学生长于中国传统文化这片土壤，故其形成与发展与生俱来具有这些 "形而上" 的特质，它采用 "天人相应"、取类比象、司外揣内等方法对养生保健与疾病治疗进行思辨探索，亦更多地关注人类生命、功能等 "道" 层面的规律总结。

清末尤其是鸦片战争以后，西方外来文化对我国产生了巨大的冲击，加

之我国饱受西方列强坚船利炮的攻击，人们强烈意识到要学习西方先进的科学技术。魏源在《海国图志》中提出"师夷长技以制夷"，开辟了近代中国向西方学习的新风气，引导国人将更多精力和目光投向西方科技新知、先进武器等，从而更关注一些有形、实体、科学层面的东西。此外，因日本较早接受西方科学，且其与我国相邻，故我国许多学者通过去日本访学或阅读日本译著来学习西方知识。明治维新以来，日本的针灸学采用了一系列科学实证的发展方法，这对我国学者影响很大。为了顺应当时社会的整体学术走向，针灸学者们的学术旨趣也发生了明显变化，更为关注针灸实用技术与科学研究进展。因此，就当时整个社会的学术大环境而言，针灸学"重术"的转变有其深层次的社会历史原因。

（二）重视针灸技术人才的培养

自清代道光皇帝颁布"禁针诏"开始，针灸学被官方明令废止，随后民国政府又对中医采取各种限制政策，加之西医的大规模传入对中医发展造成的冲击，使得针灸学的发展陷入了极其艰难的境地。所幸的是，民国政府虽然没有将中医教育列入我国教育系统，但允许组建民间中医学校。为了使针灸学在人才逐渐匮乏、面临逐步萎缩境地的局面下能够进一步发展，许多中医学校开展了针灸培训（培训形式多为函授）和开办短期培训班，一些针灸培训学校也相继成立，如承淡安先生创建的中国针灸学研究社。由于针灸治疗重在手法、选穴，因此针灸教学必须强调操作技法。另外，明确腧穴的精准结构，可减少针灸医疗事故的发生、保证针灸施术的安全性。因此，技法和腧穴是民国时期针灸学讲义的重点。通过这些行之有效的方法，针灸学培养了大批新生力量，从而在困境中顽强发展。可见，"重术""务实"是民国时期针灸医家采取的一种明智而有益的举措。

（三）对针灸原理的科学阐释，是西学影响下的一种学术调适

民国时期中西医的论争日益激烈，一些学者以中医概念与西医解剖学不符、中医原理阐释不清、经络理论无法证实等为由质疑中医的科学性，对中医学的发展造成了不好的影响。传统针灸理论采用阴阳、气血、经络、脏腑等来说明针灸原理，内容思辨性强，抽象而高深，确实不易让人理解，正如三国时期魏国文学家阮瑀在《筝赋》中所言"曲高和寡，妙伎难工"。在当

时全社会崇尚西方科学的学术思潮中，顺势而为，采用科学实证的方法对针灸原理进行另一种视角下的解读，无疑更有说服力。所以，无论阐释针刺得气、作用机制，还是针灸补泻、针刺治愈特定病证的原理，民国时期的医家更多着眼于针或灸后人体的实际功能变化，从调整神经、血管、血液、内脏等角度来论述，并借助科学实验所得的一些客观数据进行有力论证。这些功能变化经客观实测而得，具有可验证性和可重复性，有力地回应了当时一些人对针灸科学性的质疑，是针灸学从其学术内部进行的一种自我调适和改变。

综上可知，与传统针灸学著作相比，民国时期的针灸学讲义呈现出明显的"重术"特点，即重视技术操作、重视科学实用性，这从当时许多讲义的结构编排、内容详略上能得到很好的印证。这种变化顺应了民国时期社会的整体学术发展趋势，且适应了特殊历史时期针灸学发展的内在需求，对当时针灸学的人才培养和技术传承起到了较大的促进作用。

参考文献

[1] 冈本爱雄. 最新实习西法针灸 [M]. 顾鸣盛，译. 上海：上海进步书局，1915：3.

[2] 佚名. 高等针灸学讲义：经穴学　孔穴学 [M]. 张俊义，译. 2版. 宁波：东方针灸书局，1936：2.

[3] 赵京生，史欣德. 论经脉理论的两种模式 [J]. 中国针灸，2009，29（12）：1016 - 1020.

[4] 长滨善夫，丸山昌朗. 经络之研究 [M]. 承淡安，译. 上海：千顷堂书局，1955：10 - 11.

[5] 佚名. 高等针灸学讲义：针治学　灸治学 [M]. 缪召予，译. 3版. 上海：东方医学书局，1941.

[6] 费季康. 针术之古今异趣谈 [J]. 针灸杂志，1935，3（1）：173.

[7] 何阳，唐星明. "大象无形"与传统道器思想研究 [J]. 西华师范大学学报（哲学社会科学版），2006（2）：111 - 115.

[8] 李致重. "形而上"与"形而下"的对峙——论中、西医学的不可通约性 [J]. 上海中医药杂志，2001（8）：7 - 10.

（李素云、赵京生，原文刊载于《中国针灸》2016 年第 36 卷第 11 期）

第四节　民国时期针灸医籍分类及内容特点

　　民国时期处于特殊的历史时期，彼时政府在税收、邮资等方面都给予了出版业一定的扶持，并重视著作权保护与图书馆事业，饬令邮局开展代购书籍及代订刊物业务，这些措施均为出版业的兴旺提供了有利条件，使得书刊出版的数量逐年攀升。[1]虽然频受战争影响，但就整体而言，民国时期的出版业仍呈现出繁荣的局面，多种医籍亦于该时期得以出版。邱崇丙的《民国时期图书出版调查》一文对《民国时期总书目》收录的 124 040 种中文图书（不包括线装书、外文书和少数民族文字的图书）进行了分类统计，统计结果显示，医药卫生类图书有 3 859 种，占全部中文图书的 3.11%，中国医学类图书有 885 种，占医药卫生类图书的 22.93%。[2]

　　关于民国时期针灸医籍的数量，谭源生综合《中医图书联合目录》《中国针灸荟萃：第二分册·现存针灸医籍》《民国时期总书目：自然科学·医药卫生》三大工具书和部分学者的研究，认为现存民国时期针灸医籍共有 212种。[3]《中国中医古籍总目》中记录的民国时期针灸医籍有 182 种，笔者又通过检索各地图书馆、搜索数据库和实地考察等途径，查到《中国中医古籍总目》未收录的针灸医籍 60 种。排除部分虽有目录书收录，但实际已亡佚的医籍，笔者认为实际现存的针灸著作有 180 余种，与谭氏的考证结果有所出入。本文试将民国时期的针灸医籍分类整理，并分析其特点。

一、理论性著作

　　如前所述，由于出版业的兴盛，民国时期出版了相当数量的针灸医籍，这些针灸医籍主要为理论性著作，其内容以立足经典的整理发挥性著作为主，并有部分以西学立论、汇通中西的著作。故笔者又将理论性著作分为古典考订发挥类和汇通中西类。

（一）古典考订发挥类

　　《中国中医古籍总目》中记载的以考释发挥古典为主体的针灸医籍有 39

种（表 6 - 1）。

表 6 - 1　民国时期以考释发挥古典为主体的针灸医籍

成书/出版时间	书名	著者/出版者
1912 年	《针灸灵法》	程兴阳
1914 年	《针灸便用》	佚名
1915 年	《针灸指髓》	裴荆山
1915 年	《针灸菁华》	佚名
1916 年	《俞穴指髓》	裴荆山
1917 年	《经穴图考》	佚名
1917 年	《中医刺灸术讲义》	陈立平
1919 年	《针灸易知》	中华书局
1919 年	《针石之宝》	佚名
1920 年	《针灸变化精微》	佚名
1923 年	《经脉俞穴记诵编》	张寿颐（山雷）
1923 年	《针灸问答》	谭志光
1923 年	《针灸传真》	赵熙（缉庵）
1925 年	《十二经穴病候撮要》	恽铁樵（树珏）
1927 年	《针灸菁华》	韦格六（贯一山人）
1928 年	《针灸秘法》	曾玉莲
1928 年	《简明针科学论针篇》	周伟呈
1930 年	《针灸穴法病状合编》	佚名
1930 年	《针灸翼》	路嘉霖（华农）
1930 年	《针灸》	佚名
1931 年	《针灸精华》	赵佩瑶
1933 年	《经穴摘要歌诀百症赋笺注合编》	承淡安
1933 年	《经络要穴歌诀》	承淡安
1933 年	《针灸纂要》	吴羲如（炳耀），吴韵桐（秀琴）
1934 年	《针灸学编》	王春园
1935 年	《针灸经穴分寸穴治疗歌合编》	罗兆琚
1935 年	《十四经穴分布图》	姚若琴（乐琴）

续表

成书/出版时间	书名	著者/出版者
1935 年	《中国医药汇海：二十四：医案 部　针灸部》	蔡陆仙
1936 年	《铜人经穴图考》	承淡安，谢建明
1936 年	《针灸经穴歌赋读本》	黄维翰（竹斋）
1936 年	《针灸精粹》	李文宪
1936 年	《针灸学薪传》	罗兆琚
1936 年	《针灸学讲义》	梁慕周（湘岩）
1937 年	《古法新解·会元针灸学》	焦会元
1937 年	《金针秘传》	方慎庵
1938 年	《针灸经穴便览》	杨医亚
1938 年	《经穴辑要》	勘桥散人
1947 年	《针灸经穴学》	杨医亚
1948 年	《针灸传真精义》	赵彩蓝（玉青）

上表中《针灸灵法》《针灸便用》《针灸指髓》《俞穴指髓》《经穴图考》《针灸易知》《针石之宝》《针灸秘法》《针灸问答》《中国医药汇海：二十四：医案部　针灸部》等医籍均为古典医籍的整理性著作，其内容较为传统，著者少有解读与发挥。如蔡陆仙《中国医药汇海：二十四：医案部　针灸部》之内容多录自《针灸大成》，其余医籍著者在整理经典的同时，又根据自身临床经验或者参合近世生理学和解剖学内容对经典进行了一定发挥。如赵熙的《针灸传真》在针灸手法、治疗等方面进行了较大的临床延伸；赵佩瑶在《针灸精华·卷一》中叙述了仲景鼻目法、望色法及望色知绝相舌法、脉象脉法等，其内容与一般的针灸著作相比颇具新意；《针灸经穴歌赋读本·上卷》所载的十二经及奇经八脉循行、主病、经穴次序部位等歌诀则参以近世生理学、解剖学之说，可见当时的针灸医籍已出现中西汇通的萌芽。

（二）汇通中西类

早在明清时期，传教士通过翻译著作将西学带到中国，部分学者出版的著作，如王宏翰的《医学原始》，在一定程度上受到西学的影响。至清末民初，西方医学大规模传入中国，中医学界有一批学者主动将西方医学的知识纳入自己的著作中，如杨如侯的《灵素生理新论》。针灸学术领域同样如此，民国时期一批具有前瞻性眼光的医家积极吸纳西学，汇通中西，著书立说，如恽铁樵著《十二经穴病候撮要》。经笔者考证，民国时期具有明显中西汇通特点的针灸医籍有9种（表6-2）。

表6-2 民国时期具有明显中西汇通特点的针灸医籍

成书/出版时间	书名	著者
1930年	《温灸学讲义》	张世镳
1936年	《中国针灸学薪传》	罗兆琚
1936年	《中国针灸外科治疗学》	罗兆琚
1937年	《奇经直指》	刘野樵
1937年	《金针秘传》	方慎庵
1937年	《古法新解·会元针灸学》	焦会元
1940年	《科学针灸治疗学》	曾天治
1947年	《针灸秘笈纲要》	赵尔康
1949年	《实用科学针灸》	谈镇垚

该部分医籍的中西汇通思想主要表现在3个方面。其一，用西学理论解读经典概念。如刘野樵《奇经直指》[4]将解剖尸体观察所见与传统理论对照后对冲脉、任脉和督脉的本质进行了解读，如书中云"冲脉之本体与器质，古今绝少正确之发明，考之西法解剖，则全身之淋巴系统是也""《针经》曰：任脉起中极之下，以上毛际，循腹里，上关元，至喉咙，属阴脉之海。以此推之，可知任脉为胸中大血管""可见督脉为脊髓神经，了无疑义"。刘氏认为冲脉即淋巴系统，任脉是胸中大血管，而督脉为脊髓神经。这一传统理论和西学对比得出的结论虽然略显死板，但彰显了中西汇通的积极意义，特别是"督脉为脊髓神经系统"这一观点在民国时期被不少医家所认同[6]。其二，经穴描述中引入解剖学内容，比如曾天治的《科学针灸治疗学》。曾天治是民国时期岭南一带著名的针灸医家，其思想新潮且有明显的针灸科学化倾向，《科学针灸治疗学》是其代表作。该书系曾氏综合传统医学和西方医学理论而著，书中对穴位解剖的描述十分详尽，如介绍迎香穴时云："在上鹗骨犬齿窝之上方。鼻翼下挚筋中，循下眼窝动脉，分布颜面神经麻痹及三叉神经之枝

别，下眼窝神经。"该描述中"上鹗骨""下眼窝动脉""三叉神经"等解剖学名词在其他穴位的描述中也多次出现，而传统医籍如《针灸大成》对于迎香穴的定位为："禾髎上一寸，鼻下孔旁五分。"两者相比较可见引入解剖学后的穴位定位描述更为准确。其三，以西医病名替代传统的病候描述，如张世镳的《温灸学讲义》。该书是参考日本相关资料著作而成，呈现出显著的西学特点，其中第6编治疗学介绍临床各科疾病时使用的是西医病名，如呼吸器病中有喉头加达尔、百日咳、加达尔性肺炎、慢性气管枝炎、急性气管枝炎等。[6]又如《科学针灸治疗学》，该书各篇目以西医系统分类，将疾病分为19编，分别为呼吸系统病、传染病、循环器病、神经系统病、妇科病、儿科疾患、维他命缺乏病、外科疾患、消化器疾患、泌尿器疾患、生殖器疾患、花柳病、运动器病、眼疾患、耳疾患、皮肤病、内分泌病、产科病、新陈代谢病，该书对于病名的阐述也完全西化，如呼吸系统病中鼻的病变有急性鼻黏膜炎、慢性肥厚性鼻炎、萎缩性慢性鼻炎、鼻衄、黏液性息肉等。[7]

二、经穴考订类

《太平圣惠方》曰："穴点以差讹，治病全然纰谬。"腧穴定位一直被针灸医生所重视。骨度分寸设定的改变、文献传抄的失误、文本的理解差异均可使经穴的定位产生分歧，[8]所以历代医家都致力于经穴考订。民国时期经穴考订类医籍有19种（表6-3）。

表6-3 民国时期经穴考订类医籍

年份	书名	著者/编者
1923年	《（绘图）针灸传真考正穴法》	赵熙（缉庵），孙秉彝，孙秉礼
1924年	《针灸经穴图考》	黄维翰（竹斋）
1927年	《铜人经穴骨度图》	张寿颐（山雷）
1927年	《经脉俞穴新考证》	张寿颐（山雷）
1932年	《铜人经络图骨度部位说明书》	赤城医庐
1933年	《最新考正：经脉经穴挂图说明书》	包天白
1935年	《十四经穴分布图》	姚若琴
1935年	《百二十孔穴灸治图说》	余天岸

年份	书名	著者/编者
1938 年	《仲景针灸图经注》	赵树棠
1945 年	《针灸经穴挂图》	杨医亚
1946 年	《针灸经穴编》	佚名
1948 年	《人体十四经穴图像》	赵尔康
1949 年	《人体经穴图》	承淡安
1949 年	《铜人经穴分寸图表》	卫道摹
1949 年	《铜人图》	佚名
1949 年	《脏腑经络各穴部位图》	佚名
1949 年	《铜人俞穴分寸图》	佚名
1949 年	《经穴图解》	佚名
不详	《增订中国针灸经穴学考证辑要》	罗兆琚

  相比之前的经穴学医籍，民国时期的相关医籍绘图更精细，穴位标注更清晰。如姚若琴编写的《十四经穴分布图》描绘出了胸骨、肋骨和椎骨等，定位细致；杨医亚所绘的《针灸经穴挂图》（四幅）以不同色彩和符号将经脉、禁针穴、禁灸穴予以标示。

  除了在绘图方式上有较大的进步之外，此时期的经穴考订类医籍最为突出的特征是引入了西方医学解剖图。余天岸的《百二十孔穴灸治图说》、赤城医庐的《铜人经络图骨度部位说明书》、杨医亚的《针灸经穴挂图》（四幅）均采用解剖图来说明腧穴定位。

  姚若琴《十四经穴分布图》[9]中的手太阴肺经穴图（图 6 - 1）简要绘制了胸骨、肋骨，标示了骨度分寸，表明当时经穴的定位渐趋精确化。

  余天岸《百二十孔穴灸治图说》[10]中的上肢和肩部孔穴图（图 6 - 2）除了绘有上肢 30 穴、肩部 2 穴外，另外可见如"第一掌骨""第二掌骨""尺骨""桡骨""上膊骨"等解剖学名词的标注。

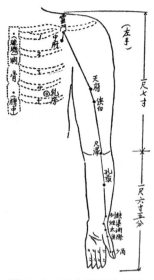

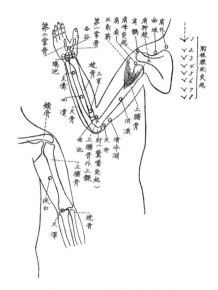

图 6 - 1　手太阴肺经穴图　　　　　　　图 6 - 2　上肢和肩部孔穴
（资料来源：姚若琴《十四经穴分布图》）　　（资料来源：余天岸《百二十孔穴灸治图说》）

除了采用解剖图之外，此时期的著作对穴位的文字描述也多采用解剖学语言。例如张寿颐在《经脉俞穴新考证》中对脊柱邻近腧穴的描述为："《针灸甲乙经》所谓在第一空腰髁下、第二空夹脊陷、第三空夹脊陷、第四空夹脊陷。寿颐按：此小骨即接连尾骶骨下，以成尖锐者，合信氏〔注：（英）：1816 年生，1939 来华，医学传教的先驱者，译述了《全体新论》（1851 年，1 卷，与陈修堂合撰），该书是一部主要阐述解剖生理学的著作，与德贞《全体通考》及柯为良翻译的《全体阐微》构筑了近代中国解剖生理学说之基础〕谓此三小骨为尾闾骨，又谓此尾骶骨及尾闾骨，至中年以后，则总连为一骨。其兜弯之内，即直肠依附之处，有八孔，平分四对，以出脑气筋之尾派云云，则两行八孔，每行各有四孔，即此四髎之穴无疑。"[11]

三、译作类

在明治维新后期，日本医学飞速发展，我国学者主要通过留学日本、翻译日本著作的方式来接纳新学。以翻译日本医书闻名的宁波东方针灸学社①的社长张世镳在《针灸医学大纲》的序言中说道："本局所以印科学的针灸书者，其所负之使命有二：（1）搜集国外之针灸书，流传我国，以谋学术之改进；（2）提倡科学的针灸术，以造成无数科学的针灸专家，以谋学术之统一，而应时代之潮流。"[12] 在这一时代潮流下，多种日本针灸医籍被推介到国内。目前笔者已考证民国时期的日本译著有 16 种，朝鲜译著有 1 种（表 6 - 4）。

表 6 - 4　民国时期针灸学译著

年代	书名	著者/编者/译者
1915	《最新实习西法针灸》	［日］冈本爱雄，顾鸣盛
1922	《经络学》	［朝］洪钟哲
1923	《改正孔穴部位图》	日本文省部
1925	《针学（灸）通论》	［日］佐藤利信
1929	《针灸萃要》	［日］吉田弘道
1931	《高等针灸学讲义》	［日］延命山针灸专门学院，缪召予、张俊义
1932	《中风预防名灸》	［日］吉原昭道，陈景岐
1933	《灸法医学研究》	［日］原志免太郎，周子叙
1935	《经穴纂要》	［日］小阪元佑
1936	《针灸学纲要》	［日］管周桂，陈存仁
1936	《选针三要集》	［日］杉山和一
1936	《俞穴折衷》	［日］安井元越
1938	《针灸治疗学纲要》	［日］管周桂，杨医亚
1939	《人体写真十四经图谱》	［日］玉森贞助
1941	《针灸术秘传书》	［日］泽田治津夫
1942	《经穴并孔穴图谱》	［日］坂本贡
1948	《针灸秘开》	［日］玉森贞助，杨医亚

日本医学受荷兰及其他西方国家的医学思想影响巨大，其发展至后期甚至全盘西化。表 6 - 4 所列的 16 种日本针灸学译著有明显的西学痕迹。《最新

---

① 宁波东方针灸学社成立于 1930 年，该社曾编译多本针灸医籍，如《高等针灸学讲义》，这些医籍作为教材被用于当时学社举办的函授教育，对针灸学的发展有广泛影响。

实习西法针灸》是最早传入我国的日本针灸医籍，书中第一章为针术之沿革，第二章为经穴解剖学，第三章为针灸治病，分消化、全身、呼吸、循环、泌尿、神经等系统疾病及传染病，并附插图多幅，录有冈本氏之实验谈。该书对早期的中医学教材如广东中医药专门学校的《针灸学讲义》、民国代表医家承淡安的《中国针灸治疗学》和曾天治的《科学针灸治疗学》均有直接或间接的影响。

《高等针灸学讲义》被认为是当时影响力较大的针灸译著，共6册，包括《诊断学　消毒学》《经穴学　孔穴学》《针治学　灸治学》《解剖学》《病理学》《生理学》，其中《经穴学　孔穴学》和《针治学　灸治学》与针灸学关系最密切。承淡安的《中国针灸学讲义》《中国针灸治疗学》和朱琏的《新针灸学》都受到《高等针灸学讲义》的影响。

四、教材类

近代中医教育经历了北洋政府"漏列中医案"、南京政府"废止中医案"等波折，发展道路虽然斗折蛇行，但在各方中医人士的努力下，不同时期的中医院校也在各地得以创办。其中比较著名的有：上海中医专门学校（1917—1947）、广东中医药专门学校（1924—1955）、浙江兰溪中医专门学校（1919—1937）和中国针灸学研究社（1931—1937）。各地院校的创办促进了针灸类教材的编撰，初期各个院校以自编教材为主，后在1928年和1929年先后举行的两次全国中医教材编辑会议中决定编撰课本、统一教学，这一举措对近代乃至现代的中医教育均产生深远影响。民国时期的主要针灸类教材有如下13种（表6-5）。[13]

表6-5　民国时期主要针灸类教材

年份	书名	著者/译者	学校
1927年	《针灸学讲义》	周仲房	广东中医药专门学校
1931年	《中国针灸治疗学》	承淡安	中国针灸学研究社
1931年	《高等针灸学讲义》	缪召予，张俊义	东方医学书局
1934年	《针灸讲义》	华北国医学院	华北国医学院
1935年	《针灸医学大纲》	曾天治	广州汉兴国医学校

年份	书名	著者/译者	学校
1936 年	《最新按摩术讲义》	陈景岐	宁波东方针灸学社
1937 年	《针灸薪传》	承淡安	中国针灸专校
1937 年	《针灸薪传集》	夏少泉	中国针灸医学专门学校
1937 年	《近世针灸学全书》	杨医亚	中国针灸学研究社
1940 年	《中国针灸学讲义》	承淡安	中国针灸学研究社
1940 年	《针灸学讲义》	杨医亚	中国针灸学研究社
1940 年	《实用针灸学》	焦宝塈	北京国医学院
1940 年	《科学针灸治疗学》	曾天治	科学针灸医学院

梳理以上针灸类教材，发现其呈现出 2 个特点。

首先，以上教材融会西医学说。表 6 - 5 中所列的大部分教材从疾病分类、描述，到腧穴的定位、主治，再到刺灸原理的阐述等，都融入了西医学说。以北京国医学院的《实用针灸学》为例，著者焦宝塈认为刺灸是对神经起一定刺激作用的疗法，针的治疗作用在于直接刺激神经，使之兴奋或镇静，从而徐徐达到治疗的目的；书中的腧穴定位、主治则直接应用解剖学术语和西医病名，如对云门穴的解剖部位描述为"在锁骨肩峰端之下缘，肩胛骨喙突内侧，胸大肌之上部，皮下通过头静脉，深部为腋动脉起点及臂丛与胸肩峰动脉，分布胸前神经、肋间神经和锁骨下神经"。主治为"支气管炎、喘息、颜面及四肢浮肿"；书中的疾病则分为脑神经、消化、呼吸、循环、泌尿和生殖系统、运动、妇科、小儿科和一般全身病等 10 大类别，疾病之下又提供或针或灸的治疗方法。[14] 又比如译作《高等针灸学讲义》是宁波东方针灸学社的系列函授教材，因其内容较为全面，所以被广泛引用。其中《针治学　灸治学》和《经穴学　孔穴学》两册详述了针术、灸术、经穴和治疗等方面的内容，并用解剖生理学对针灸效应机理做出相应解释，《解剖学》《生理学》《病理学》和《诊断学　消毒学》单独成册，直接以西学授课，该系列教材对针灸科学化有较大的影响。

其次，以上教材初步呈现出针灸学科框架。承淡安是近代针灸学界的代表性人物之一，对针灸教育有巨大贡献，承氏所著的《中国针灸治疗学》《中国针灸学讲义》不仅被用作中国针灸学研究社的面授教材，而且作为函授教材，用于针灸专业人士 3 000 余人的培养。有学者认为《中国针灸学讲义》的第一编针科学讲义、第二编灸科学讲义、第三编经穴学讲义、第四编针灸治疗学等初步构建了以针法、灸法、腧穴、治疗等为核心内涵的现代针灸学科体系和框架。[15]其他教材如《针灸薪传集》《实用针灸学》中章节的分布也有类似特点。

五、医案类

针灸医案在民国时期医籍中所占据的比例不大，具体书目见表 6-6。

表 6-6　民国时期针灸医案类医籍

成书/出版时间	书名	著者
1915 年	《针灸诠述》	黄灿
1928 年	《针灸穴道经验汇编》	黄云章
1929 年	《针灸医案》	悔过居士
1930 年	《针灸秘授全书》	周复初
1930 年	《针灸医案》	姚寅生
1934 年	《针灸医案》	黄华岳
1934 年	《针灸治验百零八种》	曾天治
1936 年	《针灸医案》	李长泰
1937 年	《金针治验录》	赵尔康
1949 年	《历代针灸医案选按》	孔蔼如

这一时期的针灸医案普遍记载较为详尽。如曾天治的《针灸治验百零八种》详细论述了多种疾病的针灸验穴，是个人临床经验的总结。又如周复初的《针灸秘授全书》，作者自述该书是其集历代医家治疗数万人的临床经验而成，载各科病症百余种，每病证列主症、主治穴及随证加减，是对历代验案的总结；姚寅生的《针灸医案》中多数医案记载了病人的病情变化，详细分析了病因病机及取穴原则。从以上医案类著作中基本能窥见彼时针灸医家的临证思路及用针经验，部分著作对现代临床仍有借鉴意义，值得进一步考证。

六、内容特点评述

在以上 5 类民国时期的针灸著作中，理论性著作所占比例最大，这在某种程度上体现了民国时期针灸医家高涨的学术创作热情与研究精神。在这些针灸著作中，又以整理发挥古典医籍类著作为主，如程兴阳所著的《针灸灵法》，承淡安、谢建明所著的《铜人经穴图考》等以考释古典针灸医籍为主体，说明部分医家注重传统理论的传承；又有一部分的著作呈现出显著的中西汇通特点，如张世镳的《温灸学讲义》等针灸医籍引入了西学思想，并以此来解读经典。这一时期，绘图经穴考订类著作的显要特点是解剖图的出现，且绘图精细，图片印刷较为精致；译作则以翻译日本医著为主，反映了当时日本医学对中国针灸学界的影响；针灸学校的创办促进了教材的编写，彼时的针灸教材已经有了针灸学科体系的框架雏形，同时具有明显的科学化倾向；医案类著作所载内容详尽，实为不可多得的临床资料。总的来说，彼时的针灸医籍呈现出显著的中西汇通和科学化倾向，这应该与当时的科学化社会背景及医生积极探索、不断求新、力求在针灸理论上有所突破有关。

另外，白话文的推广对针灸医籍的编写和针灸学术的传承起到了一定的推动作用，较之明清时期的针灸医籍，用白话文编撰的针灸学著作更为浅显易懂。

参考文献

[1] 罗执廷. 中国现代文学发展中的民国出版机制 [J]. 文艺争鸣，2012（11）：49–56.

[2] 叶再生. 出版史研究：第五辑 [M]. 北京：中国书籍出版社，1997：163–171.

[3] 谭源生. 民国时期针灸学之演变 [D]. 北京：中国中医科学院，2006：6.

[4] 刘野樵. 国医病理学之四：奇经直指 [M]. 宜昌：国医针灸学社，1937：1–2.

[5] 李素云. 西医东传与针灸理论认识之演变 [M]. 北京：学苑出版社，2012：90.

［6］张世镶. 温灸学讲义［M］. 上海：上海东方医学书局，1930：35－44.

［7］曾天治. 科学针灸治疗学［M］. 香港：科学针灸医学院，1940.

［8］王勇，黄龙祥. 经穴定位分歧的基本因素［J］. 针刺研究，2008，33（2）：139－141.

［9］姚若琴. 十四经穴分布图［M］. 李乃煌，参校. 上海：姚若琴和李乃煌印行，1935：2.

［10］余天岸. 百二十孔穴灸治图说［M］. 上海：针灸复兴社，1935：5.

［11］浙江省中医管理局《张山雷医集》编委会. 张山雷医集［M］. 北京：人民卫生出版社，1995：605.

［12］张世镶. 针灸医学大纲［M］. 宁波：东方针灸书局，1936：33.

［13］邓铁涛，程之范. 中国医学通史：近代卷［M］. 北京：人民卫生出版社，2000：213－218.

［14］焦宝堃. 实用针灸学［M］. 北京：北京国医学院，1940.

［15］夏有兵. 承淡安研究［M］. 南京：江苏科学技术出版社，2011.

（张建兰、张树剑，原文刊载于《中国针灸》2015 年第 35 卷第 7 期）

第七章　现代气象

第一节 朱琏"新针灸学"与针灸科学之初曦

自西学东渐以来，西方医学渐渐影响着中医学理论与实践的研究与发展，尤其在民国时期，倡导中医科学化的声音不绝于耳，于针灸亦然。民国时期针灸学界的先驱们已经开始努力将针灸科学化，但是限于针灸学家的教育背景与当时的科研条件，针灸科学化仍然是一个难以企及的目标。20 世纪 50 年代初，针灸学家朱琏出版了《新针灸学》，该书构建了朱琏先生科学化针灸的学术体系。在她的极力倡导与主持下，我国第一个针灸科研专业机构——中央人民政府卫生部针灸疗法实验所成立，1955 年该实验所并入中医研究院并更名为中医研究院针灸研究所，由此拉开了针灸科学研究的序幕。

一、"新针灸学"学术体系之科学思想

朱琏，近现代著名针灸学家，其代表著作《新针灸学》于 1951 年出版，该书集中体现了她的针灸学术思想，自始至终贯穿着科学化的精神，在现代针灸学术史上形成了独树一帜的"新针灸学"学术体系。所谓的"新"与"旧"是相对而言的，二者在针灸操作与针灸理论两个层面形成了对照。

（一）针灸操作层面

朱琏主张针刺时严格消毒、注重施术部位解剖、破除迷信心理等，这些在目前看来无需讨论的问题在 20 世纪 50 年代初却是需要强调的。中央人民政府卫生部针灸疗法实验所协助北京市中医学会成立了北京中医学会针灸研究委员会。北京中医学会针灸研究委员会组织举办业余针灸研究班，前后共154 名学员参加学习，其中正式针灸中医师 96 名，非正式针灸中医师 58 名，"根据该班第一期学员的调查，学习以前，做好消毒者仅占总人数的百分之十二点八，而经过学习以后，则增加到百分之八十二点八"。[1] 1951 年 3 月，朱琏在北京中医学会针灸研究委员会筹委会组织会议上说："我在乡间见到有些医生因为不知道消毒，针又粗，施术二间三间时，致酿成化脓，俟送到医院没办法，把手割去，又有一位产妇患子宫痛，针天枢、气海等穴，发生严重

的腹膜炎（急性弥漫性）和子宫内膜炎，经精细的手术后幸而得救，又有一个开甲状腺的手术，开口后血管难分离，问其原因，是在乡间经过扎针，我想可能是消毒不净所致……老先生把针由袋里掏出来，就隔着病人很脏的衣服扎了五针，大约是中脘、幽门、间使、足三里、三阴交，这也是不合理的。我在平山县行军见到公然站着扎针，因过于兴奋，使病人晕迷，而扎针的一见不好就跑了。"[2] 基于这样的事例，朱琏非常注意改进针灸的操作，她说："我们吸收了古针灸法的经验与合理的部分，改革了它唯心论与不合理的部分，例如针刺时要讲究术者的手、工具和患者皮肤上的消毒；寻找穴道要根据人体的解剖部位，反对隔着衣服乱扎针，轻易灸起泡而形成溃疡；针时要讲究术者和患者的体位（坐卧等），反对让患者站着或坐卧不稳的时候，就随便针刺。"[3] 另外，朱琏还对灸法进行了改进，她提倡温和灸，避免因直接灸而造成感染，她认为："我们现在已经创造了以艾绒（去掉茎及纤维的艾叶捣成绒）卷成纸烟形的艾绒卷，简化了古代传习的灸法，并且起名'温和灸'，可以灵活运用强刺激和弱刺激。"[3]

消毒与否不仅是针灸操作的改进，更体现了朱琏对待针灸科学化的认真态度，她说："我们要提倡强烈的消毒观念，反对马马虎虎，隔着衣服就扎针。针灸虽说一般是对症治疗，没有精确的诊断也能治一些病，但并不是说我们就应该治糊涂病。相反的，我们要有研究精神，一定要讲究诊断，指导治疗。我们要欢迎科学技术的配合，不能治的病，在可能条件下，要送进医院，因为针灸并不是万能的。"[4]

（二）针灸理论层面

朱琏基本上不认同传统的经络、针刺补泻等针灸理论，而坚持以科学原理去理解与解释针灸效应。她说："中国古代针灸穴位根据十四经，即是分手三阴、足三阴、手三阳、足三阳和胸前背后的任脉督脉为十四经，有些地方是合乎科学的人体解剖，有些就不免牵强附会"[5]"古代针灸书上，把强弱不同的刺激，叫做'补泻迎随'，迎也就是泻的意思，随也就是补"[6]24。对于针灸的作用机制，朱琏也不用模糊不清的解释来搪塞，她认为"它所以能治病，主要是由于激发和调整身体内部神经的调节机能和管制机能"[6]11，并进一步阐述了针灸能够有效治病的 3 个关键因素：刺激的手法、部位与时机。其中，手法分为强刺激与弱刺激；部位是根据诊断与病人的具体病情来确定的，如果是远端效应，如治疗急性胃炎，可取足三里以发挥远端效应，而治疗局部扭伤则对准局部针刺以驱散充血、瘀血，是为近端效应；时机则是根据病人的体质、疾病的病因与临床表现等信息，确定治疗的频率与时机。[6]16-23

可以说，针灸操作之革故鼎新是外在之形，针灸理论之不拘传统是内在之神，二者共同构成了朱琏"新针灸学"的学术思想。有学者这样评价《新针灸学》："著者基于针灸疗法的实际与高级神经活动的规律的一致性，在《新针灸学》的理论部分贯通着这种先进的思想，这是本书很重要的一个特点，从针灸疗法的实践经验中提高到科学的理论上去""朱琏氏著作的《新针灸学》可以说是一本严格的科学著作，具有划时代的意义，《新针灸学》不仅是一本可供西医学习针灸疗法的好教本，而且也是提高中医的理论与技术水平的优良读物"[7]。原中国中医研究院第一任院长鲁之俊在评价《新针灸学》时说："解放后运用现代医学观点和方法，摸索提高针灸临床技术与科学原理的第一部针灸著作。"[8]1952年12月，日本东京汉方杏林会出版的《针灸》杂志和《汉方》杂志载："针灸医学，在世界上今年有两件大事，一件是法国召开了十个国家的'针灸竞技会'，一件是针灸大本营的中国，在北京出版了《新针灸学》的书，应该引起对针灸素有研究传统的日本医学界的注视。"

二、中央人民政府卫生部针灸疗法实验所之初步科研

在针灸操作上破除不良习惯，并且引入科学理论之后，朱琏就开始了真正的针灸科学实践。1951年，在朱琏的建议与努力下，中央人民政府卫生部针灸疗法实验所得以成立，朱琏任所长。[9]13中央人民政府卫生部针灸疗法实验所一经成立，即开始以科学研究的意识进行临床观察，同时，该实验所联合北京大学医学院、协和医学院等科研机构开启了针灸科学研究的探索道路。

（一）系统的针灸临床观察

当时，临床工作是针灸疗法实验所的主要任务，但在治疗疾病的同时，实验所的研究人员对每一例病人的情况都进行了记录与跟踪，并初步进行了统计："一年来，初诊病人共2 605人……在2 605病人中绝大部分是久治不愈的慢性病，故诊治了身体各个系统及妇科、儿科、皮肤科等疾病共158种。现根据1 430名患者的统计（其余的患者尚在继续诊治），有效率（包括痊

愈、半愈、好转）总平均为 89.79%，其中以神经系统、运动器官（肌肉与关节）、消化系统方面的病，治得最多，有效率也最高，即如治神经系统疾患768 名中，痊愈了 212 名，半愈者 151 名，好转者 325 名，总计有效率为89.85%。在神经系统疾病中，以神经衰弱估约半数，380 名中治愈 88 名，半愈 76 名，好转 188 名，无效的只 28 名。尚治愈了数名精神分裂症和小儿舞蹈病，此外如坐骨神经痛、三叉神经痛、颜面神经麻痹及颜面神经痉挛，除个别无效及情况不明者外，几乎是 95% 有效的。又如运动器官的疾病 348 名中，痊愈者 147 名，半愈者 68 名，好转者 115 名，总计有效率为 94.83%，其中风湿性关节炎占 244 名即痊愈了 116 名。尚治愈了确切诊断的腱鞘炎和骨膜炎，这是我们在治疗前所没有预料的。以上各项统计，都是根据病人来信及直接调查访问的确实材料"[1]。这样大样本的临床观察已经具备了现代临床研究的雏形。在朱琏的推动下，到 1955 年，中央人民政府卫生部针灸疗法实验所已经积累了丰富的治疗经验，"四年多来，门诊共接受 16 万 2 400 多人次。据今年对 1 466 名病人的统计，有效率达 85%"[10]。

（二）合作开展针灸科学研究

中央人民政府卫生部针灸疗法实验所注重与科研机构合作，与科研机构联合开展针灸科学研究。1951 年，中央人民政府卫生部针灸疗法实验所与北京大学医学院合作，开展针灸对人体免疫功能影响的研究，初步观察针灸对"补体"的影响，"去年冬季，曾与北大医学院细菌学系结合，作了两例神经衰弱病人的增加'补体'的观察。在进行针灸 8 次以后一人的'补体'增加了 2 倍以上，一个人增加到 3 倍以上。这就初步证明了针灸不仅能治病，且有增加抵抗力的预防作用。这将是提供世界医学科学上的一个很大的问题。我们计划再做 50 至 100 人的增加'补体'实验，而后再发表论文。近日已经开始这项工作了"[1]。

1954 年 8 月，中央人民政府卫生部针灸疗法实验所邀请北京大学医学院寄生虫学教研组及北京中医学会的人员共同组成疟疾研究小组，到中南地区某矿山举办针灸培训班，同时进行针灸治疗疟疾的疗效观察。该研究以西药奎宁作为对照，以临床表现与外周血中疟原虫计数作为疗效评定标准，同时观测了红细胞、白细胞的计数，已经具备了医学科学研究的基本要素。可贵的是，这次针灸治疗疟疾的研究结果是"疗效低于以往的记录，有效率为

71%，治愈率更低"，虽然疗效不理想，但研究小组如实发表了论文，并分析了疗效不满意的原因。[11]

与此同时，中央人民政府卫生部针灸疗法实验所与北大结核病院、北京协和医院联合进行了针灸治疗肺结核的研究，其中对 3 名典型肺结核病人（1名是干烙性肺结核病人，2 名是纤维性肺结核病人）完全不用药物治疗，单独使用针灸治疗，经过 3 个多月的治疗，配合实验室检查和 X 射线检查等手段，初步证明了针灸可以治疗肺结核。中央人民政府卫生部针灸疗法实验所还在儿童教养院对 34 名遗尿病人进行了观察，发现采用针灸治疗后痊愈的病人占 74.2%。[1]另外，该实验所还较系统地观察了 49 名高血压病人，研究证明针灸治疗有降低血压的作用。[12]

此外，中央人民政府卫生部针灸疗法实验所还研究了巴甫洛夫高级神经活动学说，在巴氏的实验资料中，许多场合用针或用温热刺激皮肤，对动物的"条件反射"（兴奋）、"无条件抑制"或"条件抑制"等都非常成功。[1]此外，中央人民政府卫生部针灸疗法实验所对针灸穴位的解剖定位、针灸历史的考据、古代针灸治疗经验的整理，也初步开展了一些工作。[12]

三、小结

针灸从一种治疗方法转化为具有现代科学特质的科学范畴，与 20 世纪中医科学化的背景息息相关，更为关键的是，当时有一批不懈努力的针灸学家，除朱琏之外，鲁之俊、承淡安、邱茂良、曾天治等医家也对针灸的科学化做出了杰出贡献。[13]邱茂良曾撰文《从中医科学化谈到针灸学术的改进方法》，该文章谈了针灸科学化的 5 条方案，并写道："本篇所列改进针灸学的方法 5条，非作者空谈无实，实即本社之一贯计划也。"[14]该句话说明针灸科学化是20 世纪具有远见的针灸学家的共识，而良好的学术背景、坚定的科学化思想及较为便利的条件，令朱琏走到了 20 世纪中叶针灸科学化研究领域的前沿。

朱琏致力于建立针灸临床操作的科学规范，引入科学理论以解释针灸作用机制，推动针灸科研机构设立，并且开始规模较大的临床观察与严格的科学实验，将针灸这门传统的学科带入科学的殿堂。朱琏从事临床的目的不是谋生计，写书的目的不是为名利，她所有的努力都是为了破除针灸界的旧俗，建立新的针灸理论与秩序，以科学的方法研究针灸学，从这一意义上来说，朱琏可以说是我国针灸学界第一位真正进行针灸科学化研究的学者。

1954 年 10 月 26 日《中央文委党组关于改进中医工作问题给中央的报告》提出成立中国中医研究院的建议，1955 年 12 月 19 日中国中医研究院正式成立，同日中央人民政府卫生部针灸疗法实验所正式更名为中国中医研究院针灸研究所，朱琏任所长。中国中医研究院针灸研究所在中央人民政府卫生部针灸疗法实验所的基础上进一步充实与扩大，用现代医学的研究方法观察与证实针灸疗法的临床疗效，从多方面以神经论的观点研究针灸疗法的理论，阐明针灸作用的机制[9]39。从此，针灸从"针灸疗法"的小路真正踏上了"针灸科学"的大路。

参考文献

[1] 朱琏. 针灸疗法的实验——介绍中央卫生部针灸疗法实验所成立一年来的工作概况 [N]. 健康报，1952 – 10 – 16 (1).

[2] 针灸委员会筹委会. 针灸研究委员会召开筹委会记录 [J]. 北京中医，1951 (1)：33 – 36.

[3] 朱琏. 针灸疗法 [J]. 人民画报，1952 (1)：36.

[4] 朱琏. 针灸疗法的重要性及其原理 [M]//西南行政委员会卫生局. 新针灸学论丛. 重庆：重庆市人民出版社，1955：10.

[5] 朱琏. 我与针灸术 [N]. 人民日报，1949 – 03 – 14 (4).

[6] 朱琏. 新针灸学 [M]. 2 版. 北京：人民卫生出版社，1954.

[7] 周味辛.《新针灸学》评介 [J]. 新中医药，1955 (7)：41 – 42.

[8] 鲁之俊. 悼念针灸学家朱琏同志 [J]. 中医杂志，1979 (11)：16，21.

[9] 景向红，段玲. 中国中医科学院针灸研究所所史 [M]. 北京：人民卫生出版社，2021.

[10] 鉴远. 发扬祖国医药遗产——记中医研究院成立 [N]. 人民日报，1955 – 12 – 20 (3).

[11] 王雪苔，针灸疗法实验疟疾研究小组. 针灸治疗疟疾的疗效观察 [N]. 健康报，1955 – 10 – 14 (2).

[12] 许式谦. 针灸疗法实验所三年来的工作概况 [N]. 健康报，1954 – 10 – 29 (2).

[13] 张树剑. 近现代针灸科学化实践与转向——以朱琏为中心 [J]. 中

国针灸，2014，34（10）：1009 – 1015.

[14] 邱茂良. 从中医科学化谈到针灸学术的改进方法 [J]. 针灸杂志
（复刊号），1951（1）：9 – 12.

（张树剑、张立剑，原文刊载于《中国针灸》2015 年第 35 卷第 11 期）

第二节　朱琏对针灸理法的认识

　　针灸理论自《内经》确立、《甲乙经》系统构建后，历代医家多在此基础上予以延伸、发挥与丰富。直到西学传入后，一些医家对传统针灸理论进行了"中西汇参"特殊视角下的认知与解读，近现代女针灸学家朱琏（1909—1978）即是其中颇具特色且较有成就者。朱琏对针灸理论有许多创造性认识，故在针灸学发展史上她应是被后人所铭记的一位。朱琏接受过系统的西医教育，并从事过相应的临床工作，后因在延安聆听了毛泽东主席号召"团结中西医"的讲话及任作田老中医关于针灸治病经验的分享，开始走上了学习针灸的道路，并为针灸事业的发展贡献了自己毕生的精力。朱琏编撰的《新针灸学》（图7-1）记载了她在针灸学术方面的认识，是"运用现代科学观点和方法，探索提高针灸技术与科学原理的第一部重要著作，影响极其深远，是朱琏对针灸医学作出的重要贡献"。[1]本文从经络腧穴理论、刺灸法理论、针灸治疗理论3个方面探讨朱琏从西医知识背景的特殊视角对针灸理法的不同认识。

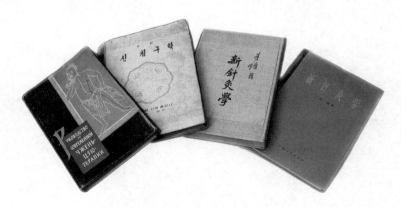

图7-1　朱琏《新针灸学》及不同译本

一、经络腧穴理论

　　传统经络腧穴理论基本上都是以气血为主要认识基点的，朱琏受西方生理学、病理学、解剖学等知识的影响，对经络腧穴理论进行重新认知，以神经解剖分布对应经脉实质，用神经、血管、肌肉等说明腧穴构成。《新针灸学》一书中有如下"以西释中"的理论内容。

（一）认为经络与神经大体吻合

朱琏在《新针灸学》中提及传世经典经络学说的内容很少，她认为西方神经理论已然可以解读针灸作用的整体联络规律，十四经"按刺激神经来说，其分布范围大都是合乎科学的人体解剖"[2]，归经于十四经脉上的腧穴与神经解剖也大致相符，并且她认为是先有腧穴，后由腧穴连线成经脉，这反映了她"重腧穴，轻经络"的深层学术思想。虽然朱琏认为经络、腧穴均与神经密切相关，但她并没有将特定经络与特定神经进行比对，而是进一步指出古人的局限性：古人没有条件懂得高级神经的作用，经穴与脏腑的联系只是一种经验总结，与事实不完全相符。

（二）以现代神经解剖认识腧穴内涵

受现代解剖学知识的影响，朱琏从人体解剖部位和结构的角度来认识腧穴构成和作用。《新针灸学》没有将腧穴按十四经脉的分布进行编排，而是按其所在解剖部位进行编排，并且在每个腧穴定位中增加了局部解剖内容，且采用了当时通用的解剖名词。朱琏还从刺激神经的角度阐发了针灸腧穴作用："神经受到针灸的刺激，兴奋的传布常常放散到很大的范围，在很大的范围内发生调整作用。所以针灸的治效，常不限于穴位附近和神经径路的沿线，而可以影响很远很广。如刺脚趾，可以影响到头部。因此刺激一个穴位，功效也不是专治一种病，而是调整那个有关部位的神经机能，对有关部位的疾病，都能发生或多或少的效果。"[3]19朱琏认为把十四经经穴和现代神经解剖与生理结合起来研究有利于揭示其作用原理，并将腧穴的作用类型分成局部性和全身性两类。朱琏指出刺激一个穴位不仅能作用于局部神经通路，也作用于相应的大脑皮层，这一说法合理地解释了针灸某些腧穴可以治疗没有直接神经通路的、远端部位疾病的原因。她结合针灸临床经验，运用现代医学方法，深入研究阐释了腧穴内涵，这些独特见解具有科学性、前瞻性，并且经得起实践检验。

此外，朱琏在临床实践中发现了一些行之有效的新穴，如新建穴，该穴位于髂骨外侧、股骨大转子与髂前上棘之间的凹陷处，主治感冒、发热等疾病。朱琏发现的其他新穴还有新会穴、新设穴、凤眼穴、新社穴、新主穴、新义穴等。

二、刺灸法理论

朱琏对刺灸法理论的认识与传统中医医家有很多相似之处，如重视医者针灸时的治神（即施术时的态度），施术前的准备，针刺的深浅、方向，进针法，进针后的手法，艾卷灸的操作等。不同的是，她提出了针灸刺激手法的3个关键，且在西医理论影响下，从神经生理学的角度将针灸补泻的作用阐释为兴奋与抑制神经的作用，将针灸手法分为较为简易且操作性较强的强刺激和弱刺激，这与传统针刺补泻理论中诸多深奥、繁杂的说法有别。此外，在针灸器具方面，朱琏还注重指针、皮肤针、圆利针等器具的运用。

（一）提出针灸刺激手法的3个关键

朱琏认为针灸能否有效治病有3个关键因素：刺激的手法、刺激的部位和刺激的时机。根据调整神经系统的原理，朱琏提出将针刺手法分为强刺激和弱刺激。强刺激的刺激量比较大，刺激时间较长，对身体功能亢进的现象起到镇静、缓解、制止的作用，又称为"抑制法"；反之为弱刺激，又称为"兴奋法"。受巴甫洛夫高级神经学说的影响，朱琏将兴奋法、抑制法与诱导法分开阐述，认为其都与高级神经中枢有关："刺激的部位分为远距离刺激（过去把远距离刺激治疗的方法，又叫做诱导法）和近距离刺激，它们在治疗过程中所起的作用，都是通过高级神经中枢而达到的。"[4]19

朱琏还将西医各系统器官疾病对应的取穴部位进行了归纳，在《新针灸学》一书中她虽然没有直接提及传统经络理论，但介绍了古人总结的十四经脉与脏腑的联系规律，并介绍了自己多年的实践体会，如："上呼吸道疾病主要取上肢肘关节以下的手掌桡侧线、手背桡侧线和正中线的穴位，以及口鼻区、颈前区的穴位。肺部疾病主要取背部第一到第五胸椎间各线和胸部乳房以上的穴位，以及上肢掌面桡侧线的穴位……耳病主要取耳区、颞区、头后区耳廓附近的穴位，上肢肘关节以下手背面桡侧线和正中线的穴位。"[5]14

朱琏认为，因为人们的生活条件、体质、神经功能状态和患病原因不同，所以针灸刺激的时机也很重要。如疟疾在症状发作前 1~2 小时针灸治疗最有效，休克发生时，立刻针刺人中或合谷穴效果好，急性胃炎则应在发作时治疗，等等。

（二） 将针刺补泻对应兴奋与抑制神经

朱琏认为针刺补泻手法的实质是对神经起兴奋或抑制作用，她在《新针灸学》一书中对此有详细论述："强刺激可使神经由高度兴奋转为抑制，所以强刺激又叫抑制法……弱刺激能使神经适当地兴奋，所以弱刺激又叫兴奋法"[4]16,18 "同一个穴位的神经，因刺激的轻重、久暂、捻动的方向，发生的作用就不相同……古针灸书上，把这个问题叫做补泻迎随，迎也就是泻的意思，随也就是补"[3]23-25。由这段话看出，朱琏不似以往医家从传统补气或泻气的角度认识和理解针刺补泻的问题，而是明确认为针刺补泻是由于刺激的强弱不同而对神经产生了镇静或兴奋的不同作用。因此，在针灸操作手法上，朱琏主张立足于抑制或兴奋神经的不同目的，采用"强烈、持久"或"轻微、短暂"的不同操作。

（三） 对针具作用特点的西医解读

在刺灸法理论体系中，朱琏对针具的应用有着较为独特的思考与阐发，尤其对毫针、圆利针、皮肤针、指针、"T"型针等都提出了带有明显西医思维特征的论述。朱琏认为：毫针针体细，不易破坏内脏组织，是最适用的，但需要慢慢进针穿透组织以达到刺激神经的目的；圆利针针质坚硬，适用于迅速短促地刺激浅表神经；皮肤针（即小儿针）是在皮肤表面给以轻微的浅刺，依靠知觉神经末梢受到刺激引起的反射作用来调整中枢神经的功能；指针"就是用手指尖去掐神经所在的穴位，不像金属针那样刺破组织，不论兴奋作用或镇静作用，往往也能收到良好效果……除腹部与有些深部神经指针不易达到外，一般的穴位必要时都可用指针代替灸与针刺"[6]。1947 年，朱琏受一位民间针灸医生的启示，开始重视对某些疾病进行较长时间的留针。1955 年，朱琏在治疗一位病人的膈肌痉挛时创制了横柄针，以进行较长时间的埋针治疗，后来这种针具被称为"丁"字针或"T"型针，她运用这种针具创立了特殊的安全留针法。

（四）对灸疗作用的现代阐述

朱琏从刺激神经的角度对灸疗作用也进行了现代解读："灸疗能够防治疾病的主要原理与针法相同，是由于它激发和调整人体神经系统的机能的作用。这种作用，在于依靠集中在一定穴位上适当的温热刺激，通过神经系统的反射作用而达到的"[7]"温和灸法用于需要起到缓解、镇静和抑制作用的疾病最为适合。例如，治急性鼻炎，灸外关穴；治腹泻，灸天枢穴……雀啄灸法用于需要起到兴奋作用的疾病最为适合。例如治虚脱、神志障碍、嗜睡、感觉减退和消失、麻痹等症"[8]。在临床上，朱琏重视艾卷灸疗法的运用，并且建议中央人民政府卫生部针灸疗法实验所将艾炷改制成略粗于香烟的艾卷。她认为使用艾卷灸疗便于掌握温热强度，易于控制灸感，能提高和更好地发挥灸疗的作用。

三、针灸治疗理论

传统针灸理论在解释针灸治病原理时，认为针灸是通过调和阴阳、扶正祛邪、疏通经络等作用途径以达到防治疾病的目的。朱琏基本上抛弃了这种较为"形而上"的传统思维模式，而是从神经生理学的角度对针灸治病原理进行了科学解释。在临床辨治理论方面，朱琏主张"辨病不辨证"，且以辨西医之病为主，如《新针灸学》一书的"治疗篇"完全采用西医病名与西医学的疾病分类体系。

（一）从神经生理学角度阐释针灸治病原理

朱琏认为：中医学与西医学都是研究人体的学科，其间必有共同基础，而人体必有一个起主导作用的调节系统，这只能是神经系统。所以，她注重从神经生理学角度阐释针灸作用机制，受当时西医水平不断发展的影响，朱琏对这方面的理解也不断深化，且越来越符合现代科学原理。

20世纪50年代初，朱琏沿用了日本学者对针灸治病原理的解释："它（针灸）所以能治病，主要是由于激发和调整身体内部神经的调节和管制的机能。"[3]15这一时期，中国学者对巴甫洛夫的高级神经活动学说十分重视，并对其进行学习和推广，朱琏将这一学说与针灸的治疗作用联系起来，认为这一学说为针灸疗法研究提供了很多启发："巴甫洛夫的高级神经活动的学说对我们针灸疗法的研究工作可以有很多的宝贵的启发，而同时针灸疗法对巴甫洛夫的这一理论也可以提供更多的重要的实证。"[9]受巴甫洛夫学说的启迪，朱琏认为针灸需要大脑皮层参与："针或灸的刺激，作用于一定部位的皮肤和深部的神经结构，它的反射路径可能既通过躯体神经系，又通过植物神经系……必须有中枢神经的最高级部分——大脑皮层的指挥或参与。"[5]11因考虑了高级神经中枢即大脑皮层对身体各种功能的调整作用，朱琏从更高层次上对针灸治病原理进行了统摄和概括。现代有学者评价朱琏的学术观点曰："这一学术思想的形成，是严格遵循马克思主义、毛泽东思想唯物辩证法和周密而慎重地运用现代科学理论和方法，对针灸医学加以发掘、整理、提高的结果……这一科学原理的大胆提出，构成了我国现代针灸学家朱琏学术思想的精髓。"[10]自从受西医东传影响，中西汇通医家对针灸机制进行了重新认知以来，朱琏率先指出针灸治病离不开大脑皮层高级中枢的参与，这一理论堪称是对针灸机制阐释的一次重大突破。

（二）以现代医学疾病分类方法制定临床诊治思路

朱琏《新针灸学》中的"治疗篇"完全按照当时西医学的疾病分类体系进行编排，包括传染性疾病、内科疾病、神经精神科疾病、皮肤科疾病等13大类，每类疾病下又列举了不同组织器官疾病，如第二章"内科疾病"下列消化器官疾病、呼吸器官疾病、泌尿生殖器官疾病、新陈代谢疾病、肌肉与关节疾病等8类，新陈代谢疾病又包含糖尿病、痛风两种。对于疾病的病因、病机、诊断，该书均结合了当时最新的西医理论知识，虽然这些内容相对于现在的西医学认识显得有些简单、粗略，但相对此前的针灸著作已有很大进步，如慢性肾炎，书中论述为"初期无明显症状，逐渐发展到全身疲乏，消化不良，贫血，脸上与脚踝浮肿，尿少、红褐色、有沉渣。测量血压以及尿的化验检查等，较易诊断"[11]。可见，《新针灸学》"治疗篇"已经包含许多西医医理，兼有一些实验室检验指标，这使其容易被人们理解和接受，也能使读者对各种疾病拥有更科学、全面的认知。

朱琏运用针灸治疗时注重辨病而不注重辨证，没有将疾病按传统中医思路分成不同证型。如慢性胃炎仅分为萎缩性胃炎、肥厚性胃炎两种；脑出血依据昏迷期与恢复期的不同，分别采用抑制法或兴奋法治疗。对于针灸刺激手法，朱琏多简单地叙述为兴奋法一型、二型或抑制法一型、二型，对具体操作没有细致说明，这在一定程度上影响了其临床经验的更好传承。朱琏仅注重辨病而不注重辨证的治疗思想与传统中医的辨证论治迥异，这缘于她深厚的西医背景，也反映了她在对中医学、西医学截然不同的辨治思路进行不断比较、抉择过程中的取舍态度。

四、小结

朱琏拥有良好的西医知识背景，后来又学习并长期运用针灸治疗疾病。在西学中的背景下，她对针灸理论有了一些创造性的认识与发挥。这主要体现在她将西医生理学、解剖学与经络腧穴、针刺补泻、针具作用、针灸治病原理等联系起来，对针灸理法有许多不同于传统认识的阐述。尤为值得关注的是，朱琏的理论中融入了当时最新的神经科学理论，如巴甫洛夫高级神经学说等，这也使她成为率先提出针灸治病离不开大脑皮层参与的医家。由于朱琏在针灸学术界的特殊地位和重要影响力，她的这些认识引导着当时的针灸理论研究朝着中西医结合的方向发展，并且对整个针灸学科的发展趋势产生了显著影响。即使置身于针灸学发展演变的历史长河中，朱琏也是一位具有鲜明时代特征、勇于创新、值得后人纪念的重要医家。

参考文献

[1] 鲁之俊. 跋 [M] // 朱琏. 新针灸学. 南宁：广西科学技术出版社，2008：314.

[2] 朱琏. 新针灸学 [M]. 2版. 北京：人民卫生出版社，1954：15.

[3] 朱琏. 新针灸学 [M]. 北京：人民出版社，1951：19.

[4] 朱琏. 新针灸学 [M]. 2版. 北京：人民卫生出版社，1954：19.

[5] 朱琏. 新针灸学 [M]. 南宁：广西人民出版社，1980：14.

[6] 朱琏. 新针灸学 [M]. 2版. 北京：人民卫生出版社，1954：65-66.

[7] 朱琏. 新针灸学 [M]. 南宁：广西人民出版社，1980：52.

[8] 朱琏. 新针灸学 [M]. 南宁：广西科学技术出版社，2008：64.

[9] 朱琏. 新针灸学 [M]. 2版. 北京：人民卫生出版社，1954：24.

[10] 韦立富，岳进，潘小霞. 现代针灸学家朱琏学术思想简介 [J]. 中

国针灸，2008，28（9）：671－667.

　　［11］朱琏. 新针灸学［M］. 南宁：广西人民出版社，1980：176－177.

（李素云、张立剑、刘兵，原文刊载于《中国针灸》2014 年第 34 卷第 11 期）

第三节　巴甫洛夫学说与中华人民共和国
成立初期针灸科学化
——以马继兴为例

通过整理与回顾中医药学的近代发展史，不难看出，围绕中医科学化而进行的论争活动有着色调鲜明的脉络。有学者指出，围绕中医科学化这一问题，从20世纪20年代末期至中华人民共和国成立初期，中医学界乃至西医学界展开了多次论争，其论争范畴甚至超出了中医学与西医学的学理探讨，成了事关中医前途与命运的生存之争[1]。中华人民共和国成立初期，在中医科学化背景下的"针灸科学化"呈现出独特的面貌，其较为突出的特点就是受巴甫洛夫学说的影响。随着1957年江苏中医学校编著的《针灸学》问世，以及当时中医政策的转变等，人们对针灸理论知识的认识、解释等产生了较大的变化。因此，对于中华人民共和国成立初期这一时间段的针灸学术发展的考求至关重要，但以往相关研究较为乏见。

马继兴先生，中国中医科学院中国医史文献研究所研究员，著名中医文献学家，他早年的学术研究工作与针灸较为密切。马继兴先生于1941—1945年就读于华北国医学院，学生时期他便开始从事与针灸相关的学术研究工作，师从针灸名家焦会元，在此期间马继兴先生撰写了《针灸学史》书稿。1945—1950年马继兴先生任北平临时大学补习班第六分班（即北京大学医学院）解剖学、生理学助理教员和华北国医学院教务委员会委员、副主任委员、教授（讲授解剖学、针灸学），并撰写了《微针探源：经穴与解剖学》《针灸刺激点位置的文献研究》等书稿。中华人民共和国成立后，马继兴先生任教于卫生部北京中医进修学校，主编全国中医进修学校通用教材《简要针灸正骨》（"简要针灸学"部分由马继兴编写，"简要正骨"部分由萨仁山编写）和《解剖组织学》，这2本教材于1952年2月和11月分别由北京健康书店及上海华东医务生活社出版，之后马继兴先生任职于中国中医研究院针灸研究所。马继兴先生虽就读于中医院校，但对于解剖学、生理学、组织学等西医基础科学较为熟悉，且有一定的教学经验，因而在针灸学术研究中较早地融入了西医知识，这也是他能够在针灸科学化过程中系统学习、运用巴甫洛夫学说来解释、分析针灸学术问题的重要原因。因此，本文主要通过对马继兴先生相关论著的研读、分析，旁涉其他相关学者的论述，来呈现中华人民共和国成立初期这一特殊历史时段针灸学术研究的演变情形。

一、巴甫洛夫学说的传入及其对中国医学领域的影响

中华人民共和国成立以后，受政治因素的影响，苏联的科学技术对我国影响较大。1952年，毛主席提出学习苏联先进科学技术的伟大号召。1952年6月29日，《人民日报》发表《为坚持生物科学的米丘林方向而斗争》一文，号召中国生物学界"发动一个广泛深入的学习运动，来学习米丘林生物科学"，以及因它的"指导"而获得"伟大的成就"的巴甫洛夫高级神经活动学说等。中国生物学界、医学界广泛学习巴甫洛夫学说的运动由此起步。1953年8月21日至9月29日，卫生部在北京举办了"巴甫洛夫学说学习会"，来自全国各地的107位生理学、心理学、生物化学、药理学、病理学教授、研究人员、临床高级医生和163位旁听人员在苏联专家的指导下，"认真踏实地钻研巴甫洛夫经典著作"，并撰写了学习总结。这种以政治运动形式推进的学习苏联科学技术热潮，在当时席卷了中国社会各领域层面，且因巴甫洛夫学说本身即属生理学范畴，其对于中国医学领域影响尤甚。中华人民共和国成立初期的中医科学化进程也以此为重点形式迅速地被推动起来。

1951—1952年，马继兴先生在《健康报》发表多篇介绍多个国家学习、宣传与研究巴甫洛夫学说的译文，如《在各人民民主国家中巴甫洛夫学说的发展》一文在1951年11月22日发表于《健康报》。在马继兴和萨仁山合编的《简要针灸正骨》一书中，"简要针灸学"部分由马继兴编写，其中第1章第1节名为"针灸治疗作用之生理学机构"，下设3小节，分别为"刺激物对于神经系统的影响""间接刺激反应对于人体作用之重要意义""神经系统对于人体之管理作用和针灸治疗上的关系"。[2]这部分内容主要试图通过巴甫洛夫学说科学解释针灸的治疗作用。马继兴先生于1953年在第8期的《北京中医》上发表《在巴甫洛夫学说基础上论针灸疗法中的若干基本问题》一文，此文是对巴甫洛夫学说与针灸学的关系更为全面而深入的探讨。[3]从目前所掌握的资料来看，马继兴是当时较早且较为全面、系统地运用巴甫洛夫学说来分析、认识、解释针灸疗法的学者。

二、运用巴甫洛夫学说科学认识针灸治疗机制

笔者以《简要针灸正骨》一书和《在巴甫洛夫学说基础上论针灸疗法中的若干基本问题》一文为基础，对马继兴先生如何运用巴甫洛夫学说来科学认识针灸治疗机制探讨如下。

（一）针灸刺激对于神经系统的影响

1. 两种针灸刺激

局部刺激：在病患处局部及其附近进行针灸刺激所引起的治疗作用。

远隔刺激：在病患处的远隔部位（主要是在四肢末梢）进行针灸刺激时所引起的治疗作用。

2. 两种反应

直接反应：发生在动物进化的低级阶段（没有神经组织），当受到外界刺激（具有一定性质和力量）后发生一定的反应，是最原始的反应形式，也是一般动物（包括人类）所共有的。

间接反应：发生在动物演化的高级阶段（出现神经网），虽是"局部"刺激，但可通过神经网把刺激冲动带到远隔区域，而获得"全体"或"远隔"的反应。

马继兴认为，针灸的局部刺激或远隔刺激作用于人体后，其反应形式不外直接反应与间接反应两种，但两者在程度和性质上有巨大的差别。在针灸治疗中间接反应是极其重要并有着决定性意义的，因针灸疗法的刺激作用于人体后，必须通过神经系统的反射作用（即间接反应）才能完成其治疗。

马继兴对于两种针灸刺激的明确划分，在当时的医家论述中似未见到。在《高等针灸学讲义》一书的"针之生理的作用"一节中，作者论述了针治疾病的 3 种作用，即兴奋、制止、诱导，并云"诱导作用：隔离患部而从其他部位刺针，以刺激末梢神经，引起血管神经作用，导血液于其他部位"。[4] 可见，关于"隔离患部而从其他部位"即"病患处的远隔部位"的表述，日本学者的表述范围更大，而马继兴的表述更限定、更具体，尤其是在括号中注明"主要是在四肢末梢"，更是深得中医针灸理论之要旨，反映出马继兴较深厚的理论与临床素养。这一点也与马继兴在《在巴甫洛夫学说基础上论针

灸疗法中的若干基本问题》中所探讨的另一个重要问题——"五输穴"颇相呼应，后文将详述之。在此篇论文中马继兴从生理学的角度，对于针灸刺激的形式进行了明确区分，这种区分体现了针灸治疗的规律，且文中"远隔刺激、远隔部位"的表述对于清晰、凝练表达针灸治疗的本质规律颇为恰当，影响至今。间接反应（即神经系统的反射作用）是针灸治疗作用的决定性因素的观点，与民国时期以来所接受的日本针灸界的认识基本一致，但马继兴完全以巴甫洛夫学说的观点来解释间接反应，且对于参与针灸刺激的神经系统反射有深入的探讨。

（二）皮肤内脏反射与针灸治疗

马继兴在简要回顾西方医学发展史时说，在某些内脏疾病的病人身上可发现有一定区域的皮肤过敏、疼痛，赞哈林氏、马根继氏、海得氏及日本后滕道雄氏指出这种临床现象与针灸疗法刺激一定区域的皮肤过敏部位而间接地治疗某些内脏疾病的应用有一定相关性。同时，马继兴也客观地指出针灸疗法的刺激位置并不局限于皮肤过敏部位，往往在某些非过敏区域的特定位置针灸，也能对内脏疾患奏效。尽管如此，关于皮肤过敏部位与内脏疾患关联性的科学解释，依然可以为科学地理解与认识针灸治疗作用机制提供帮助。马继兴指出，日本后滕道雄氏的解释仅仅是一个初步的说明，仍然不够充分。巴甫洛夫高级神经活动学说认为，内脏疾患所发生的皮肤过敏问题，是一种神经反射现象，而反射作用正是机体对于内部或外部任何刺激的一种反应过程，机体正是利用这种反应来完成体内环境与体外环境的统一，同时也保证机体内机能的完整性。内脏至皮肤的反射现象乃是一种防御性反应，内脏有病之际，不仅可以产生内脏－皮肤反射，尚可见内脏－肌肉反射、内脏－内脏反射等。

巴甫洛夫早就指出，刺激任何感官均有影响内脏功能的重大生理意义，据此马继兴进一步指出，皮肤是人体面积最大、数量最多的感受器官，且其可以接受多种强度、性质的刺激（温热、电气、器械刺激等），对于外治疗法而言，皮肤是较为适当的刺激部位。他列举了自古沿用的温罨法、皮肤芥子泥刺激、拔火罐等外治法，以证明包括针灸在内的外治疗法的科学机制。同时，马继兴也指出，上述这些外治法的刺激部位是针对广泛的皮肤表面，而不是特定的范围。此处的"特定范围"，应该是指皮肤过敏部位或特定的腧穴部位。可见，马继兴已认识到针灸疗法的治疗机制十分复杂，因具体刺激形式、部位不同，针灸疗法的作用机制也不同。内脏－皮肤反射仅仅是针灸作用机制之一，尚不足以涵盖针灸疗法的其他作用机制，故对针灸疗法的作用机制还需要从其他角度去分析、解释。

另外，关于治疗时选择皮肤过敏区域（即利用内脏－皮肤反射现象）的探讨，马继兴进一步指出，在很多情况下，针灸刺激部位的选择与病人当时自觉症状中的局部皮肤过敏区域或压痛点，如阿是穴、天应穴等相一致，针灸刺激点的部位选择原则之一就是要选择过敏性皮肤，而且特别要选择其过敏反应（主要是疼痛）的最高点，但同时也要注意刺激强度。

（三）非过敏部位刺激与疼痛转移作用

在临床治疗中选择的针灸的刺激部位并不局限于皮肤过敏区域，有时往往选取一些邻近于局部患处的刺激点，如咽部疾病针刺耳后下方的翳风穴可收效。对于这一临床实践，显然非内脏－皮肤反射所能解释。马继兴指出，刺激邻近患处局部的皮肤可引起患处附近的正常皮肤（非过敏区域）高度兴奋，从而产生疼痛的转移（或者更确切地说是"兴奋的转移"）。马继兴认为，苏联学者的"优势因子原理"与巴甫洛夫条件反射学说中所指出的正负诱导原理相一致，并以此来解释临床刺激非过敏部位的治疗作用：乃是因为大脑皮质内皮肤分析器中新的额外兴奋灶产生，引起皮肤内的负诱导现象，使得皮质内的旧兴奋灶消弱，并使皮质内作用恢复正常。马继兴还指出，刺激所引起的效应与刺激的强度也密切相关，一般而言，在非过敏区域应予以兴奋性刺激，而在过敏区域则应予以抑制性刺激。

可见，所谓的"非过敏部位"并不是指皮肤过敏部位以外的其他部位，而是特指在患处附近的部位。马继兴所谓的皮肤过敏区域刺激与非过敏部位刺激，实际上并不是相反的、对立的，两者适应于针灸临床实践中的不同情况。马继兴对于两者的治疗机制的解释也不同：皮肤过敏区域的刺激主要是治疗内脏疾病，其治疗机制是基于内脏－皮肤反射作用；非过敏部位的刺激主要是治疗局部组织疾病（非内脏疾病），其治疗机制是基于巴甫洛夫学说的负诱导作用。但对这两种治疗方式的机制的解释仍然不能涵盖针灸的所有临床实践，例如临床常用的五输穴，即刺激四肢远端腧穴治疗头身疾病，无论是用内脏－皮肤反射理论还是用负诱导作用理论都无法解释。马继兴对此亦有充分的认识，他认为五输穴"是针灸临床最常施用之处，而有着广泛性治疗意义的，对于这些刺激点来说，虽然主要也是一些远隔的反射性诱导刺激点，但是对于它们作用的本质的了解，我们还是很不够的。我们认为在这一方面乃是今后值得进一步研究的课题之一"。马继兴所提出的关于五输穴的重要意义的论述，在当时的论著中并不多见，何况该论述还是从现代科学原理的角度提出一定的解释及今后的研究计划。时至今日，关于五输穴的研究依然是针灸学研究的重点，由此也体现出马继兴先生在针灸理论内涵的把握上确有远见卓识。

（四）对针灸补泻的解释

补泻是针灸治疗中的重要因素，马继兴用现代科学语言将其重新表述为"不同的刺激力量所引起机体的不同反应现象"，认为"补法的意义乃是促使机能衰退之组织或器官加以兴奋亢进之作用，而泻法则与之相反，为对机能过于亢进之组织或器官予以抑止减弱作用"。依据巴甫洛夫学说，个体对于外界刺激所做出的反应主要取决于两个因素，即刺激的性质和力量、个体自身的反应性。对于个体来说针灸疗法本身就是一种外来刺激，因而可运用巴甫洛夫学说来解释针灸补泻原理。针灸补泻的决定因素也主要有两方面。其一，即机体本身的"机能活动性"，这和针灸时机体内的组织器官的生理状态有密切联系。其二，有关针灸刺激方式的一些因素，主要包括4种：①刺激的强度因子，弱刺激呈现兴奋现象，强刺激呈现阻抑现象，而强弱本身与刺激力量的大小、针体直径的粗细、刺激局部面积的大小、针刺方向及深度有关；②刺激的时间因子，在同一强度的刺激下，持久刺激的效果必优于短暂刺激；③刺激的频率，频率指同一时间内刺激作用的次数，频率增加，其刺激的反应效果也增强；④刺激的距离因子，所谓距离是指刺激部位与病灶区域（或过敏区域）之远近，在针灸治疗的某些场合中，相较于病灶距离之远近，刺激部位可以决定在大脑皮质皮肤分析器中所引起的扩散作用的强度，按巴甫洛夫学说的观点，在远距离部位的刺激，其扩散作用的强度一般是低于在较近距离部位的刺激。因此，在非过敏区域针刺时，所刺激部位一般都是在病灶的附近，而不是在相隔较远的部位。马继兴认为，掌握这些刺激与反应的总规律并加以具体应用，这就是现代科学的"补、泻"观念。据此可知，马继兴先是从本质上将针灸补泻解读为刺激所引起的反应，然后再从刺激与反应这两大方面详细分析其中的各种影响因素，其中对于刺激方式所包含因素的分析较为详细，该分析基本涵盖了临床针刺补泻手法所涉及的主要内容。

对于针灸临床而言，补泻十分重要，但从理论上较难将其论述清楚。中华人民共和国成立初期，在针灸科学化背景之下，针灸学界也试图对补泻理论进行科学阐述。朱琏所著的《新针灸学》[5]中有与针刺补泻相关内容的论述，书中专设"针灸治病的三个关键"一节，朱琏认为针灸对一定部位的神经起到的作用是兴奋还是抑制取决于3个方面：①刺激的手法，刺激的手法分为强刺激和弱刺激，强刺激是强烈而持久的刺激，弱刺激是强烈而短促的刺激；②刺激的部位，刺激的部位根据诊断及具体病情而定；③刺激的时机，刺激的时机视具体病情而定。《新针灸学》中另有"手法与补泻问题"一节，朱琏认为"补"就是弱刺激，"泻"就是强刺激。朱琏还指出"针灸同一穴位，因刺激的轻重、久暂和进针后捻转方向的不同，发生的作用往往就不同"，此处所谓的"发生的作用往往就不同"，实际上就是指补泻的效应不同。

将马继兴与朱琏的论述内容相互比较，可以发现，两人都认为针灸效应的因素取决于刺激与机体这两方面，但两人论述的重点与方式不同。朱琏的论述更多的是与临床具体治疗相结合，这从其文中所列的多个治疗病例可以看出。马继兴的论述则更多的是从针灸刺激本身所涵盖的多方面的性质、内容来分析，涉及力量、针体粗细、方向、深度、频率等具体内容，理论性、学术性、研究性更强，而这些内容在朱琏的论述中仅仅一句带过。此外，马继兴所提出的"刺激的距离因子"的内容在朱琏的论述中也未见，这也是马继兴运用了巴甫洛夫学说分析的结果，但这一点本身与针灸补泻并无太大关联。

（五）关于留针作用原理的解释

留针也是针刺临床常用操作，但关于留针理论的论述较少，对其科学原理的解释更是乏见。马继兴运用巴甫洛夫学说将留针解释为"由于刺激过程的持久性或重覆而强度的刺激性质，对于神经系统所引起之反应，往往可以由刺激之兴奋状态转为阻抑状态，从而得以产生与保护性阻抑之同样作用，而使局部过敏部之兴奋性减弱或消失。而此种阻抑过程复可以同样地通过神经系统的反射机转对于内脏伤害之疾患予以适当之影响而收治疗作用"。需要注意的是，这段关于留针科学机制的论述针对的是在皮肤过敏区域留针。在论述刺激方式的影响因素时，马继兴再次强调"过长时间之刺激则由于刺激力量之加强，也可逐渐由兴奋作用转变为阻抑作用。这种时间因素一般多表现在针灸医生所常用之置针或留针术中"。朱琏的《新针灸学》对于留针内容并无专门论述，只是在"针灸治病的三大关键"一节中的"刺激手法"中，论述强刺激为强烈而持久的刺激，并提到了留针的相关内容，对留针的作用原理亦未深究。尽管马继兴对于留针作用原理的解释有其限定性，但他运用巴甫洛夫学说分析其原理的这一努力与尝试在同时期学界的研究中仍显得较为突出。

（六）人体对于针灸刺激的反应特点与针灸治疗的关系

马继兴认为，人体对于针灸刺激的反应有不同的特点，而正是这些特点，使针灸治疗产生了不同的影响。他将这些特点归为以下 3 类。

（1）反应时间。人体对于刺激有短时反应和长时反应，其中长时反应有重要意义。长时反应是指人体受到刺激后，可以在很长时间内经常保持着反应过程，形成一种缓慢的反射过程，这就是营养性反应过程。这为针灸治疗某些慢性疾病提供了必要的理论依据。

（2）反应范围。依据巴甫洛夫学说，神经系统不但可以支配体内各组织及脏器之功能，高级动物体内的神经系统还可以进一步决定人体内所有组织器官的化学物质之再生、分解和性质。换言之，神经系统可间接地改变形态学上的某些条件，有管理体内一切组织之营养的作用。因此，针灸疗法虽然是物理刺激疗法，但可以通过神经系统的反射性影响，对于器官或组织的化学性质或结构上的改变（不仅是功能的改变）产生治疗作用，即针灸不仅能治疗功能性疾病，也能治疗器质性疾病（过去曾有学者认为器质性疾病不可通过理学刺激治疗），可见针灸疗法适应证之广泛。

（3）反应程度。机体接受刺激后产生反应，反应在一定时间后终止。但反应的终止并不等于刺激作用消失，机体仍然可以在一定时间内保留刺激作用的残余性质，这一作用称为"痕迹性后作用"。这种作用可以借着其后再行累积起来的另一种刺激结果而更明显地表现出来，也可借着两种或两种以上的痕迹性刺激作用同时或相继刺激之结果表现出来。此为某些针灸刺激必须要经过一定时间后才能表现出效果，而未能即刻表现出效果之理由。

马继兴认为，针灸疗法和其他刺激疗法一样，乃是遵循相同的生物学反应规律与特点来完成一定的治疗作用。

可以看出，在学习运用巴甫洛夫学说时，马继兴时时关注针灸临床实践。上述的针灸治疗慢性病、针灸治疗器质性疾病、针刺累积效应等问题都是针灸临床中的重要问题，也是为西医或不了解针灸疗法人士所常产生质疑或困惑的地方，在当时中医科学化的背景之下这些问题尤其显著。马继兴以这些重要学术问题为核心，运用巴甫洛夫学说对其进行了系统的分析和解释。从学术研究层面上来说，马继兴的研究可谓相当深入，在针灸学术问题的把握上，马继兴也是抓住了关键。

（七）第二信号系统对于针灸治疗的影响

所谓第二信号系统，就是人类所特有的以语言文字作为刺激物的反应系统。马继兴引述苏联学者对于语言刺激的研究成果，认为其对于治疗效果影响重大，尤其是适当、有效的语言刺激，可作为一种极其重要的治疗性刺激物。马继兴以针灸临床常见的医者对于病人"气运行"（某种感觉从哪儿到哪儿）的语言暗示引起针刺局部感觉的扩延现象为例，认为这种"气运行"、温度等具体感觉，是可以在语言刺激的基础上，结合局部神经的感觉而产生与扩散的，临床中应当重视这种刺激物的应用，且应更科学地扩大其施用范围。在当时中医科学化的背景之下，对于这种"玄虚"的气运行之说，学者们一般都是弃之如敝履，然而马继兴充分认识到"气运行"的科学性、合理性，主张在针灸治疗中重视并合理地将语言刺激与针刺刺激结合起来运用，同时还提出医者在与病人谈话中所表现出的乐观、信心等都有助于治疗，这些内容在同时期其他针灸论著中并不多见。由此可见马继兴先生对于针灸治疗影响因素的考量相当全面，而且能够以科学、理性的眼光甄别、分析传统针灸知识、操作中合理性的部分，这一点亦是难能可贵的。

三、对其他重要针灸学术问题的认识

（一）经脉与经穴关系

对于旧有针灸学者所持的某些观点，马兴继以辩证的态度看待。如旧有针灸学者认为不仅同一经脉上所属的经穴可以治疗该经该脏腑之病，而且同

一经脉上的任何一点都与该经该脏腑有关。马继兴以足太阳经 67 个穴中真正
治疗膀胱病者不过 10 多个穴为例，指出经穴和所联系的经脉及相对应的脏腑
并不是都有关系的。那么，对于经脉与经穴的关系应当如何理解？马继兴认
为，经脉的产生基础是经穴位置邻近性和用途类似性这两个原则，即经脉是
由体表的若干点联系而成的具有一定轨道的线。需要注意的是，经脉是由点
（经穴）到线形成的是当时医学界的普遍认识。20 世纪七八十年代马王堆、
张家山经脉文献的出土，为解释经脉理论的起源和形成提供了新的材料。作
为马王堆出土医学文献整理的参与者，马继兴先生对于经脉的形成有了新的
认识。值得肯定的是，马继兴所提出的经穴的位置邻近性、用途（主治作用）
类似性这两大原则在当时还是颇具新意的。马继兴还指出，单纯牵强附会于
其中某一原则都是错误的。因此，马继兴认为，应将经脉理解为只是一种人
工的用以连接个别刺激点的假设线，而这些线是由很多距离邻近的刺激点与
某些作用类似的刺激点组成的。"人工的""假设"这样的表述表明，马继兴
至少在一定程度上认为刺激点（经穴）更为真实，线（经脉）是对点的理论
说明形式。而且马继兴还据此进一步指出，在发展针灸学的道路中，应当重
视古代的经脉学说中合理的经验部分，而抛弃其附会的部分（如气的定时运
行、阴阳表里关系等）。在对待中医针灸科学化的态度上，当时的学者普遍持
两种基本观点，一种是坚守传统，另一种是批判传统，显然，马继兴的观点
不在其列。他所提出的重视古代传统理论中的合理部分的观点，与当下针灸
理论研究学者所提出的"经脉理论的科学内涵"不谋而合。马继兴先生能在
中华人民共和国成立初期针灸科学化背景之下提出这种观点，实属难得，这
充分彰显了马继兴先生对待针灸理论理性的态度。

（二）对针灸疗法本质意义的认识

马继兴认为，在巴甫洛夫学说指导下，针灸疗法的神秘外衣已被揭开，
它的本质是一种理学刺激物疗法，是一种有效的科学疗法。针灸疗法的先进
性在于，它使用了最简单的工具，并且完全符合机体刺激与反应之各项最基
础原理，是结合巴甫洛夫神经论学说在临床上具体实用的典范，而且为进一
步发展巴甫洛夫高级神经活动学说提供了更广泛的可能性与良好的基础。马
继兴所总结的"刺激与反应"最为符合针灸疗法的性质与作用原理。同时，
关于针灸疗法的发展，马继兴还明确提出反对用任何牵强附会的态度（包括

强硬地将科学知识与经验认识对照的现象与盲目地崇信古人"经书"的言行）来认识针灸治疗问题。马继兴所反对的这种牵强附会的态度，与上文所分析的当时学者对待中医科学化的两种基本态度颇为相似。

四、中华人民共和国成立初期其他针灸学者对于巴甫洛夫学说的研究与运用

中华人民共和国成立初期，以政治运动形式开展的巴甫洛夫学说学习热潮席卷全国，针灸领域也不例外，相比中医其他学科领域，针灸学界对于巴甫洛夫学说的学习与运用更为广泛与深刻。

司徒氏以针刺治疗神经性头痛、面瘫为例，介绍了局部和远隔部位相结合的取穴方法，以及有抑制、兴奋之别的针刺手法，并指出自己在学习巴甫洛夫学说的过程中，对于针灸治疗原理有了较明确的认识，认为在巴甫洛夫学说指导下就可以系统整理针灸医学，总结经验。[6]董氏提出了针灸学术中的3个重大问题，即：①明明是内脏器官的疾病，甚至明明有病原物存在，为什么在外部肌肤、手足上治疗？②各刺激点（或叫反应点、孔穴）在治疗上的作用究竟是死板孤立的呢，还是有一定的联系呢？③针灸实行刺激的手术是否有统一的反应？如果有了非治疗所需要的反应（恶反应）将如何补救？董氏以巴甫洛夫学说进行解释，指出苏联的新的医学原理、高级神经活动学说，为中国针灸学发展奠定了颠扑不破的新基石。[7]1954年出版的《新针灸学》增加了有关巴甫洛夫学说的内容，但并未对其进行专题介绍，马继兴在此书出版前曾阅读样本，并在《健康报》上发表了1篇书评。马继兴在书评中指出："再版本的某些基本内容，已根据了巴甫洛夫学说作了进一步的修正。譬如，在初版时，著者所提出的'针灸之目的'曾沿用了日本医学者的解释，把针治目的分为兴奋、抑制与诱导3种，并通过用针的刺激强度与距离来达到上述目的。但是，这种把'诱导'作用与'兴奋''抑制'并列的说法，是不合乎巴甫洛夫学说的观点的。因此，著者已根据巴甫洛夫学说，纠正了过去的说法。"另外，对于书中提出的"针灸治病的三个关键"问题，马继兴也认为"符合于巴甫洛夫与维金斯基所指出的：机体决定对刺激所回答的反应因素，一方面决定于刺激本身的性质（如强度、频率等）；另一方面也决定于机体当时的机能状态"。马继兴还指出："在内容方面，对于进一步地深入结合巴甫洛夫学说来阐明针灸治疗的基本原理方面，还需要在今后继续加以

研究。"[8]另外，值得注意的是，与马继兴所撰《在巴甫洛夫学说基础上论针灸疗法中的若干基本问题》一文同时发表于 1953 年第 8 期《北京中医》的文章还有焦国瑞的《从学习巴甫洛夫学说的体会中试谈针灸疗法的治疗原理》（第 9 期续完）[9-10]。焦氏的这篇论文与马继兴的论文一样，篇幅较大，是当时针灸界学习和研究巴甫洛夫学说较为系统的论作。该文以巴甫洛夫学说为依据，详细介绍了"有机体的完整性和统一性""疾病的发生与发展"这两个内容，并以此为铺垫探讨针灸治病的理论，其内容主要包括"关于针灸疗法的兴奋、制止和诱导作用的产生机制问题""关于针灸疗法刺激点的作用问题"，提出的理论观点主要是"针灸的刺激作用主要是通过中枢神经系的复杂反射过程来产生""针灸疗法刺激点的作用，是和人体生活组织机能活动状态及当时所处的病理状态是互相关联着的"。这些观点在朱琏、马继兴等的论著中都有阐述。

总体而言，在当时针灸科学化和学习巴甫洛夫学说运动中，以巴甫洛夫学说解释针灸疗法的作用原理是一个基本倾向。在诸位学者的论述之中，尤以马继兴的论述最为系统、深入，涉及面最广。马继兴的论述内容从基础到临床，由理论至实践，再到一些其他学者所未关注的问题，如留针、第二信号系统对于针灸治疗的作用等。马继兴的这些深入研究与论述在当时针灸学界产生了较大影响，如王氏所著的《新针灸疗法的原理与应用》（此书系中医药进修手册第六辑）中"针灸之治疗原理"专题部分，主要内容即为马继兴先生的相关论述，尽管作者在正文中并未标引参考文献，但在书末所附的参考书目中，即有《简要针灸正骨》《北京中医》。[11]李氏所著《实用针灸疗法》中"针灸疗法的一些学说"一节云"兹转录马继兴同志的针灸疗法的生理学作用机制于下"，该节大篇幅引述马继兴所撰论文的主要内容。[12]值得注意的是，此书系重庆市针灸讲习班及重庆市中医进修学校的教材，上述王氏所著也是重庆市中医进修学校的教材。马继兴所著的《简要针灸学》是中央人民政府卫生部北京中医进修学校的教材，而该学校在全国属于重点示范性质的学校，全国各地中医进修工作的课程设置、教学、考试等基本以该校为参照，因此《简要针灸学》的影响相对较大，有一定的代表性。由此表明，马继兴运用巴甫洛夫学说解释针灸疗法原理及其对于若干重要针灸学术问题的理解，在当时的针灸学界是有相当大的影响的。

五、小结

我国香港学者范氏于 20 世纪 50 年代对巴甫洛夫学说与针灸科学化进行了深入探讨，详细分析了朱琏在《新针灸学》是如何运用巴甫洛夫学说解释针灸作用原理的。同时，范氏还进一步指出，朱琏的解释在中国内地并未受到任何挑战，但在香港却引起了颇为热烈的论辩，例如谢氏批评《新针灸学》对于十四经脉的摈弃，而陈氏则受朱琏的影响，重视穴位而非经脉，因此范氏认为，巴甫洛夫学说不仅对针灸治疗机制的解释产生了重大影响，而且还对传统针灸理论产生了巨大挑战。另外，范氏还引述其他学者的观点，认为尽管运用巴甫洛夫学说解释针灸的时间较短，但朱琏所做的工作可能通向针灸与神经科学的交融的道路。[13]其实如果单就学术内容的系统性而言，马继兴运用巴甫洛夫学说解释针灸治疗原理以及对于针灸疗法发展的若干探讨较《新针灸学》更为全面和深入，且马继兴发表论述的时间早于 1954 年。同样是探讨巴甫洛夫学说与针灸科学化的问题，笔者是从针灸学术演变脉络切入，同时兼顾历史因素的考量，这是与范氏之文旨趣的主要不同。

随着 1958 年中苏关系的破裂，巴甫洛夫学说在针灸学界成为过眼云烟，尤其是 1957 年江苏省中医学校针灸学科教研组所编《针灸学》[14]的问世，使整个针灸学的理论体系及其表述框架发生了巨大改变，并一直影响至今。《针灸学》"内容提要"部分写道"其特点是纯粹以中医理论体系贯串全书"。有学者将《针灸学》誉为"新中国针灸学科的奠基之作"[15]。有学者认为，《针灸学》这样的教材出版后，原本具备革新精神的《中国针灸学讲义》《新针灸学》渐渐式微，尤其是最具新意的《新针灸学》无人再读，甚至一度尘封，这不能不说是针灸学术史上的遗憾。[16]范氏文中所引其他学者观点"朱琏所做的工作可能通向针灸与神经科学的交融的道路"，似亦有丝丝遗憾之意。其实，这个问题涉及如何评价在那个特定历史时期运用巴甫洛夫学说解释针灸学术的现象。首先，这是一段客观的历史事实，毋庸避讳。其次，政治因素的影响不可忽视，但也不能将其过分拔高，毕竟中医科学化肇始于民国时期，甚至可追溯到西学东渐时。最后，姑且不论巴甫洛夫学说在当时的科学价值，以及在当时学者对其学习、运用是否准确、到位（如马继兴文中所谓的"牵强附会、硬性拉扯"），以马继兴、朱琏、焦国瑞等为代表的针灸学者确确实实对针灸理论、临床中的诸多关键问题进行了深入、系统的思考（有些至今仍有启发意义），这一点不容否定。或许李鼎先生对于《新针灸学》的评价对我们有一定的启示，李鼎先生云："《新针灸学》意在标新，其忽略传统基础理论，可说情有可原。在革命的战争年代能从临床实践中推广针灸的应用，肯定针灸的疗效，已是难能可贵，但不应由此引申为对中医传统理论的否定。"[15]

本文仅从针灸界学习、运用巴甫洛夫学说为切入点，试图管窥民国时期至中华人民共和国成立初期针灸学术的演变。本文如能抛砖引玉，幸之至矣！

参考文献

［1］李洪河. 新中国成立初期"中医科学化"的历史考察［J］. 当代中国史研究，2011，18（4）：70－77.

［2］马继兴，萨仁山. 简要针灸正骨［M］. 北京：北京健康书店，1952.

［3］马继兴. 在巴甫洛夫学说基础上论针灸疗法中的若干基本问题［J］. 北京中医. 1953，2（8）：5－16.

［4］佚名. 高等针灸学讲义：针治学 灸治学［M］. 缪召予，译. 3版. 上海：东方医学书局，1941：28－30.

［5］朱琏. 新针灸学［M］. 2版. 北京：人民卫生出版社，1954.

［6］司徒铃. 学习巴甫洛夫学说对于针灸临床治疗中的认识［J］. 江西中医药，1954（5）：51－52.

［7］唐学正. 学习新针灸学［M］. 北京：兴华书店，1951：108－121.

［8］马继兴. 学习新针灸疗法的一本好书——新针灸学（新一版）［N］. 健康报，1954－10－29（4）.

［9］焦国瑞. 从学习巴甫洛夫学说的体会中试谈针灸疗法的治疗原理［J］. 北京中医，1953，2（8）：31－39.

［10］焦国瑞. 从学习巴甫洛夫学说的体会中试谈针灸疗法的治疗原理（续）［J］. 北京中医，1953，2（9）：24－25.

［11］王德隽. 中医药进修手册第六辑（针灸专辑）：新针灸疗法的原理与应用［M］. 上海：新中华医药学会，1954：17－24.

［12］李倩侠. 实用针灸疗法［M］. 上海：科技卫生出版社，1958：3－9.

［13］FAN K W. Pavlovian Theory and the Scientification of Acupuncture in 1950s China ［J］. New Perspectives on the Research of Chinese Culture，2013，1：137 – 145.

［14］江苏省中医学校针灸学科教研组. 针灸学 ［M］. 南京：江苏人民出版社，1957.

［15］李鼎. 针道金陵五十年——记 1957 年南京《针灸学》出书前后 ［J］. 中医药文化，2007（6）：31.

［16］张树剑. 近现代针灸科学化实践与转向——以朱琏为中心 ［J］. 中国针灸，2014，34（10）：1009 – 1015.

（霍蕊莉、朱玲、杨峰，原文刊载于《针刺研究》2015 年第 40 卷第 4 期）

第四节　针灸学史研究的思路与方法
——以马继兴先生为例

　　马继兴先生，我国著名中医医史文献学家，中医文献学科奠基人之一，从事中医文献与史学研究 70 余年，学术成果丰硕，享誉学界。2011 年，年近九旬的马老出版了学术新著《针灸学通史》[1]，该书介绍了马老数十年来在针灸学史方面的杰出研究成果，涉及出土针灸文献、文物、敦煌针灸文献、针灸铜人、针灸图、海外针灸文献等诸多方面。马老在 1940—1945 年就读于华北国医学院时便开始撰写《针灸学史》，毕业之时已完成初稿，此后马老分别于 20 世纪 40 年代中后期、50 年代前期及末期、2011 年对该书进行了修订，共修订了 5 次，历时近 70 载，终成皇皇巨著《针灸学通史》。马老对针灸学史进行了长期、系统而深入的研究，成果丰硕，数年前已有学者对其在针灸学领域的贡献进行了部分梳理[2-3]。马老进行学术研究的思路与方法特色鲜明，卓然成家，对学界影响深远，但目前尚未见对其学术研究的专门探讨。作为马老的传承博士后，笔者对其学术研究的思路与方法试作浅要探析，以期抛砖引玉。

一、撰成一部真正意义上的针灸学通史

　　一直以来，相对于较为普遍的中医学史研究而言，针灸学史的专门研究则明显缺乏系统性。20 世纪马王堆、张家山医学文献的出土以及敦煌等医药文献的问世，为针灸学史的研究提供了丰富的文献资料。但受制于针灸学是中医学分支学科的普遍认识（对其相对独立性的认识有所欠缺，且对其重视不够，针灸学科史的自觉意识相应不足）、针灸文献史料收集较为困难（尤其是大量散在于中医著作、非医著作、海外中医文献、非医文献中的资料，没有经过长期、系统的整理很难收集）、专业研究人员文献史学素养不足等因素，针灸学史的研究工作，尤其是针灸学科通史（是前者的典型代表和集中体现）的编纂工作一直未能取得突破性进展。马老所著的《针灸学通史》一书涵盖针灸医学研究的诸多方面，尤其是在"通"字上颇具特色，堪称真正

意义上的针灸学通史。下面介绍《针灸学通史》的特色之处。

其一，对针灸学史进行研究的时间、空间维度较为宽广。从时间角度而言，因马老曾亲自参与并长期致力于出土医学文献文物及敦煌文献的整理研究工作，其对于针灸学史的研究范围从时间上来说可上溯至出土医学文物的产生时期（如产生砭石的新石器时代），尤其是马老在砭石方面的研究对于人们探求针刺疗法的起源极具启发意义。此外，马老的学习、工作经历时间跨度较长，其对于民国时期及中华人民共和国成立后的针灸相关历史的论述亦较为详细。概言之，该书对于针灸学历史的考求可谓从古至今，靡不赅备。从空间角度而言，马老一直强调针灸学史的研究范围不应仅仅局限于中国之内，对于针灸医学在国外传播的历史，尤其是对其在日本、朝鲜的传播历史等，更应当加以重视，只有将中外针灸学史结合起来才能称其是针灸学通史。因此，《针灸学通史》对于各大洲针灸学史均有介绍，浓墨重彩之笔在于对日本、朝鲜针灸学史的论述，此部分内容甚详，其体例与"中国针灸学史"部分保持一致。

其二，针灸文献史料基础极其坚实。马老是当代中医文献研究的大家，在论述每一特定历史时期的针灸学史时，马老均详细梳理、列举针灸医家、针灸专著以及涉及针灸内容的重要医家、医著（此点尤为重要，乃以往学术研究之空白），且以之为基础凝练针灸学术发展过程中出现的新变化、新认识。马老对于学术资料的梳理并不限于医学领域，他对历代很多涉及针灸医学的非医文献以及出土的非医文献文物资料均予以搜集，这为该书提供了坚实的学术资料基础。只有建立在此基础上的针灸学史，才能最大程度地反映历史的本来面貌。

其三，学术考证缜密。马老对于若干学术重点、难点问题的考证尤为缜密，对相关文献资料的运用极为合理。例如，马老充分、合理运用"二重证据法"（传世文献与出土文献、文物相结合），在针灸疗法的起源、早期针具的发展、早期经脉理论等方面多有新识。此外，马老对于针灸铜人之源流及相关针灸铜人的考辨亦极其严密，他以客观材料说话，不作妄断。

其四，学术视野宽广。马老对于针灸文献史料的解读并不限于具体文本，而是多从针灸学术史或针灸理论发展的历史轨迹中去定位、辨析，使其对于文献史料的价值作出合理的评判，对于针灸学史的脉络的梳理更为清晰。

因此，《针灸学通史》之"通"不仅体现在时间维度上的"从古至今"

和空间维度上的"通达国内外",而且体现在文献资料梳理层面上"上穷碧落下黄泉"式的"神通广大"以及学术考证上的"通透"。

二、若干专题领域的开拓者与集大成者

基于数十年学术研究的积累,马老对长期以来某些悬而未决、少人问津、颇为冷僻疑难的学术专题的探讨极为深刻,这些探讨自成特色且极具开创性。

(一) 砭石疗法研究

一般医史类著作中虽不乏对于砭石疗法的介绍,然内容较为简要。《针灸学通史》从砭石疗法产生的历史背景及其起源(旧石器时代、新石器时代)、砭石疗法发展的主要过程(由砭到针、砭针并用)、砭石的名称(近30个)、砭石的用途、砭石的形态、砭石的产地和加工、砭石的适应证和禁忌证、砭石治疗的理论认识、考古发掘中所见砭石等方面,系统地阐述与考证了早期的砭石疗法。该书在3个方面尤为突出:①广泛搜集、整理早期非医文献中涉及砭石疗法的资料;②广泛搜集、整理涉及砭石的相关考古文物资料;③将医学文献、早期非医文献、出土文物三者结合起来,综合考证、论述砭石疗法,由此得出较为客观而全面的结论。以上3个方面对于深入认识砭石疗法及其与针灸疗法的关系有十分重要的意义。

(二) 出土针灸文献、文物的收集、整理与研究

对于早期针灸学史研究而言,马王堆医学文献的出土无疑具有里程碑意义。马老曾与其他考古专家一起参与了武威汉代医简、马王堆出土医学文献的整理、研究工作,对于出土医学文献中涉及针灸的内容有第一手资料与亲身的感受,相关研究成果自然超越常人,马老单独撰写和参与撰写的著作有《武威汉代医简》[4]《五十二病方》[5]《马王堆汉墓帛书(肆)》[6]《马王堆古医书考释》[7]。另外,马老从20世纪50年代开始收集各种敦煌医药卷子的复制摄影胶片及相关资料,并初步对其进行整理和注释,后虽受"文革"影响中断,但在20世纪80年代马老又重新恢复这项工作,并撰写了《敦煌古医籍考释》[8]《敦煌医药文献辑校》[9]。

在对《足臂十一脉灸经》《阴阳十一脉灸经》《脉法》《阴阳脉死候》

《脉书》等马王堆、张家山出土的经脉文献进行收集、整理与对比研究的基础上，马老对早期经脉理论及其演变产生了深刻认识。他指出，帛书《脉法》对于"脉"已有类似于神经（传导功能）和类似于血管的认识，并认为"肩脉、耳脉、齿脉"是人体不同部位脉的原始名称。在"脉"的早期概念基础上，人们开始归纳总结人体"脉"的循行系统，而这种循行系统的认识演变经历了 3 个阶段。第一阶段即足臂十一脉系统；第二阶段即阴阳十一脉系统，乃是前一阶段直接演化的结果；第三阶段就是十二经脉系统，其具体内容载于《内经》多篇之中，《灵枢·经脉第十》对于十二经脉系统的论述更为成熟。将对出土经脉文献的解读置于整个早期经脉理论发展演变的大背景之下去考量，无疑使得马老对其内涵的认识更为深刻，避免了"只见树木，不见森林"的情况。马老对出土经脉文献原文的整理、注释与研究，为学界进行早期经脉理论研究提供了可信的文本资料。马老对于早期经脉理论演变的认识，为经脉概念内涵的解读、经脉理论的起源、演变等学术史上的疑难问题的深入研究与逐步解决提供了坚实的文献资料平台与导向性的认识，在针灸学术史研究上影响深远。换言之，后来针灸学界对于早期针灸理论研究的深化与系统化大多发端于此，且或多或少受此影响。

1993 年，四川绵阳双包山汉墓出土一具黑色重漆的小型木质人，其上镌刻红色漆线，文物整理者将其命名为"人体经脉漆雕"，马老名之曰"针灸木人"。马老曾于 1994 年、1995 年两次专程前往四川绵阳双包山进行实地考察。《针灸学通史》对针灸木人的时代及地点背景进行了系统梳理与考证，指出立体化明堂人型出现在经脉文字与图像以后，由墓葬年代推断出针灸木人经脉学说出现在西汉以前，由此可见先秦时期医学理论体系的发展较为蓬勃。在对针灸木人体表标记的路线进行详细研究后，马老指出针灸木人经脉的名称与数目、循行与分支、交会、流注方向等与出土经脉文献及《内经》《难经》《甲乙经》《太素》中的记载除有某些相同或近似之处外，还有很多迥异之处，故马老认为针灸木人经脉学说是早期经脉学说的一种，与《足臂十一脉灸经》《阴阳十一脉灸经》《灵枢·经脉第十》中记载的经脉学说具有直接相承的关系不同，针灸木人经脉学说独自构成了先秦时期特有的经脉学说流派。因针灸木人出土时间在马王堆、张家山文献之后，因而马老在系统考证针灸木人经脉学说之时，将之置于早期经脉理论发展演变的大学术背景之中去考量，对于其中的学术渊源进行深入分析，使马老的相关认识在前期出土文献的基础上又有所深化，其中尤为突出的有两点：①通过出土文献、传世文献、出土文物的相互参照、对比与考证，明确描绘出早期经脉学说历史演化过程的路线图；②明确提出早期不同经脉学派的认识。上述学术观点系在针灸学史相关著作中首次明确提出，具有正本清源的作用。

敦煌医药文献为考证隋唐时期医学的发展提供了丰富的文献资料基础，但相关文献散藏于各国图书馆，查阅颇为不便。几十年来马老勤搜遍访，全面收集、整理敦煌医药文献，厥功甚伟。在马老收集、整理的敦煌医药文献中有一些涉及针灸内容，对于传世文献资料颇为缺乏的隋唐针灸学研究而言，这些文献的意义自不待言。马老对各图书馆馆藏的敦煌针灸文献，如《灸法图》、《新集备急灸经》（甲本、乙本）、《灸经明堂》、《人神流注》、《黄帝明堂经》、《亡名氏灸法》、《针灸节抄》中有关腧穴（定位、主治、灸法）、疾病的灸治、人神与禁灸腧穴等内容进行了系统梳理。另外，马老还系统梳理了其他敦煌医药文献中涉及针灸的内容。敦煌医药文献中针灸内容的系统梳理与研究，对于针灸学术史研究意义重大。但长期以来医学界缺乏对于敦煌医学文献的专门研究（对研究者的文献整理能力要求甚高），这严重影响了相关学术研究的开展。收集、整理敦煌医药文献中的针灸内容的意义有三。

第一，《黄帝明堂经》是重要的早期针灸著作，原书已佚，《甲乙经》以其为基础之一。敦煌文献的出土有助于对这一专著进行考证研究。

第二，敦煌文献的出土有利于腧穴理论的全面考证与深入研究。除了《黄帝明堂经》外，《灸法图》《新集备急灸经》等文献对于腧穴主治、名称、定位和灸法的丰富记载，与传世文献既有相同之处，也有相异之处，这为腧穴理论及经脉腧穴关系研究中的若干重点问题的认识提供了史料证据，如马老提出的经脉腧穴同名的现象（这个现象在《内经》《千金方》等较早文献中即已普遍存在，但人们对此众说纷纭），后来有学者提出了"经脉穴"的现象，与此颇有一致之处，这为解释传世文献中出现的上述现象提供了资料佐证和新的认识角度，其学术意义重大。

第三，敦煌医药文献的出土为了解隋唐时期针灸医学特点及其风貌重现提供了丰富的资料。传世文献一般认为此时期偏重灸法，敦煌医药文献的记载证实了这一点。另外，有关人神流注之类的记载在敦煌文献中也较多，这也与传世文献相符。如果再综合敦煌的地域特征以及敦煌医药文献与传世医学专著的性质不同，那么由此便可管窥隋唐时期针灸医学发展的情形。

（三）针灸铜人与针灸（明堂）图

针灸人体模型（图）是古人为学习、研究经脉腧穴而发明的，是了解古代针灸医学历史的重要途径。针灸图大约在汉魏以前便已有之，铜人则出现的较晚（如果绵阳双包山针灸木人也算是模型的话，则较早）。铜人在某种程度上已然成为一种文化象征与针灸医学符号，影响深远，然而学界长期以来对其研究较为缺乏。马老自20世纪50年代便开始对针灸铜人及针灸（明堂）图的资料进行收集与系统研究（甚至还复制有关针灸铜人），并著有《针灸铜人与铜人穴法》[10]，堪称此领域研究的集大成者。在《针灸学通史》中，马老创造性地将针灸铜人与针灸（明堂）图就近讨论，从性质上来看，这两者都是针灸理论知识发展的集中体现。这种以学理为依据的体例安排在以往的针灸史学著作中尚未出现，当属马老的学术创新之处。

《针灸学通史》以我国第1个针灸铜人——宋天圣针灸铜人的由来与历史变迁轨迹为切入点，详细阐述了天圣铜人的特点及与《铜人腧穴针灸图经》《（天圣）铜人图》的关系，勾勒了两具铜人在国内及日本的流传情况，对明清及民国针灸铜人进行了系统梳理，重点考证了明正统、明嘉靖、清乾隆、清光绪针灸铜人之间的复杂关联，详细介绍了中国大陆、港台地区现代针灸铜人的研制工作，尤其是中国中医研究院（现中国中医科学院）、南京中医学院（现南京中医药大学）的针灸铜人仿制工作。此外，还介绍了日本、朝鲜有关针灸铜人的流传与研制工作。马老的研究对于梳理针灸铜人的流传脉络意义十分重大，也厘清了长期以来针灸学界对于若干针灸铜人的混乱认识。

（四）日本、朝鲜针灸学史

在与笔者的多次谈话中马老指出，国外针灸学史是针灸医学历史中不能缺少的一部分，其原因有二：其一，针灸学术的对外传播自古有之，针灸医学的发展过程就伴随着对外传播，千百年来一直如此，史学应当"秉笔直书"，要客观地反映针灸医学发展的历史情形；其二，中国一些失传亡佚的医籍在国外得以保存（如《太素》以及海外医学文献回归工作中涉及的医籍），这对于还原、重现针灸学史有重大的价值（所谓"他山之玉，可以攻石"，其实"他山之玉"亦源出华夏）。

日本、朝鲜与中国一衣带水，自古便同处于汉文化圈内，具体到针灸医学也不例外。《针灸学通史》国外针灸学史部分着墨最多的也是日本、朝鲜的针灸学发展史。马老在广泛搜集相关文献资料（尤其是日本、朝鲜的针灸资料）的基础上，对 20 世纪以前日本、朝鲜的针灸医学发展情况进行了系统梳理，从医学传入之初开始，详细考证每个时期涉及针灸的医事制度、医学教育、针灸医家（近 200 位）、针灸医籍与医学文献（500 余部）中涉及的针灸的内容等，描绘了较为丰富的日本、朝鲜针灸发展史。此外，《针灸学通史》还简要介绍了除中国以外的亚洲其他国家及欧洲、北美洲、南美洲、大洋洲、非洲的针灸学史（主要是涉及的机构、活动等）。针灸源自中国，但目前已传播至许多国家和地区，且随着针灸被列入人类非物质文化遗产代表作目录，国际社会对其关注度、认知度逐渐提高。从这个角度而言，《针灸学通史》所涵盖的内容当然不应仅仅局限于中国针灸学史。

三、《针灸学通史》的撰写特点

除了在学术内容与考证研究上有诸多创新之处，《针灸学通史》在撰写方法上也颇具马老的特质。

（一）引证资料丰富

马老对于文献资料的掌握十分熟稔，他充分运用文献学方法与知识，收集、整理了大量相关的文献资料，为学术论证提供了坚实而可信的文献依据。例如：马老对古代医家、医著（针灸专著、涉及针灸内容的医著）进行了系统梳理，并将其逐一列出，分为近 600 人和 600 余部，将日本、朝鲜的针灸医家、医籍分为近 200 人和 500 余部。

除了善于对医学文献资料进行考证外，马老尤善于旁征博引非医文献资料。经初步统计，《针灸学通史》一书中引用的民国以前的非医文献（不包括国外文献）有近 500 部之多，内容涉及文字学、史书、小说笔记、文集、目录学、地方志等，这些非医文献为针灸学史研究提供了大量宝贵的文献资料和线索，对针灸学科建设与研究的影响十分深远。

（二）善用图表

与文字相比，图表更为简洁明了，更有助于读者理解。在马老以往的著作中，图表的使用也较多。据初步统计，《针灸学通史》中有图 129 幅，有表格 89 个，包括经脉学说主要演化过程示意图、针灸木人与先秦医籍经络对比图、铜人明堂图版本系统图、先秦医籍所记经脉流注方向与针灸木人九脉的对照表、十三鬼穴在不同古籍中的异同对照表、隋唐五代的新穴系列表等。

四、关于针灸学史研究的思路与方法的探讨

（一）文献资料收集是必要的基础

马老在针灸学史研究方面最突出的特点之一便是收集资料极其丰富，其资料不限于医学领域，文史诸家无所不涉，较多文献资料系他书所未发。"有一份材料，说一分话。"针灸学史研究有别于一般意义上的中医史研究，针灸学史相关文献资料的收集有一定难度，所收集文献资料的范围不能仅限于历代针灸专著，还应广涉中医类著作以及海外中医类著作（从中搜寻针灸相关资料）。尽管文献资料收集的工作量巨大且难度相对较大，但这对于针灸学史乃至针灸学科的发展必不可少，这是今后研究中需要加强与重视的领域。马老的相关工作已经为此提供了可借鉴的工作思路与方法。

（二）对于文献资料需要细致分析、相互印证、合理运用

对于收集所得的大量文献资料需要一一进行细致的考证分析，确定相互之间的源流关系。马老的相关研究考证严密，尤其善于将传世文献资料、出土文献资料、出土文物进行相互印证、对比，在合理运用、分析文献资料的基础上得出可靠的结论。

（三）重要学术难题考证是关键抓手

针灸学史上的重要学术难题往往"牵一发而动全身"，对于这些问题的考证研究是针灸学史研究中极为关键的抓手。对于砭石疗法、针灸铜人、出土经脉文献、海外针灸文献等的考证研究等正是研究针灸学史的重要抓手。马老通过长期的系统研究，取得了卓著的成果，开拓了针灸学史的新领域。

（四） 理论分析是灵魂

虽然针灸学史的研究在形式上主要表现为对于针灸医家、医著及学术发展特点的论述，但其鲜活的灵魂在于以文献资料为基础的针灸理论分析。换言之，理论分析的意识应当贯穿于针灸学史研究的始终。对于文献史料须经过审慎的理论分析，并将其置于大的学术发展的背景中，使其被有机地整合，并呈现出针灸医学发展的复杂历史脉络。

概言之，马老在针灸学史研究中所取得的成果填补了针灸学术领域的若干空白，确定了若干重要的研究方向。马老在针灸文献史料的系统考证、梳理、辨析等方面的成果卓著，这些成果为针灸传统理论的深入研究与解读及学术史的考证奠定了坚实的基础，其影响深远。因此，马老在针灸学史研究中的诸多颇具特色的思路与方法，对于当前及今后的针灸学史研究工作而言，无疑极具借鉴和启示意义。

参考文献

［1］马继兴. 针灸学通史 ［M］. 长沙：湖南科学技术出版社，2011.

［2］郭君双. 辛勤的耕耘者——记马继兴先生在针灸学领域中的贡献 ［J］. 中国针灸，2006，26（10）：745－748.

［3］马继兴. 马继兴医学文集 ［M］. 北京：中医古籍出版社，2009.

［4］甘肃省博物馆，武威县文化馆. 武威汉代医简 ［M］. 北京：文物出版社，1975.

［5］马王堆汉墓帛书整理小组. 五十二病方 ［M］. 北京：文物出版社，1979.

［6］马王堆汉墓帛书整理小组. 马王堆汉墓帛书（肆）［M］. 北京：文物出版社，1985.

［7］马继兴. 马王堆古医书考释 ［M］. 长沙：湖南科学技术出版社，1992.

［8］马继兴. 敦煌古医籍考释 ［M］. 南昌：江西科学技术出版社，1988.

［9］马继兴，王淑民，陶广正，等. 敦煌医药文献辑校 ［M］. 南京：江苏古籍出版社，1998.

［10］马继兴. 针灸铜人与铜人穴法［M］. 北京：中国中医药出版社，1993.

（杨峰、朱玲，原文刊载于《中国针灸》2014年第34卷第3期）

第五节　邱茂良针灸诊疗发展理念与实践探析

　　享誉医界的针灸大家邱茂良先生（1913—2002），在针灸临床、教学、科研和国际传播等诸多领域取得了卓越成就，为祖国针灸事业发展奉献了毕生精力。笔者有幸在先生创建和管理南京中医学院针灸系之时走进针灸殿堂，得以亲身感受先生风采，聆听教诲，习术悟道。先生对针灸学的认识和发展针灸诊疗方法的思路，对今天探讨针灸临床发展及针灸治疗理论极具启发意义。近世以来，面对西医的主体地位，针灸医学的求存发展之路一直是业界苦心寻觅的，对此邱茂良先生则立足临床，深具远见。

　　对于邱茂良先生的学术思想，其弟子在 20 年前已有较系统的总结，笔者认为其最重要的特点是坚守传统、吸纳新学。尊崇传统中医针灸理法、强调针灸自身特点、学习并吸收现代医学之长是邱老在针灸临床和科研方面取得成果的基础。在 1987 年举办的首届世界针灸学术大会上，作为中国代表，邱老进行了《运用中医理论，提高针灸疗效》的专题报告[1]。该报告围绕"针灸临床怎样运用中医理论"，从"检查诊断""探求病因、分析病机""辨证分型""确立治法""处方选穴"和"针灸方法"6 个"针灸临床中的关键性问题"出发，阐述"必须在中医理论指导下，才能更好地发挥其作用"。在这样重要的国际大会场合，讲这些看似基本的、"简单平淡"的内容，充分反映了邱老对中医传统的强调和坚守传统的意志。但在邱老主编的《中国针灸治疗学》（1988 年）中，治疗各论部分却全部采用西医疾病分类和病名，这种编写方法及其反映的针灸临床治疗上对中西医关系的处理，与上例强调传统针灸的认识似完全相反，笔者对此曾难以理解。这两个看似矛盾做法的背后的认识基础是什么？邱老为什么既坚持传统，又对西医兼收并蓄？针灸必须强调和坚持的是什么？现代针灸临床诊疗方式应该如何发展？

一、对传统中医要坚持

　　邱老对传统中医的坚持和强调是一贯的。早在 1958 年出版的专著《针灸纂要》中邱老就指出"首先我们应当很好地温习古书，运用古法，把古人的经验全盘接受下来"，批评那种"对古代学说过早否定，对许多治法盲目批判、甚至脱离了中医的理论体系，妄想立即建立一套新的理论，要一下子就使它科学化；也有将针灸疗法，看得很机械很简单，只要针戳一下就了事"的认识和做法。对于针灸疗法"学习的内容和方法"，他列举了 8 个方面，前3 个方面是"学习中医理论""掌握辨证论治的方法""搞通经络学说"。他鲜明地指出，"没有这些理论的指导，将会使一切都失去了方向和目标，也就不能辨证论治，立法处方……所以没有任何理由可以脱离中医的理论体系单独运用针灸疗法""中医治病的特点是辨证论治""针灸疗法也必须通过这样的步骤，才能配穴处方，确定应用手法""学习针灸疗法，非搞通经络学说，便无法应用"。

对于针灸疗法的特点及其与辨证论治的关系，邱老又在 1962 年专门发表文章进行论述[2]。就笔者所见，该文章是当时最为全面、系统的阐述，反映出他在这一重大理论问题及其指导运用方面的深刻认识与丰富经验。邱老在该专文中不仅再次强调"辨证施治是中医治疗的根本方法，针灸是中医的一种疗法""只有正确掌握辨证施治的法则，才能充分发挥针灸疗法的作用"，还进一步阐明"所谓针灸疗法的特点，那就是经络与穴位，以及针灸操作手法等问题，因此研究针灸疗法的辨证施治时，必须是从这些方面去考虑"。邱老在文中提及自然科学、现代医学的发展对中医针灸的意义，即"这些认识更丰富我们的知识，也更扩大了我们辨证的范畴……在许多地方，确也弥补了中医辨证不足之处，有很大的参考价值"。实际上，早在 1956 年出版的专著《内科针灸治疗学》中邱老就说："对现代新知识的吸收，充实针灸治疗内容和提高疗效，是非常必要的。"

可以看出，邱老对传统针灸有精深研究，尤其对针灸的理论基础、疗法特点及运用方法，有着长期、反复的分析和思考，并且不断对其进行归纳、总结，逐步将其系统化，认为非此不能真正发挥针灸独有的治疗作用及优势，也就难以真正传承、振兴针灸学术。邱老已经将传承、振兴针灸学术视作一种责任因而有将之化为行动的自觉。

尤其可贵的是，邱老对于针灸与西医关系的探索，不仅是概念理论上的，更立足临床实践，真正从治疗的实际需要出发，踏实地长期积累治疗经验，开拓出思路清晰、切实可行的中西医结合针灸诊疗及研究方法。他在 1987 年发表的《关于针灸临床研究工作的几点意见》一文中，认为临床科研应"专题研究与点滴积累相结合""到达一定数量后再进行总结，探讨其治疗规律"，提倡"普遍治疗、重点观察、点滴积累、系统总结"的研究方法。[3]王玲玲教授曾撰文介绍邱老参考西医检查诊断而使针灸辨证治疗更为准确、有效的方法。如对于乙肝病毒携带者（一般无明显自觉症状而无证可辨），邱老主张选用具有强壮作用的腧穴以扶正祛邪，其疗效显著；又如对于胃下垂者，明确诊断之后可以结合提胃针法来提高疗效，在针刺治疗急性细菌性痢疾时，病人的症状虽很快消除，但大便细菌培养还可能为阳性，则可只取上巨虚穴针刺，待细菌培养连续3次阴性方为痊愈。[4]在邱老所著的《针灸防治病毒性肝炎》（1989年）一书中，我们可以看到，邱老结合西医检查诊断，进行细致的中医辨证，确定腧穴和刺灸方法，获得了良好疗效。

在邱老主持编写的第4版、第5版统编教材《针灸学》（第4版为主审，第5版为主编）中，邱老仍主要强调传统学术，比如该书治疗部分皆采用中医病症名称和分类，这体现了邱老审慎稳重的治学特点。

可以说，正因为邱老真正明了中医精髓所在，立足针灸疗法自身特点，坚持从临床实践出发，才能恰当地吸收西医之长，切实有效地提高了针灸辨证治疗的效果，扩大了针灸治疗的病种，推进了针灸临床的发展。

二、师承与发展

邱茂良先生对中西医关系认识的形成之源，与其师承有一定关系。

邱老习医始于浙江兰溪中医专门学校，受教于时任教务长的民国时期名医张山雷先生。张氏主张中西融合，这给邱茂良以很大的影响，邱老的中西医结合思想早期即受承于张先生。后邱老入无锡中国针灸学研究社，师承于承淡安先生并成为其得力助手，承先生"学习接受西医学的新知识、新方法，无中西医门户之见的学术思想，继张山雷之后，又进一步影响了他，这对他后来中西医结合思想的形成具有重要作用"[5]。1954年承淡安著《中国针灸学讲义（新编本）》（苏州中国针灸学研究社印），书中经穴主治和治疗部分皆以西医病名为主，旁注中医病名。1955年承淡安著的《中国针灸学》由人民卫生出版社出版。该书治疗部分以西医病症（呼吸系统、循环系统、消化系统、泌尿生殖器病等系统为纲）分类，病症名以西医病名为主，中医病症名为辅。

此外，同门的影响，也有迹可循。1940 年承氏门人曾天治在香港出版《科学针灸治疗学》，书中疾病治疗部分全部采用西医病名。1948 年承氏门人赵尔康著《中华针灸学》（原名《针灸秘笈纲要》，第 3 版易名），书中"第四编治疗学"即按西医的疾病系统分类，分为"急性传染病""新陈代谢病""呼吸器病""消化器病""循环器病""血液及脾病""神经系统病""泌尿生殖器病""运动器病"，各系统疾病的具体内容则为中医病症名。

邱老乃至承氏学派学术特点的形成也自有其时代背景。明代晚期，西医东传，清代至民国，中国针灸学更受日本针灸科学化过程中大量采用西医内容及研究方法的影响。日本针灸家代田文志在其著作《针灸临床治疗学》（1947 年）凡例中说："我采用西方医学的诊断与病名，而于治疗时则重点采用东方古代的医学思想及经络经穴……东方古代之医学思想及经络经穴其重要固不待言，但我认为如不采用现代的医学知识，则不可能有真正之针灸治疗。"该书于 1957 年由人民卫生出版社出版。而代田文志 1938 年所著《针灸真髓》，为整理其师泽田健的学术经验，该书由承淡安、承为奋翻译，1958 年由江苏人民出版社出版。

承淡安所著《中国针灸学》中的腧穴主治及治疗部分，一改其《中国针灸治疗学》中的模式，有研究者认为这与当时的中医科学化思潮、"团结中西医"政策的历史背景不无关系。[6]61

在承淡安先生之后，邱茂良先生起着承上启下、继往开来的巨大作用，其对现代针灸学术发展的影响非同一般。邱老的学术思想是承门学术思想的延续发展，已经在一定程度上形成了流派影响。如 2000 年由人民卫生出版社出版的"中医药学高级丛书"《针灸学》，其治疗部分按照"辨证治疗"与"辨病治疗"分别编写，其前言云："根据临床需要，把辨证论治与辨病治疗分类编写。首先以中医理论为指导，对 44 种病证进行了辨证论治，阐述了理法方穴；又按现代医学内、外、妇、儿等临床各科计 153 种疾病进行了辨病治疗"。2000 年由上海中医药大学出版社出版的《针灸学临床》，其治疗部分采用西医病名和分类。2004 年由江苏科学技术出版社出版的《中华针灸学》，其治疗部分采用西医病名和分类。

三、切合临床，吸纳新学

如果说，从明清至民国，针灸西化、科学化是受当时由日本而及中国的西学东渐影响，1950 年代是受"改进中医、团结中西医"的历史背景的影响，那么，近 50 余年的针灸临床乃至科研的西方医学方向倾向，为什么重复历史特点？对于这一现象，学界较为普遍的看法是为了"切合临床实用"，这种趋势是否具有一定必然性？

1955 年承淡安所著《中国针灸学》中的腧穴主治及治疗部分以西医病症分类，中医与西医病症名对应，承氏在经穴篇按语中说："中医治病，多以症状作根据，不似西医有确定病名……只有根据每穴的西医中医的主治去分配，如此，可以知道中医针中府穴所主治之流稀涕是鼻茸病之流稀涕，不是感冒之流稀涕，亦不是鼻窦炎的流稀涕……喉痹是指扁桃腺炎之喉头痛，不是指喉头炎之喉痛，或咽头炎之喉痛……如此，可知中医书各穴所记之主治，有一定所指，不会张冠李戴或无所适从。"有研究者指出："以此看来，承淡安先生对于中西医病名以及针灸治疗特点还是有着深刻的考虑的。"[6]62

在 1981 年出版的由天津中医学院第一附属医院针灸科石学敏主编的《实用针灸学》中，治疗部分分为两章，分别以中医、西医病名编写，如"第一章中医常见症的治疗""第二章各系统疾病的治疗"（下设传染性疾病、呼吸系统疾病……）。

邱老在其 75 岁时所著的《中国针灸治疗学》（1988 年）前言中亦云："采用西医病名和分类方法，以及诊断要点、临床表现等……我们认为，这是临床治疗的需要，是发展针灸学的需要，不仅无损于中医特色，而且为今后振兴中医所必不可少者。"

在临床应用的层面上，以西医疾病分类，结合现代检查，可使针灸治疗更为精准，这是一条经实践检验的可行之路。对于中医与西医关系的认识，不应纠缠于观念之异、义理之分（因为这样往往流于不切实际的空谈），而应在实际治病过程中自然形成中医与西医关系的方式，在中医理论指导下，按照针灸治疗特点和规律，充分发挥针灸疗法的优势，按照临床诊治的客观需要对西医吸纳运用。笔者认为，这是一个方向，但对（西医）各病的针灸辨证规律的认识是长期的过程，远未成熟，中医证型的罗列只是阶段认识，尚不能将其视为规律总结的结果。针灸诊疗的中西医结合是一个自然（相互）融合之事，任何出于义理的人为结合或分离之举，都不符合自然规律，所做的尝试恐怕也都是徒劳的。因此，这一过程必须基于长期、大量的临床观察，而不是基于一时一（课）题，必须追求对各个疾病的系统治疗，而不仅是追求一时的病痛缓解。

在现代科学理念和技术为主流的背景下，当代中医针灸究竟该如何发展和创新？如果不立足自身特性，自断根基，为了科学化而科学化，或为了特色而不越雷池，游离于现代科学技术发展的大门之外，何谈发展和创新？要想走出一条针灸发展的自由之路，就应提高符合社会实际需求的技能，而不是仅靠理念先行。

说到底，针灸本身是一种治疗手段，临床才是其存在的方式和发展的主阵地，所以，源自临床的、在实践中形成的方法和总结的规律才是实在的、本真的，这就涉及针灸疗法的服务方式问题。在医院中仅仅设置针灸科来运用针灸疗法，这种方式在相当程度上阻碍了针灸临床的发展。在针灸科中纷纷设专病专科，何如"让"针灸疗法进入临床各科?! 实际上，一些医院已经将针灸科与康复科、脑病科等科室合并。如果真正从病人的角度出发，则应将针灸作为一种绿色治疗手段而广泛应用于各科。

总之，我们应当努力发掘和学习邱老的卓越学术理念，使针灸发挥其应有价值。

参考文献

［1］邱茂良. 运用中医理论，提高针灸疗效［J］. 针刺研究，1988（1）：10－11.

［2］邱茂良. 针灸疗法与辨证施治［J］. 江苏中医，1962（5）：1－2.

［3］邱茂良. 加强针灸研究，提高临床疗效：关于针灸临床研究工作的几点意见［J］. 南京中医学院学报，1987（2）：2－3.

［4］王玲玲. 邱茂良针灸辨证论治思想探析［J］. 针灸临床杂志，1993，9（5）：5－6.

［5］何崇. 中国百年百名中医临床家丛书：邱茂良［M］. 北京：中国中医药出版社，2001：4－6.

［6］王勇. 承淡安《中国针灸治疗学》研究［D］. 北京：中国中医科学院，2008：61－62.

（赵京生，原文刊载于《中国针灸》2014 年第 34 卷第 11 期）